ESSAI SUR L'HYGIÈNE ET LA PROPHYLAXIE ANTITUBERCULEUSES

AU DÉBUT DU XXe SIÈCLE

PAR

Mme LE Dr NICOLE GIRARD-MANGIN

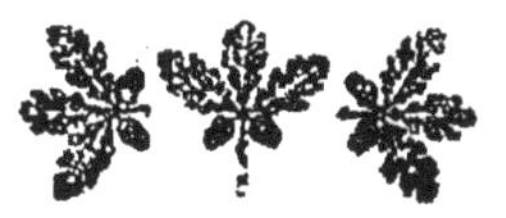

MASSON & Cie, ÉDITEURS
LIBRAIRES DE L'ACADÉMIE DE MÉDECINE
120, BOULEVARD SAINT-GERMAIN, PARIS
1913

ESSAI
SUR L'HYGIÈNE ET LA PROPHYLAXIE ANTITUBERCULEUSES
AU DÉBUT DU XXe SIÈCLE

ESSAI
SUR L'HYGIÈNE ET LA PROPHYLAXIE ANTITUBERCULEUSES
AU DÉBUT DU XXe SIÈCLE

PAR

Mme LE Dr NICOLE GIRARD-MANGIN

MASSON · ET · Cie · ÉDITEURS
LIBRAIRES DE L'ACADÉMIE DE MÉDECINE
120, BOULEVARD SAINT-GERMAIN, PARIS
1913

« Sans doute, nous ne verrons pas de nos jours, l'épanouissement de la médecine scientifique ; mais c'est là le sort de l'humanité : ceux qui sèment et qui cultivent péniblement le champ de la science ne sont pas destinés à recueillir la moisson. »

CLAUDE BERNARD.

INTRODUCTION

Je voudrais que ce petit livre fût utile à la jeunesse cultivée désireuse de se mêler à la vie sociale. Fortifier l'individu, c'est améliorer le sort de l'espèce et de la société : or, les lois restent lettre morte, si l'opinion publique n'est pas préparée à les accueillir.

L'effort individuel doit être amorcé par la parole et l'exemple ; il doit être encouragé sans cesse pour se maintenir ; et les habitudes hygiéniques sont difficiles à acquérir et à conserver.

Chez les Bédouins du ve siècle le Coran avait fait de l'ablution une obligation religieuse ; mais l'eau était rare dans certaines contrées de l'Arabie. Pour sauvegarder le principe il a fallu instituer le « tayammon », simulacre d'ablution qui consiste à apposer légèrement les mains sur la terre et à les porter au visage.

Notre peuple de France n'a pas à conserver d'habitudes d'hygiène ; il doit les acquérir. Cette opinion n'est pas nouvelle. Descartes l'a énoncée ainsi : « Si nous nous gardions seulement de certaines fautes, que nous avons coutume de commettre au régime de notre vie, nous pourrions sans autres inventions, parvenir à une vieillesse beaucoup plus longue et plus heureuse que nous ne faisons[1] ».

Dans la République idéale de Cabet « tous les chefs de fa-

1. Descartes, *Correspondance*, t. VII, 412.

mille ayant suivi des cours d'hygiène et pouvant consulter les livres composés pour eux connaissent parfaitement les cas où l'intervention du médecin devient nécessaire ..... les résultats sont tels que plusieurs maladies qu'on croyait incurables sont aujourd'hui facilement guéries, que d'autres ont entièrement disparu et que la mortalité est infiniment moindre »[1].

Le rêve de Cabet est peut-être à la veille d'une réalisation que tous nos savants s'efforcent de provoquer. Tel le Pr Landouzy disant, il y a dix ans de cela : « L'hygiène prophylactique ne doit-elle pas, aujourd'hui, tenir la première place ; aussi bien dans l'enseignement médical que dans les préoccupations de tous ceux qui détiennent une part quelconque de la santé publique[2] ? » Tel le Pr Chauffard dans sa première leçon : « Un devoir commun s'impose à l'individu et à l'État ; celui de prévenir les maladies évitables, d'en atténuer la gravité et la fréquence ..... Ce sont là des idées toutes modernes, que nous avons le devoir de proclamer et de répandre ..... Là sera peut-être le plus grand titre de gloire et le plus grand bienfait social de la médecine d'aujourd'hui et de demain[3] ».

Si chacun est convaincu de l'utilité d'enseigner l'hygiène à tous ; peu d'efforts ont été tentés pour y parvenir ! L'an passé, l'Université de Bruxelles a créé des cours spéciaux pour la préparation du diplôme de médecin hygiéniste, récemment institué par le gouvernement Belge. En Amérique, en Angleterre, l'enseignement systématique est surtout populaire grâce aux conférences faites durant la semaine de santé[4] et à l'action des nurses scolaires[5].

1. Cabet, *Voyage en Icarie* (Santé — Médecins — Hospices), 1840.
2. Inauguration du dispensaire de Lille.
3. Chauffard, *Presse médicale*, nº 5, 1912.
4. Voir p. 218 et 281, chap. II, deuxième partie.
5. Voir p. 153, chap. VIII, première partie.

En France, toutes les écoles devraient posséder, comme celle de la Salpêtrière, un cours d'hygiène, étayé par une pratique individuelle de ses prescriptions[1]. Mais il faut que cet enseignement soit officiel; tant qu'il ne figurera pas « au programme » beaucoup d'individus resteront indifférents.

Par la création d'un cours libre à la Sorbonne ; où il est possible d'atteindre le plus grand nombre d'adultes cultivés; j'ai eu l'espoir de favoriser la création d'un enseignement officiel de l'hygiène : en formant un public pour cet enseignement.

Je réunis dans ce volume le résultat des recherches que j'ai faites pour la préparation de ce cours. Sans avoir la prétention d'apporter un ouvrage très complet à mes lecteurs, j'ai l'espoir de leur donner les meilleures raisons d'intervenir dans la lutte sociale, par l'hygiène et la prophylaxie et de les renseigner sur les moyens efficaces pour y réussir.

L'exposé de ce qui se fait à l'étranger peut éveiller des initiatives intéressantes, ou des critiques profitables; la connaissance de l'état de la lutte en France peut éclairer des bonnes volontés désireuses de s'employer.

J'adresse tous mes remerciements à Monsieur Liard, recteur de l'Université de France, qui a secondé d'une façon bienveillante ma tentative en m'autorisant à faire un cours libre à l'Académie de Paris. Je réclame de mes lecteurs la plus grande indulgence pour le recueil que je leur livre : il s'agissait de mettre au point des questions en mouvement; dès qu'elles ont été fixées dans ce volume elles ont vieilli et dès lors des modifications ont été apportées à leurs solutions.

1. Conférences sur le mouvement social faites par Darlu, inspecteur général de l'Université. — Cours d'hygiène par le Dr le Play. École de la Salpêtrière.

INDEX ALPHABÉTIQUE DES MATIÈRES

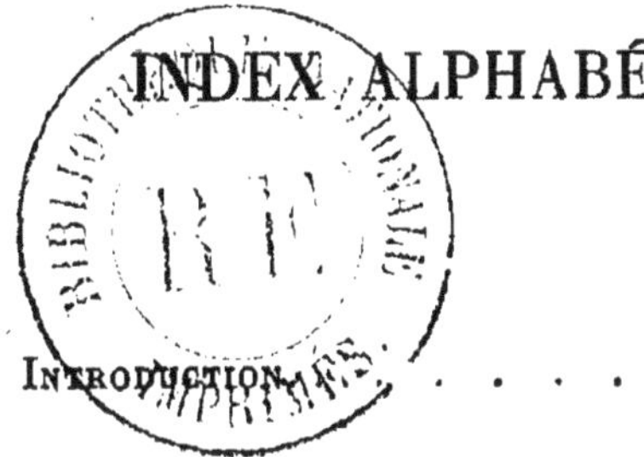

DEUXIÈME PARTIE

ESSAI

SUR

L'HYGIÈNE ET LA PROPHYLAXIE ANTITUBERCULEUSES

AU DÉBUT DU XXe SIÈCLE

PREMIÈRE PARTIE

LA LUTTE ANTITUBERCULEUSE EN FRANCE

CHAPITRE PREMIER

PRÉLIMINAIRES ET HISTORIQUE

La tuberculose est par excellence une « maladie sociale » ; c'est-à-dire qu'elle est évitable et curable dans de bonnes conditions d'hygiène générale.

Nombre de charlatans prétendent guérir la tuberculose par des remèdes ; ils leurrent les pauvres gens qui les écoutent : mais « le Charlatanisme est né le jour où le premier fripon a trouvé le premier imbécile[1] », c'est perdre son temps que de s'en occuper; il faut, par ailleurs, agir efficacement.

En France, les bonnes volontés ne manquent jamais, quelquefois la science fait défaut. Il est nécessaire de l'acquérir, pour contribuer à la diffusion des idées d'hygiène et de prophylaxie. Grâce à l'initiative du Pr Landouzy et à la propa-

1. Voltaire.

gande faite par la société de Préservation[1] : la plupart des membres de l'Enseignement primaire prennent part à la croisade antituberculeuse, comme éducateurs des élèves et de leurs familles. Il n'en est malheureusement pas de même dans l'enseignement secondaire ou supérieur : ni parmi les économistes, les fonctionnaires, les chefs d'industrie, les philanthropes qui, à l'occasion de leurs occupations, peuvent faire de l'éducation populaire.

Certains prétendent que l'enseignement antituberculeux n'a pas un développement suffisant dans les milieux cultivés. Un cours a été créé il y a quelques années à la Faculté de médecine de Lyon ; un autre l'an passé à la Sorbonne.

Ces cours ne peuvent actuellement devoir leur succès qu'au désir individuel de s'instruire et d'être utile. Ils ne remplacent pas les manuels d'hygiène, établis suivant les programmes et exigent un effort supplémentaire, étant faits uniquement en vue de la prophylaxie antituberculeuse.

En Grande-Bretagne, en Irlande, dans les pays Scandinaves, des cours semblables sont organisés par les Universités et c'est une obligation morale pour les étudiants de toutes sortes de participer à la diffusion des mesures d'hygiène et à l'éducation populaire.

Dans tous les pays civilisés la lutte antituberculeuse s'est engagée avec succès. En France les pouvoirs publics et l'initiative privée ont constitué un armement antituberculeux efficace et puissant ; mais il ne faut pas nous dissimuler qu'il reste encore beaucoup à faire.

Si les médecins constatent chaque jour que le nombre de tuberculeux à hospitaliser est plus grand que le nombre des places vacantes; cela tient, en grande partie, à ce que les malades recourent trop tard à l'intervention médicale.

Par la parfaite connaissance de nos moyens d'action chacun peut diriger les démarches des malades et de leur famille, dans son entourage, à la ville ou à la campagne. Avec quelque habitude, chacun peut dépister la tuberculose et provoquer en temps utile une intervention. La lutte contre la tuberculose réclame tous les concours et tous les systèmes, sui-

1. Société de préservation contre la tuberculose, 33, rue La Fayette.

vant les cas médicaux et sociaux. Pour la phtisie surtout, on doit se souvenir de la phrase du Pr Landouzy : « Il n'y a pas de maladies, il y a des malades. »

Historique.

Les découvertes de notre siècle réalisent un tel progrès que l'étude de l'ancienne médecine paraît à beaucoup sans importance générale. Cette opinion n'est pas fondée : l'ancienne médecine avait pressenti nos découvertes : elle était empirique ; mais « l'empirisme n'est pas la négation de la science, il en est le premier échelon » : c'est l'expérience transmise par la tradition.

Le tuberculose pulmonaire fut connue des anciens, qui excellèrent dans sa description clinique : son nom de *phtisie* lui fut donné par Hippocrate (460-355 av. J.-C.), qui avait constaté tous les caractères de la maladie : la fièvre, la toux, les crachats, les hémoptysies ; il a signalé combien la tuberculose est pernicieuse pour les individus de 18 à 25 ans et que l'automne est funeste aux tuberculeux. Hippocrate paraît même avoir ausculté : en tous cas, il a laissé une magistrale description du phtisique, aux pommettes saillantes et rouges, aux yeux brillants.

En l'an 400 avant J.-C., le temple d'Esculape à Epidaure accueillait sous ses colonnades ouvertes à l'air, comme sur une galerie de cure, les phtisiques qui apportaient des offrandes.

L'opinion populaire grecque ne doutait pas de la contagiosité de la tuberculose. En un procès, Isocrate (436 av. J.-C.) rapporte ces paroles d'un infirmier qui a soigné un phtisique : « J'étais en si mauvais état que tous ceux de mes amis qui venaient me voir craignaient que je ne succombe aussi et me conseillaient de prendre garde à moi, disant que la plupart de ceux qui soignent cette maladie en deviennent victimes. »

Aristote (384 av. J.-C.), résumant l'opinion d'Hippocrate, a écrit : « Le phtisique rend un air lourd et corrompu qui, inspiré par ceux qui l'approchent, peut leur donner la même maladie, parce que l'air inspiré contient quelques principes morbifiques. »

Nous retrouvons la même pensée exprimée par Galien

(131-200 ap. J.-C.) : « Il est dangereux de vivre avec les phtisiques et plus particulièrement avec ceux qui ont l'haleine putride. »

Voilà pour la contagion. Les anciens ont fait aussi de la thérapeutique. Tandis que Celse (50 av. J.-C.) recommande les voyages en mer, de l'exercice sans fatigue, une bonne alimentation et de l'aération, Galien envoie ses malades dans la Haute Égypte. Nous n'avons pas trouvé mieux, et Galien serait actuellement fort à la mode!

Il n'est pas jusqu'à la prédisposition qui ne fût signalée par Aretée le Capadocien (IIe siècle), lequel appelle « prédisposés, les individus à poitrine étroite et à omoplates en ailes ».

Au Moyen âge, la science médicale est aux mains des Arabes qui, les premiers signalent certaines maladies contagieuses : entre autres la phtisie (Hally Abbas, an 1000), la rougeole et la variole. Dans les œuvres d'Abulcassim (an 900), il est question pour la première fois de glandes cervicales tuberculeuses qu'il conseille d'extraire au fer rouge. Enfin Avicenne, le premier, fit de l'opothérapie, en soignant les phtisiques avec du poumon de renard pulvérisé.

Au moment de la Renaissance, se font les premières autopsies et les premières recherches anatomiques qui viennent ajouter aux connaissances relatives à la contagion tuberculeuse.

Fracastor, de Vérone (1483-1553), a consacré, dans son livre sur les maladies contagieuses, un chapitre entier à la phtisie, qu'il range près de la rage, la lèpre, la peste, la syphilis et le typhus. « Il peut se faire, dit-il, que quelqu'un se trouvant complètement sain contracte cette maladie par la vie en commun avec un phtisique ou par l'intermédiaire d'un foyer..... nous avons vu des vêtements portés par des phtisiques avoir pu donner la contagion après deux ans. » A ce propos, l'auteur émet l'hypothèse que les agents contagieux sont des infiniment petits qu'il dénomme « séminaria » (germe), se plaçant ainsi au rang des précurseurs de Pasteur.

Montanus (1488-1551) a pressenti que c'est par le crachat que la maladie se disperse ; il rapporte l'observation détaillée d'un médecin contaminé de cette manière. Frenel (1499-1548), étudiant la lèpre, la teigne et la phtisie, a conclu que : « ce sont des maladies qui se font et affectent par le contact ».

En somme, au XVIe siècle chacun croyait à une « pestilence contagieuse » du mal qui s'attaque aux poumons et aux glandes cervicales pour former en ce dernier point « les scrofules, dites coustumièrement escrouelles » (Ambroise Paré, 1517-1590). C'est à propos de ces dernières que fut ouvert le premier asile d'isolement, l'hôpital Saint-Marcoul, à Reims. Les « escrouelles » furent guéries miraculeusement en France et en Angleterre par le toucher des rois : pendant fort longtemps sans aucune autre thérapeutique.

A cette époque, les mesures de prophylaxie n'apparaissent pas encore, malgré l'opinion si répandue que la tuberculose est contagieuse; idée que la Faculté de Paris se refuse du reste à admettre! De sorte que les observations intéressantes au XVIIe siècle sont dues à l'école de Montpellier, où Septalius (1552-1663) signale la grande fréquence des tuberculoses conjugales : tandis que Lazare Rivière (1589-1665) conclut par la phrase suivante l'observation d'une jeune fille contaminée par sa sœur : « La phtisie est contagieuse ; j'ai vu des femmes la gagner de leur mari et inversement ; des enfants de leurs parents, et ces derniers, non seulement à cause de la tare héréditaire, mais surtout à cause de la fréquentation avec un individu infecté. » Cette dernière idée est des plus actuelles. Nombre de nos savants : le Pr Bar, par exemple, l'admettent sans conteste.

En d'autres lieux, les mêmes idées se retrouvent. Ettmuller, en 1653, signale le danger des tuberculoses « ouvertes et ulcérées », tandis que Richard Morton (1689) identifie la tuberculose et la scrofule, et les place parmi les maladies contagieuses, surtout pour ceux qui partagent le même lit.

Les remarques cliniques des anciens, les observations détaillées des contemporains établissent solidement l'idée de contagiosité et le diagnostic. L'étude anatomique du tubercule et l'identification de la tuberculose et de la scrofule fut faite par François le Boe Sylvius, à Leyde, en 1690.

Ce même auteur, se joignant à Tulpius, déclare que « les miasmes contenus dans l'air expiré par les phtisiques peuvent surtout infecter les consanguins ». Voilà ce que nous nommons la prédisposition héréditaire.

Malgré tous ces travaux, la thérapeutique de la tuberculose est restée stationnaire. Mais, à une époque où les médecins, à l'instar de Cullen, enferment leurs malades, Sydenham nous apparaît comme un novateur, en préconisant le grand air. Il ordonne à ses patients de faire, par étapes quotidiennes de 5 milles, une promenade à cheval de 200 milles autour de l'Angleterre. Il est incontestable que cette idée d'aération n'était encore venue à personne depuis Celse et Galien.

Le XVIIIe siècle voit la doctrine de la contagiosité à son apogée. Au point de vue philosophique ; tandis que les matérialistes « libertins et athées affirment que les insectes naissent de la matière corrompue » les spiritualistes côtoient la vérité en invoquant l'intervention d'un fluide vital « en suspension dans l'atmosphère ».

A Paris, Nicolas Andry[1] (1658-1742) doyen de la Faculté de médecine « ne veut pas qu'on prenne nourrice » ayant eu des escrouelles.

Manget, médecin suisse (1652-1742), nous a légué la première observation de contagion par un foyer. « La femme d'un homme fort instruit mourut de phtisie ; son mari fit placer ses vêtements dans des caisses avec défense absolue d'y toucher, puis il se remaria ; sa seconde femme, curieuse et vaniteuse, eut tôt fait de s'approprier une belle paire de gants. Peu après elle toussait et mourut phtisique. »

Morgagni assurait que son maître Valsalva s'était contaminé, ce dont il mourut, et à cause de cela, il n'osait faire des autopsies de phtisiques. Pour Van Swieten (1700-1772), le crachat seul est contagieux.

Cette certitude que la tuberculose est contagieuse conduisit bientôt à l'établissement d'une prophylaxie antituberculeuse parfois fort sévère.

Dans le Traité de la phtisie pulmonaire de Raulin (1778-1784), on trouve des observations de contagion par l'air et le contact, et l'histoire de coutumes provinciales curieuses.

1. Nicolas Andry, né à Lyon en 1658, a fait nombre de remarques intéressantes, tant sur la puériculture que sur l'hygiène et la tuberculose ; le premier il a remarqué que « chez les enfants morts de tuberculose les glandes du mésentère sont toujours gonflées ».

En Provence, le tuberculeux jouit seul de ses objets personnels ; à sa mort, son linge et sa maison sont désinfectés ou détruits. Les tapisseries de valeur sont abandonnées un an à l'air. En 1750, à Nancy, on brûla par ordre des magistrats le mobilier d'une phtisique.

Les pouvoirs publics commencent à s'occuper de la tuberculose. En Espagne, Fernand VI rend une ordonnance sévère à ce propos (1751). A Naples, sous l'influence des idées d'Escobar (1777) qui, le premier, fit désinfecter les crachats, Philippe IV fait publier à son de trompe toutes les instructions nécessaires à la prophylaxie antituberculeuse et les sanctions qui doivent suivre leur inobservance.

Tout le midi est contagionniste et le restera ; une lettre de Chateaubriand en fait foi. Parce que son amie, Mme de Beaumont, est morte phtisique, il ne put vendre les carrosses où elle était montée. George Sand rapporte des faits semblables.

La Faculté de Paris reste rebelle à cette opinion, et l'exagération des idées de contagion amène une réaction au XIXe siècle.

Laënnec (1781-1826), qui, en découvrant l'auscultation, fit faire un si grand pas à l'histoire de la tuberculose pulmonaire, doutait de sa contagiosité. En 1819, il écrit : « La phtisie pulmonaire a longtemps passé pour être contagieuse..., elle passe encore pour telle dans les parties méridionales de l'Europe. En France, au moins, il ne paraît pas qu'elle le soit. » Un destin ironique fit mourir Laënnec à 45 ans, tuberculeux à la suite d'une piqûre anatomique[1].

L'idée de contagiosité fut reprise en 1840 par Georges Bodington, qui ouvrit un sanatorium privé fort ridiculisé jusqu'à l'époque de Mac Cormac, de Belfast, qui, le premier, fit triompher le principe de l'isolement et celui de l'aération pour les tuberculeux. « La tuberculose, écrit-il, est impossible aux gens qui respirent un air pur et dorment dans une atmosphère incessamment renouvelée. Air pur est loi de vie ; air vicié est celle de mort. »

En France, de 1840 à 1870, on fut rebelle aux idées de contagion. Aussi, quand Villemin, professeur au Val-de-Grâce,

1. Voir page 20.

fit paraître ses notes, à l'Académie de médecine, de 1865 à 1869, il trouva un scepticisme absolu. Il écrivait : « Le soldat phtisique est à son voisin de chambrée ce que le cheval morveux est à son compagnon d'écurie. » Et, pour le démontrer, il multipliait les expériences. Recueillant sur de l'ouate des crachats ou des débris tuberculeux ; il donnait cette ouate, après dessiccation, en litière à des cobayes qui se tuberculisaient rapidement. Inoculant tantôt des crachats, tantôt des débris de tubercules de vaches « pommelières », Villemin montra que, dans les deux cas, les animaux mouraient de phtisie contagieuse.

En quelques années, Villemin, savant modeste et doux, avait démontré que la tuberculose est spécifique, inoculable et contagieuse. Il a même songé à la présence d'un microbe, car il a écrit : « L'inoculation du tubercule n'agit pas par la matière visible et palpable, qui entre dans ce produit pathologique ; mais en vertu d'un agent plus subtil qui s'y trouve contenu et échappe à nos sens. »

Le pauvre Villemin fut traité avec violence et ironie par ses contemporains. Pidoux, tonitruant, lui réplique : « La tuberculose, mais n'est-ce pas l'aboutissant commun d'une foule de causes diverses internes et externes, et non le produit d'un agent spécifique, toujours le même ? »

Le timide Villemin répond si peu à ses adversaires que le silence se serait fait autour de sa découverte sans l'intervention de Claude Bernard et de Pasteur, dont « les germes qui flottent dans l'air » sont bien voisins des « agents subtils » de Villemin.

Il ne faut pourtant pas passer sous silence une des dernières cliniques de Trousseau, mort en 1869. Il avait pressenti l'avenir des théories nouvelles. « Voilà donc la grande théorie des ferments rapportée à une fonction organique : tout ferment est un germe dont la vie se manifeste par une sécrétion spéciale. Peut-être en est-il de même des virus morbides. »

Ces soudaines clartés de la vérité étaient vite étouffées, et le « génie épidémique » suffisait, pour beaucoup, à expliquer les expériences de Villemin.

Pidoux disait, ironique : « Il ne reste plus alors aux médecins qu'à tendre des filets aux sporules de la tuberculose. » Son ami Chassaignac méprisait cette « chirurgie de laboratoire qui fait mourir beaucoup d'animaux et sauve très peu d'hommes ».

Piorry prétendait que « la matière tuberculeuse ne paraissait être autre chose que du pus qui a subi, par suite de son séjour dans les organes, des modifications nombreuses et variées ».

A toutes ces objections, Pasteur, désolé de n'être pas médecin, sentait s'aiguiser son désir d'étudier les maladies contagieuses. Il pensait, depuis longtemps, que leur mode de propagation faisait partie d'une grande loi générale. De plus, en 1863, il avait perdu sa fille Cécile de fièvre typhoïde, et il eût voulu vaincre ce mal contagieux qui lui avait enlevé son enfant.

Élu en 1873 membre de l'Académie de médecine, il s'en est fort réjoui. Or, le premier jour, interpellé par Bouillaud, il répond : « La corrélation est certaine entre la maladie et la présence des organismes. » Cela fut dit de façon si impérative que le sténographe l'écrivit en gros caractères.

Cependant en 1879 Hanot[1] écrit encore que « l'expérience pas plus que l'observation clinique ne semble avoir tranché définitivement la question » ; un peu plus tard, en 1881, Landouzy[2] se prononce pour la tuberculose infectieuse et contagieuse.

Malgré tout, rien ne semblait devoir répondre aux contradicteurs de Villemin, quand, le 24 mars 1882, grâce à un artifice de coloration, Robert Koch[3] découvrit le bacille de la tuberculose. C'était la confusion des ennemis de Villemin et le triomphe des idées de Claude Bernard et de Pasteur. C'était une révolution dans la science.

Dès ce jour, tous les médecins et les hygiénistes sont convaincus. Ceux-ci se sentent armés, ceux-là travaillent. La

1. *Dictionnaire de médecine et de chirurgie pratiques* (phtisie).
2. *Leçons cliniques*. Hôpital de la Charité, 1881.
3. Robert Koch (1843-1910), mort en mai 1910 à 67 ans, a été le fondateur de la bactériologie avec Davaine et Pasteur.

médecine entre dans la « voie scientifique » annoncée par Claude Bernard.

En tous pays, les travaux abondent sur le diagnostic et l'étiologie de la tuberculose, sur la prophylaxie antituberculeuse. C'est ce dernier chapitre de la question que nous devons étudier plus spécialement.

*
* *

En France, le grand public ne fut mis au courant que dix ans plus tard, grâce à l'initiative du Dr Armaingaud, de Bordeaux, qui, en 1892, fonda la *Ligue française contre la tuberculose*. Par des cours et des conférences, par des brochures et des tableaux, elle fit diffuser la connaissance des mesures prophylactiques à opposer à la tuberculose en particulier ; à toutes les maladies contagieuses en général.

La ligue étendit son action à Paris et dans toute la France, éveillant chez les uns l'intérêt personnel, chez les autres l'esprit de solidarité : sentiments contraires, unis en cette circonstance pour lutter contre la tuberculose.

En Allemagne, en 1899, un Congrès est organisé où sont invités les étrangers. Les grandes Compagnies d'assurances, dans le but de réaliser des économies, décident la création de sanatoria pour tuberculeux pulmonaires.

L'Amérique commence activement la lutte. C'est de là que partit la brochure de M. Knopf : « La tuberculose considérée comme maladie du peuple », laquelle fut traduite en 27 langues.

En France, dès 1899, une *Commission extraparlementaire pour combattre la tuberculose* a été créée, sous la présidence de Jules Siegfried, par Waldeck-Rousseau.

Un peu plus tard, en 1902, s'est fondée la *Commission permanente de préservation contre la tuberculose*, sous le patronage de Léon Bourgeois.

L'initiative privée fait éclore un nombre considérable de dispensaires et d'œuvres antituberculeuses à partir de ce moment.

En 1900, l'Italie organise un congrès sous le patronage royal. C'est à ce Congrès que le P^r^ von Schrötter, de Vienne, propose la création d'une *Permanence internationale de la tu-*

berculose; idée féconde, car, l'année suivante, à Berlin (1901), cette permanence devient une *Conférence internationale de la tuberculose*, à laquelle chaque pays civilisé veut adhérer.

Le *Congrès britannique* pour la préservation de la tuberculose émet le vœu que de puissants groupements internationaux soient constitués ; il est bientôt suivi d'une réunion à Copenhague, qui vote la transformation de la Conférence en *Association internationale contre la tuberculose* (1904).

Chaque pays fait un effort et éprouve le besoin de faire partie d'une fédération générale contre le fléau. Ceci aboutit en 1905 au *Ier Congrès international* et à l'*Exposition de la tuberculose*[1]. De très nombreuses communications y furent faites. Les vœux émis par ce Congrès aboutirent à améliorer :

1° La salubrité du logis (création du casier sanitaire) ;

2° L'éducation hygiénique générale antituberculeuse et antialcoolique ;

3° L'enseignement ménager et alimentaire ;

4° L'organisation de préventoria, sanatoria, dispensaires, etc., etc. ;

5° L'orientation des services privés et d'assistance publique vers la lutte antituberculeuse.

A partir de cette époque, médecins, hygiénistes, économistes et philanthropes se sont unis pour organiser le plan de la défense antituberculeuse qui comprend :

Une partie *médicale* pure, relative au traitement et au soulagement des malades ;

Une autre partie *médico-sociale* : la préservation antituberculeuse, qui sera la médecine de demain. Elle comprend, médicalement parlant : les colonies de vacances, les hôpitaux marins pour les enfants, les colonies agricoles, les jardins ouvriers, les séjours à la campagne pour les adultes, etc., etc.

La préservation sociale proprement dite comporte : L'éducation des enfants, des adolescents, à l'école et dans l'armée. L'éducation des adultes par les visiteuses d'œuvres, les Croix-Rouges, les professeurs et les industriels. La création d'œuvres telles que celles des Habitations à bon marché, des cantines maternelles, des maisons de convalescence.

1. Tenus à Paris en octobre 1905.

Ces besoins multiples ont fait naître des œuvres qui y répondent. Dans un élan généreux, elles paraissent en grand nombre ; il faut les rassembler pour éviter les créations inutiles et coordonner leurs efforts sans gêner leur développement. L'*Alliance d'hygiène sociale* y a réussi ; elle fut d'abord présidée par Casimir-Périer ; ensuite par Léon Bourgeois, lequel prend une part très active à la croisade antituberculeuse.

En tous pays, il s'est créé des organismes analogues, modifiés par le génie national et l'intérêt local. Tandis que l'Allemagne a surtout un armement officiel à but économique, l'Angleterre n'a que des créations privées à but social.

Quel que soit le caractère de ces fédérations nationales, elles se sont groupées toutes dans l'Association internationale créée en 1904 à Copenhague ; où, à l'heure présente, une trentaine de nations figurent dans les Congrès, y apportant des matériaux d'études considérables. Cette Association a déjà effectué d'importants travaux de statistique internationale. Elle a pu faire étudier les conditions de propagation de la tuberculose et la législation qui s'y rapporte dans tous les pays associés. Une revue rédigée à Berlin, « Tuberculosis », tient les nations adhérentes au courant des résultats des enquêtes. Elle se publie en anglais, en allemand et en français. La gérance de l'Association internationale est laissée à l'Allemagne ; mais sa présidence fut française dès le début ; Léon Bourgeois y remplace actuellement le Pr Brouardel.

En somme la lutte antituberculeuse, basée sur des données scientifiques, soutenue par les pouvoirs publics et les œuvres sociales, est commencée depuis vingt ans à peine. On a déjà obtenu des résultats surprenants, surtout dans les pays scandinaves et anglo-saxons ; mais chez nous il reste beaucoup à faire pour réaliser l'armement nécessaire pour combattre le fléau[1].

1. Nombre de citations de ce chapitre sont dues à la notice du Pr Landouzy « Cent Ans de Phtisiologie ». 1900.

CHAPITRE II

GÉNÉRALITES SUR LES MALADIES CONTAGIEUSES ET LEURS AGENTS

Définition. — La maladie contagieuse est une maladie capable de se transmettre d'un malade à un individu bien portant, par contact direct ou par un intermédiaire, personne ou objet.

Historique. — Jadis deux théories se partageaient la faveur du public pour expliquer cette transmission. Les uns croyaient à un principe volatil. C'est l'opinion d'Hippocrate, laquelle s'est transmise jusqu'à nous. Le cardinal Wolsey fut mis en jugement par Henri VIII, qui l'accusait de lui avoir parlé à l'oreille pour le contaminer.

Au XVIIIe siècle Sydenham et Cullen firent l'hypothèse que la contagion se produit par des vapeurs émises par le corps humain. Jusqu'à nos jours une croyance populaire a voulu que la phtisie se transmette par la transpiration des malades.

La théorie adverse admettait des êtres infiniment petits capables de pénétrer dans l'organisme humain.

Davaine et Rayer virent les premiers agents pathogènes en 1850 : il ne s'agissait pas de tuberculose, mais de charbon. Ces deux savants dans une communication à la Société de Biologie déclarent avoir vu dans le sang des moutons charbonneux « de petits corps filiformes ayant environ le double en longueur d'un globule sanguin. Ces petits corps n'offraient point de mouvements spontanés ».

Mais les recherches de Davaine sur le charbon et de Pasteur sur la maladie des vers à soie furent ignorées ou incomprises des médecins.

Les recherches de Villemin établissaient seulement que la

tuberculose peut se transmettre des êtres malades aux êtres sains. C'était une acquisition capitale pour l'hygiène et la prophylaxie ; c'était la voie largement ouverte à l'expérimentation. Mais l'existence d'un agent actif n'était pas démontrée avant la découverte de Koch.

A la Faculté de Paris, le Pr Bouchard fut le premier à parler du « Rôle des agents animés dans la genèse des Infections », ce fut le sujet de son cours 1880-1881.

Infections. — Il existe dans tout organisme beaucoup d'agents animés capables de lui porter préjudice.

Les agents infectieux se divisent en deux groupes : les uns provoquent des lésions locales à marche torpide ; les autres tendent à envahir l'organisme tout entier. Celui-ci réagit de façon plus ou moins vive et devient le terrain d'une lutte aiguë entre l'agent infectieux et ses adversaires : lutte dont l'issue varie avec les circonstances.

Agents. — La plupart des agents infectieux peuvent être isolés de l'organisme malade et cultivés sur des milieux artificiels.

Ces milieux de cultures peuvent être liquides (bouillon, sérum, etc.) ou solides (gélose, pomme de terre, etc.). Ils doivent être stérilisés pour éviter le développement d'agents étrangers ayant souillé le milieu avant l'ensemencement.

Les agents infectieux sont presque toujours des bactéries, sortes de petites algues inférieures, qu'on étudie après une coloration artificielle.

On a dû en faire une classification flottante ; car la forme des bactéries peut changer avec les milieux de culture.

Pour simplifier les classifications on divise les bactéries en deux groupes :

1° les bactéries arrondies, coques ou microcoques ;

2° les bactéries allongées, bacilles ou bâtonnets.

Parmi les microcoques on distingue :

Les monocoques dont les sphères sont isolées ; les diplocoques, accolés par deux ; les streptocoques, qui constituent des chaînettes ; les staphylocoques, qui apparaissent en grappe ; les tétragènes et les sarcines, réunis par quatre ou par huit.

Parmi les bactéries allongées on distingue :

Les bacilles, bâtonnets minces et longs (tuberculose) ; les

bactéridies, bâtonnets un peu plus gros (charbon) ; les spirilles, filaments minces et ondulés ; les vibrions plus gros et plus courts (choléra).

Certains microbes à quelque groupe qu'ils appartiennent ont des cils ; par exemple le bacille d'Eberth lequel engendre la fièvre typhoïde.

Voici une rapide présentation des agents infectieux, ennemis de notre organisme.

Résistance de l'organisme. — La résistance de l'organisme peut diminuer pour des causes multiples que nous examinerons chemin faisant. Les plus importantes sont : l'hérédité mauvaise ; les conditions d'hygiène défavorables ; les intoxications ou les infections préalables ; certains agents physiques, froid ou chaleur exagérés.

La résistance de l'organisme peut être accrue par des conditions inverses favorables. Mais la défense la plus directe, c'est la phagocytose découverte par Metchnikoff.

Phagocytose. — Notre sang contient des globules de deux sortes :

Les globules rouges qui sont chargés de la nutrition de nos cellules et leur transportent de l'oxygène ;

Les globules blancs nommés aussi phagocytes (cellules qui mangent) ce sont les défenseurs de nos cellules.

Les phagocytes sont des masses protoplasmiques (matière vivante) contenant suivant les variétés un ou plusieurs noyaux (mono ou polynucléaires) ; on les a comparés à des amibes, petits animaux inférieurs, qui se trouvent tout au bas de l'échelle animale et on les a nommés aussi cellules amiboïdes.

Les phagocytes ont la curieuse propriété d'englober les corps étrangers et les microbes et de les digérer.

Action des phagocytes. — Sous l'objectif du microscope on peut voir, dans certaines conditions expérimentales, le phagocyte glisser sur la lame en émettant des prolongements protoplasmiques ou pseudopodes pour entourer et saisir les corps étrangers qui sont bientôt retenus prisonniers au sein de la masse protoplasmique.

Le Dantec a complété cette observation par une démonstration fort élégante de l'existence de sucs digestifs émis par le protoplasme, autour de son prisonnier.

Par exemple si on examine sous le microscope un microbe inclus dans un phagocyte on le voit se digérer peu à peu. Le protoplasme semble se dissoudre, la membrane apparaît par un artifice de coloration, puis finit aussi par disparaître.

Si le phagocyte est malade ou débile, le microbe prisonnier n'est pas digéré et il pourra reprendre son développement, après la mort du phagocyte : mais dans ce cas sa virulence est diminuée.

La présence de phagocytes dans les tissus, dans les cicatrices par exemple, dans le sang en cas d'infection, prouve que l'organisme lutte activement contre l'ennemi ; c'est un présage de guérison.

Les cellules amiboïdes sont mobiles ; elles circulent çà et là dans l'organisme pour y exercer leur action défensive ; ce sont les armées actives. Des cellules semblables sont fixées dans la rate, les ganglions lymphatiques, comme dans des forteresses où elles attirent les microbes qu'elles peuvent saisir et où les cellules mobiles leur amènent les prisonniers (ganglions réactionnels des infections, grosses rates des fièvres palustres). Si on enlève des ganglions, on détruit d'un coup tous les microbes prisonniers ; mais on supprime une place forte : c'est pourquoi on les ponctionne, on les incise pour les vider. On ne les enlève qu'à la dernière extrémité.

Tuberculose. — En particulier dans la lutte contre le bacille de Koch on trouve de petits globules blancs (microphages) qui englobent les bacilles, mais ne peuvent les digérer. Ils succombent, empoisonnés. Les gros leucocytes (macrophages) interviennent alors, englobent les cadavres contenant des microbes et digèrent le tout. Ces macrophages peuvent se fusionner, et créer des colonies qu'on nomme des cellules géantes.

Bien entendu, les phagocytes ne sont pas toujours vainqueurs ; ils peuvent s'affaiblir ; leur motilité diminue ; ils dégénèrent et meurent. C'est le signal de la déchéance de l'organisme ; la maladie triomphe !

Immunité. — Parfois, au contraire, les phagocytes bien entraînés acquièrent de nouvelles qualités et confèrent à l'organisme, au service duquel ils se trouvent, une propriété connue sous le nom d'immunité.

Cette immunité peut être naturelle, par exemple les poules ne contractent pas le charbon; ou acquise, ainsi la vaccination provoque l'immunité contre la petite vérole.

Quand un organisme a lutté victorieusement contre une espèce de microbes déterminée, il a acquis une résistance toute spéciale, qui peut être temporaire (vaccin) ou quasi-définitive (syphilis). La scarlatine, la coqueluche, la fièvre typhoïde ne frappent généralement pas deux fois le même individu c'est de l'immunité.

Antigènes et anticorps. — Les substances étrangères introduites dans un organisme se nomment des antigènes; ce sont les microbes, les poisons. Leur présence provoque l'apparition de produits capables de neutraliser leur action, on les appelle des anticorps, ce sont les antitoxines (sérum antidiphtérique), les anticorps microbiens.

C'est à l'absence d'anticorps qu'on attribue l'évolution rapide de la tuberculose chez les femmes enceintes ou nourrices.

Bacille de Koch.

Il était nécessaire d'établir ces généralités sur les maladies infectieuses et leurs agents avant d'aborder l'étude du bacille de Koch.

La découverte de Koch, le 24 mars 1882, a fourni des données positives aux conceptions des Anciens basées sur l'observation clinique; aux découvertes de Laënnec appuyées sur la clinique et l'anatomie pathologique[1]; à celles de Villemin, établies expérimentalement.

Dès ce jour la base des études sur la tuberculose fut inébranlable; la connaissance du bacille permit de grouper des manifestations morbides disparates, et de mettre en évidence les rapports de la tuberculose humaine et de la tuberculose des animaux.

Caractères. — Le bacille de Koch est assez difficile à isoler et à cultiver une première fois; mais ensuite, il pousse sur tous les milieux.

Sur le bouillon glycériné, il forme un voile épais, gros et

1. Laënnec avait établi l'unicité de la tuberculose.

ridé à la surface du liquide ; sur le sang gélosé (Bezançon et Griffon) ses cultures sont sèches et verruqueuses ; sur pomme de terre elles sont grasses et abondantes.

D'une manière générale le microbe se développe mieux à l'obscurité qu'au jour ; on couvre les cultures d'un rideau noir pour obtenir leur meilleur développement.

Le bacille de Koch se laisse difficilement imprégner par les couleurs d'aniline[1], mais les retient énergiquement, même en présence d'acides dilués. Ceci permet de colorer les préparations de crachats ou d'organes par les couleurs d'aniline par contact prolongé, de laver la préparation dans l'acide ; elle se décolorera, sauf les bacilles qui seront ainsi différenciés.

Le bacille se présente sous la forme de petits bâtonnets de 3 à 4 μ (1/1 000 de mm.) de long ; fins, courts, immobiles, réunis en amas. Ces bâtonnets sont droits ou infléchis en arc tendu ; du reste cette morphologie peut changer suivant les milieux de culture.

Tuberculine. — Les microbes sécrètent des poisons solubles ou insolubles qui provoquent dans l'organisme des intoxications plus ou moins graves.

Du bacille de Koch on a isolé beaucoup de toxines. Après avoir trouvé le bacille, Koch a espéré trouver son produit bactérien, capable de neutraliser son action. Le 13 novembre 1890[2], il annonçait au monde qu'il possédait un liquide capable de créer un mouvement fébrile chez les tuberculeux au début ; c'est-à-dire de permettre un diagnostic précoce : et d'autre part d'entraîner la guérison des lésions tuberculeuses. Il s'agissait d'un produit soluble, extrait des bouillons de culture filtrés, qui fut nommé tuberculine ; et jouit un moment d'une vogue inouïe. Mais son action toxique était considérable, et son emploi a entraîné de graves accidents : il fut très vite abandonné.

En 1897, Koch put extraire des corps des bacilles tués et broyés dans un mortier, un poison insoluble, une nouvelle tuberculine bien moins dangereuse ; mais avec laquelle il

1. Couleurs d'aniline. Couleurs employées dans les recherches histologiques pour colorer les éléments d'une préparation.

2. *Deutsche medizinische Wochenschrift* de cette date.

obtint pourtant par injection de véritables tubercules (c'est-à-dire un appel phagocytaire).

Enfin Auclair, en 1900, a obtenu grâce à une extraction par l'éther, une éthéro-bacilline. Il paraît probable à l'heure présente que d'autres poisons seront mis en évidence dans les bacilles de Koch, dont la toxicité serait considérable grâce à de multiples poisons.

Résistance. — Les différentes causes de destruction sont peu efficaces sur le bacille de Koch, qui est doué d'une grande résistance due sans doute à son enveloppe de graisse, analogue à la cire d'abeille.

Desséché, il garde fort longtemps ses propriétés nocives, surtout à basse température : à 25° il persiste 9 à 10 mois : le froid n'a pas d'action sur lui, on le retrouve dans la glace.

Il n'est détruit ni par la putréfaction, ni par le séjour dans l'eau : d'où l'utilité de stériliser les cadavres d'animaux tuberculeux ou les ordures ménagères contenant des bacilles.

La chaleur humide lui est nuisible ; les bacilles ne résistent pas à la vapeur chaude ; ils sont tués par 5 minutes d'ébullition (Sormani). Mais la lumière solaire le détruit très rapidement (Koch) et dans tous les cas elle atténue sa virulence ; ce fait est important au point de vue thérapeutique [1], et plus encore au point de vue de l'hygiène sociale.

La Tuberculose.

Les manifestations morbides causées par le bacille de Koch sont réunies sous le vocable de « tuberculose ».

Elles se caractérisent par des lésions comparables qui se présentent sous la forme de « granulations » ; lesquelles peuvent s'agglomérer en un « tubercule » gros comme un pois, une noisette, une noix, et davantage : c'est le « tubercule de Laënnec », qui, pour beaucoup d'auteurs est une réaction de défense de l'organisme contre les bacilles.

Ces tubercules peuvent se localiser en tous les points du corps.

1. L'héliothérapie (exposition au soleil) a donné de bons résultats thérapeutiques, tant pour les tuberculeux ganglionnaires que pour les péritonites tuberculeuses.

La localisation pulmonaire est la plus fréquente, et la plus contagieuse ; mais il existe :

des tuberculoses osseuses (mal de Pott = tuberculose des vertèbres) ;

des tuberculoses ganglionnaires (écrouelles = tuberculose des ganglions du cou) ;

des tuberculoses articulaires (coxalgie = tuberculose de l'articulation de la hanche).

Il existe aussi des tubercules du foie, du rein, des intestins, des méninges ; le hideux lupus, c'est la tuberculose de la peau. Cette terrible maladie prend les formes les plus diverses, il faut pour la combattre varier ses armes.

Étiologie. — La tuberculose est donc une maladie contagieuse, dont l'agent est un bacille, très résistant, capable de sécréter des toxines. Il est détruit par la chaleur humide, la lumière solaire : notre organisme se défend contre lui par ses phagocytes. Le bacille de Koch étant très résistant, les chances de contagion sont d'autant plus grandes.

Il frappe l'homme, les mammifères, les oiseaux, les reptiles, les poissons. Certains animaux y sont particulièrement sensibles : les singes, les bovidés, les porcs ; d'autres contractent rarement la tuberculose : le cheval, l'âne, la chèvre.

Le cobaye et le lapin, qui deviennent rarement tuberculeux spontanément, sont très sensibles à une inoculation.

Contagion. — La tuberculose peut se transmettre des animaux à l'homme ; par le lait par exemple ; certains auteurs ont incriminé l'urine des chiens et des chats familiers.

De l'homme aux animaux la contagion a été démontrée sur les animaux d'appartement, chats, chiens, oiseaux (Roger et Cadiot).

Il a toujours été de notion vulgaire que la phtisie est contagieuse, entre les hommes ; la clinique en a donné la preuve : mais pour qu'un sujet devienne tuberculeux, il faut que le bacille de Koch pénètre dans son économie, par une voie quelconque, variable.

La contagion par voie directe, c'est-à-dire par la peau, est exceptionnelle. Laënnec est un exemple historique d'une contamination par une solution de continuité de la peau ;

et d'homme à homme. Le vétérinaire Moser de Weimar fut contaminé par une blessure au cours de l'autopsie d'une vache phtisique, et en mourut (inoculation des bovidés à l'homme).

Dans la majorité des cas la contagion s'effectue par les voies respiratoires.

Straus a montré que les individus vivants avec des tuberculeux ont des bacilles sur la muqueuse nasale.

Tappeiner a pu tuberculiser les animaux en pulvérisant des bacilles autour d'eux; ceci démontre que les crachats desséchés forment des poussières dangereuses.

Les voies digestives peuvent aussi être incriminées : les bacilles introduits dans l'intestin par la salive (contagion conjugale) ou les aliments (lait de vaches tuberculeuses) passent à travers la muqueuse ; et le sang les transporte aux poumons.

La dissémination des microbes peut se faire par les mouches dans l'atmosphère (Spillmann et Haushalter) et par les vers de terre dans le sol (Lortet et Despeignes); les bacilles adhèrent aux pattes des mouches, et demeurent vivants et virulents dans les vers.

Hérédité. — Certains auteurs (Landouzy) ont pensé que l'hérédité tuberculeuse pouvait être directe ; cette opinion est très vivement combattue. Pour la majorité, la tuberculose des ascendants prépare seulement le terrain, en rendant l'organisme du descendant plus accessible à la maladie. Les enfants de tuberculeux qui restent en contact avec leurs parents se contaminent plus facilement, d'après la plupart des auteurs que des enfants non prédisposés. Personnellement nous faisons des réserves en ce qui concerne les enfants sains de parents tuberculeux, qui semblent au contraire immunisés dans une certaine mesure.

Pourtant la transmissibilité du bacille est un fait indéniable ; la tuberculose congénitale existe ; mais elle est exceptionnelle, tandis que l'aptitude à la maladie se transmet.

Prédisposition. — Comme tout enfant de malade ; l'enfant du tuberculeux vient fréquemment au monde avec une nutrition défectueuse. C'est un « lymphatique ; aux cils longs, soyeux, à la peau blanche, aux chairs molles : ses amygdales sont hypertrophiées, ses bronches et ses poumons sont délicats. Chez les fillettes, on verra souvent la chlorose, cette anémie de la puberté, préparer les voies à la tuberculose[1] ».

Du reste tout enfant malingre est menacé ; tout débile, tout convalescent, offre un terrain favorable au développement du bacille de Koch. C'est pourquoi les enfants de tuberculeux, de syphilitiques, d'alcooliques, de parents affaiblis ou vieux sont des prédisposés. Il en sera de même des enfants vivants dans des conditions défectueuses (logis insalubre, internat, orphelinat).

Tout adulte peut devenir un prédisposé par le surmenage ou les excès ; les intoxications (alcoolisme) ou les infections (fièvre typhoïde). Les maladies cachectisantes, telles que la fièvre typhoïde, la grippe ; ou débilitantes, telles que la grossesse ou le diabète préparent à la tuberculose. C'est pourquoi il est si grave de laisser dans une salle commune des tuberculeux contagieux et des convalescents.

A côté de ces causes de prédisposition à la tuberculose, les mauvaises conditions d'hygiène viennent se placer ; nous en verrons de nombreux exemples dans la suite.

Certaines causes mécaniques peuvent provoquer la tuberculose ; en particulier le traumatisme qui porte sur la région thoracique. Un exemple célèbre est celui des mariniers du Rhône, qui appuient leur gaffe sur la clavicule et chez lesquels on voit se développer des tuberculoses dont le point de départ est le point traumatisé (Perroud).

Localisations. — Cet exemple a été invoqué aussi comme type des localisations microbiennes dans les régions en activité fonctionnelle.

D'une manière générale les bacilles en circulation dans le sang ont une tendance à se fixer dans les régions traumatisées, ou en pleine activité.

Par exemple, c'est sur l'os en voie de croissance, et dont les cellules sont très vivantes, que la tuberculose se fixe le plus souvent, chez les enfants.

Expérimentalement, il a été démontré qu'en affaiblissant la résistance d'un tissu on peut y attirer une colonie pa-

1. Pr Landouzy.

thogène. Max Schuller inocula des bacilles à un cobaye, en même temps qu'il lui faisait un traumatisme du genou ; l'animal eut une tumeur blanche.

Cliniquement, on peut observer que les familles, ou les malades, rattachent toujours les méningites tuberculeuses, les coxalgies et les maux de Pott à des accidents : il est probable que ceux-ci ont favorisé la localisation des microbes qui circulaient dans l'organisme ; mais ne sont pas la cause première du mal.

CHAPITRE III

RAVAGES
DE LA TUBERCULOSE EN FRANCE ET A L'ÉTRANGER
COMPARAISON DES STATISTIQUES

Cette maladie dont l'agent est capable de résister à la plupart des causes de destruction, et de vivre sur n'importe quelle espèce animale fait de redoutables ravages, en France et à l'étranger ; à la ville et à la campagne. Dans ces dernières années il a été établi d'intéressantes statistiques, qui ont provoqué la recherche des causes de la tuberculose, et des remèdes à y apporter.

I. — *France.*

Statistique. — Pendant longtemps le chiffre de 150 000 décès annuels, donné par le Pr Brouardel en 1900[1], est resté cité dans tous les travaux : ce chiffre correspond à une mortalité moyenne de 38,2 pour 10 000 habitants.

Cette effroyable mortalité n'est rien comparativement à la morbidité tuberculeuse : cette maladie sévit à l'état endémique dans notre pays. D'après les statistiques officielles de 1900, 800 000 Français sont réduits à l'invalidité chaque année par la tuberculose sous ses diverses formes : ganglionnaire, osseuse ou pulmonaire.

Le Pr Robin a discuté ces chiffres en 1905[2], et en recherchant leur origine il a pensé que le nombre de 150 000 décès annuels devait être abaissé à 83 000 ; ce chiffre correspond à une mortalité moyenne de 21,3 pour 10 000 habitants.

1. Comptes rendus de la 1re Commission de la tuberculose, 1900.
2. Commission permanente de la tuberculose, 1905 (Comptes rendus).

D'après la statistique que le Ministère de l'Intérieur a fait établir à la suite de cette discussion, le chiffre des décès par tuberculose était de 32 à 34 pour 10 000 habitants. Cette statistique a porté sur toutes les villes françaises de 5 000 habitants et au-dessus ; les résultats en ont été généralisés.

A la demande de l'Académie de médecine et de la Commission permanente[1] cette statistique a été étendue à toutes les communes de France. Depuis 1906 tous les renseignements sont réunis au Ministère de l'Intérieur : ils ont été communiqués au Congrès de Bruxelles en 1910 par le Dr Guinard, de Bligny, auquel nous empruntons ce chapitre.

Malheureusement, dans beaucoup de communes, les déclarations sont faites par des particuliers et les indications données par des fonctionnaires sans compétence médicale. Il serait nécessaire pour établir des chiffres exacts de réclamer comme cela se fait dans certaines villes un certificat signé du médecin traitant, ou du médecin de l'état civil, indiquant le diagnostic de la maladie qui a causé la mort.

Voici les chiffres collationnés par le Ministère de l'Intérieur :

1906,	87 091	décès par	tuberculose soit	22,1	pour 10 000	habitants.
1907,	91 048	—	—	23	—	—
1908,	88 412	—	—	22,5	—	—

Cette statistique nous a permis de réclamer la réduction définitive du chiffre de 150 000 décès, universellement admis.

Pourcentage. — Si on établit des comparaisons entre le nombre des décès par tuberculose dans différentes villes ou communes, classées d'après leur nombre d'habitants : on constate nettement que le nombre annuel des décès par tuberculose est en raison directe du nombre d'habitants. C'est-à-dire que, plus les habitants sont clairsemés, plus le pourcentage des décès par tuberculose est abaissé.

Dans les villes de plus de 5 000 habitants, il y a environ 32 à 34 décès par tuberculose, annuellement, sur 10 000 habitants : dans les villages d'industrie rurale, il n'y en a que 15 à 18 sur le même nombre.

1. Commission permanente de préservation contre la tuberculose. Ministère de l'Intérieur, 1906.

La tuberculose a Paris.

A la suite du rapport du Dr Armaingaud à la Commission Permanente[1] le 24 mars 1906 un service de statistique a été organisé pour donner des chiffres exacts, et surtout absolument comparables d'une année à l'autre.

De la statistique du Ministère de l'Intérieur; de la statistique municipale; du rapport du Dr Armaingaud, de Bordeaux, et des discussions soulevées à la Commission : il résulte que le nombre des décès décroît à Paris.

En 1905-1906 on enregistre 44,6 décès par tuberculose sur 10 000 habitants.

En 1907 on enregistre 46,7 décès par tuberculose sur 10 000 habitants (épidémie grippale).

En 1908-1909 on enregistre 42 décès par tuberculose sur 10 000 habitants.

Depuis 1890 jusqu'à 1908 la tuberculose a diminué; sur 10 000 habitants il y a 4,9 décès en moins.

Cette décroissance est due aux mesures d'hygiène générale; aux travaux d'assainissement de la ville; à l'amélioration des conditions d'existence du peuple; en particulier à l'assainissement des habitations.

Un grand nombre de créations antituberculeuses luttent directement contre la maladie, en soignant les malades, protégeant leur famille et instruisant les masses : elles ont certainement contribué à abaisser le pourcentage des décès.

Malgré tout, Paris perd bon an, mal an 12 000 tuberculeux dont 2 000 bébés au-dessous de deux ans.

La tuberculose dans les grandes villes.

Sur l'initiative de Léon Bourgeois, un questionnaire a été envoyé dans toutes les grandes villes; 27 ont donné une réponse; les chiffres portent sur les années 1890-1909, ils ont été examinés au Ministère de l'Intérieur où on a établi les résultats.

1. Commission permanente de préservation contre la tuberculose. Ministère de l'Intérieur.

I. — La *tuberculose est en décroissance* dans 9 villes où la lutte antituberculeuse a été fort bien entreprise.

A Lille, la tuberculose décroît depuis 1897; c'est pourtant une ville industrielle dont le climat est peu favorable : mais l'armement antituberculeux a été parfaitement constitué par Calmettes, qui y a fondé le premier Préventorium[1].

A Lyon, le dispensaire a été complété par le sanatorium et l'école de plein air, et les résultats obtenus sont bien intéressants : cependant il meurt encore 2 000 tuberculeux par an.

Au Havre, ville maritime où le flot des émigrants apporte des immigrés tuberculeux, nomades et contagieux sur lesquels on a peu d'action, on a fait reculer la tuberculose par le logis salubre et les colonies de vacances.

A Nancy, le dispensaire, le sanatorium, et les habitations ouvrières saines et économiques ont amené une diminution notable de la mortalité.

Chambéry a donné l'exemple d'un service de désinfection municipal dans les écoles, pour les salles et le matériel de classe pendant les vacances.

Bordeaux, Montpellier, Toulouse et Roubaix ont aussi des chiffres de mortalité en décroissance.

II. — La *tuberculose est à l'état stationnaire* dans 6 villes[2] : Rouen, Dijon, Bourges, Reims, Marseille, Nice.

Dans ces deux dernières villes et à Dijon on a organisé dans ces dernières années des œuvres antituberculeuses importantes et il est probable que la prochaine statistique leur sera favorable.

A Nice, la municipalité a quelque mérite à maintenir par des mesures d'hygiène, la mortalité stationnaire; car les malades affluent dans cette ville : malgré cela les nouvelles statistiques indiquent une diminution de la mortalité.

En 1908 il mourut. . 26,3 tuberculeux sur 10 000 habitants.
En 1909 il en mourut 23,2 — —

III. — La *tuberculose est en voie d'augmentation* dans douze villes[3] :

1. Voir 1re partie, chap. IX. Dispensaires, p. 161.
2. Chiffres établis sur la statistique de 1890-1909.
3. Chiffres établis sur l'ensemble des années 1890-1909.

La Rochelle, Poitiers, Rennes, Orléans, Avignon, Grenoble, Brest, Troyes. Dans cette dernière, pour expliquer l'augmentation de la mortalité on a invoqué la présence d'une nombreuse garnison, en majeure partie parisienne ou de la région de Paris?

Besançon, Clermont-Ferrand, Saint-Etienne, Nantes étaient en pleine augmentation en 1906; mais depuis, les chiffres ont notablement changé; la constatation du danger ayant fait naître des organisations pour le conjurer.

A Nantes :

En 1906 il y avait	48,6	décès par tuberculose	sur 10 000 habitants.	
En 1908 —	42,5	—	—	
En 1909 —	41,8	—	—	

Il semble que cette décroissance tienne à la construction d'habitations à bon marché à la place d'infâmes taudis.

A Clermont-Ferrand :

En 1906 le nombre des décès	sur 10 000 habitants	était de	32,2.
En 1907 —	—		30,8.
En 1908 —	—		30,5.
En 1909 —	—		26.

A Saint-Etienne on a constaté que les décès par tuberculose augmentaient sans cesse de 1890 à 1907; mais à partir de cette date ils ont commencé à décroître.

33	pour 10 000 habitants en	1907,
29,9	—	1908,
27,8	—	1909.

Cependant la mortalité en 1909 y est encore plus élevée qu'en 1890! il reste beaucoup à faire.

La tuberculose dans les petites villes.

Contrairement à ce qu'on supposait la tuberculose fait des ravages inattendus dans les petites villes.

Agen est en recrudescence de mortalité tuberculeuse depuis 1901. Tandis que la mortalité moyenne par tuberculose des villes de France de plus de 100 000 habitants est de 22,1 sur 1 000 décès; celle de Paris en 1905 de 17,6 sur 1 000 décès; la mortalité d'Agen est de 25,75 sur 1 000 décès.

En 1909 pour 1 000 habitants l'excédent des décès sur les

naissances est de 7,74 à Agen. A Bolbec il y a 15,20 décès tuberculeux sur 100 décès.

A Fontainebleau, ville bien bâtie, bien placée, sans misère, le chiffre des décès par tuberculose n'a pas varié depuis 30 ans. Il était de 23 pour 100 décès, il est actuellement de 20,32.

(Il est possible que des tuberculeux parisiens aillent mourir là-bas?)

Hazebrouck est une ville industrielle, mal désinfectée, dont la population ouvrière a des salaires modiques. Le pourcentage des décès par tuberculose y atteint 44 (sur 100 décès).

A Limoges le cinquième des décès est dû à la tuberculose.

En somme, les Directeurs des Bureaux d'hygiène déplorent souvent l'insuffisance des mesures prises contre la maladie. Dans les grandes villes, la décroissance de la mortalité par tuberculose est proportionnelle à l'assistance aux malades indigents.

Par exemple sont en décroissance de tuberculose :

Lyon qui possède	9	lits hospitaliers pour	1 000 habitants,
Bordeaux	—	6	—	—
Paris	—	5,5	—	—

Tandis que parmi les villes stationnaires se trouve :

Marseille, avec 2,7 hospitalisés pour 3 000 habitants

Dans certaines grandes villes où des organisations parfaites devraient fonctionner, il existe fort peu de chose. Là où une municipalité ou une société privée mène une campagne active, il se produit une éclosion d'œuvres antituberculeuses; tandis qu'ailleurs, faute d'exemple, rien n'est tenté pour la défense de la santé publique.

La tuberculose a la campagne.

Exode. — La population des villes augmente; celle des campagnes diminue.

En France de 1901 à 1906 l'immigration urbaine a augmenté de 520 983 unités : si le mouvement continue, en moins de 10 ans, la population rurale sera devenue numériquement inférieure à la population urbaine.

Ceci tient en partie à la disparition des industries familiales ; comme le tissage, la poterie. Le travail manuel a été remplacé par la machine presque partout et l'ouvrier agricole, dont le travail est saisonnier et mal rétribué, a dû quitter les champs pour vivre dans les villes.

Cet exode rural est cause d'une terrible expansion de la tuberculose vers la campagne. « La tuberculose tire son origine de la ville petite ou grande ; foyer industriel pouvant devenir dangereux » (Baudran).

Le paysan occupé aux champs est trois à quatre fois moins souvent tuberculeux que l'homme des villes. Mais quand il devient citadin, il se contamine rapidement.

Contamination. — En 1901 Georges Bourgeois a établi par une statistique que :

Sur 10 000 Parisiens 39,7 étaient tuberculeux.
Sur 10 000 immigrés 43,2 —

Barbier à l'hôpital Broussais a constaté que :

Sur 300 immigrés tuberculeux, 15 seulement l'étaient avant leur arrivée à Paris.

Launois et Rénon à l'hôpital Tenon ont prouvé qu'à Paris les deux tiers des décès par tuberculose se produisaient chez les immigrés de la campagne.

D'une façon générale, on peut dire que les ruraux se contaminent vite et que la tuberculose évolue chez eux la seconde année de leur séjour à Paris.

Ceux qui résistent à la mort s'épuisent dans les ateliers, les logis insalubres ; tels les ignobles garnis parisiens ; et contaminés ces « déracinés » misérables et contagieux retournent vers les campagnes pour se soigner ou trouver un gîte pour mourir.

Ce sont ces malheureux qui viennent épuiser les ressources des vieux parents ; et semer la tuberculose parmi leurs frères, sœurs ou voisins dans un monde totalement ignorant des précautions à prendre contre l'infection : où chaque malade forme un nouveau foyer de contagion.

Il en est de même des soldats renvoyés dans leurs foyers en congé de maladie ou de réforme : ils deviennent autant d'agents disséminateurs du bacille de Koch.

Les malades de la ville qui vont à la campagne pour se soigner au grand air disséminent le mal comme les immigrés et les soldats malades.

Dans la riche vallée du Morin (Seine-et-Marne) la mortalité par tuberculose a augmenté depuis la création du chemin de fer qui amène chaque été des Parisiens, dont le nombre double ou triple la population. Beaucoup viennent s'y reposer ou s'y soigner ; ils y meurent.

A Esbly sur 118 décès de 1901 à 1905 il y en eut 17 par tuberculose, dont 7 Parisiens ; à Crécy-le-Faux il y eut 40 décès par tuberculose sur cent.

Il est déplorable que Paris infecte ainsi la campagne ; il est non moins déplorable que la désinfection obligatoire des villas et des chambres d'hôtel ne soit pas établie, malgré les protestations des praticiens qui la réclament.

A l'immigration des campagnes vers la ville et des citadins malades à la campagne, il faut ajouter une autre cause de diffusion tuberculeuse. C'est l'industrialisation des campagnes, où des ouvriers de la ville déjà contaminés sont mêlés aux populations rurales saines.

Aux forges de Flize, dans les Ardennes, en 10 ans, sur 125 décès, il y en eut 37 par tuberculose, soit 29,6 pour 100.

Certains villages du Nord (tissage) ont une mortalité tuberculeuse de 33 pour 100,

Aux fabriques de Saint-Jumen (Haute-Vienne), la tuberculose gagne chaque jour du terrain.

Mortalité. — Le germe tuberculeux se développe avec force sur les ruraux.

Dans certains villages des Côtes-du-Nord la mortalité tuberculeuse est de 30,16 pour 1 000 habitants ; dans l'Aube, des villages agricoles ont une effroyable morbidité de 88 pour 1 000 habitants ; dans le Lot-et-Garonne sur 1 000 habitants l'excédent des décès sur les naissances est de 5,69 grâce à la tuberculose.

En étudiant les mœurs paysannes, il est aisé de retrouver les raisons de cette germination qui n'est pas toujours en rapport avec la misère.

A Laplume (Lot-et-Garonne), la terre est fertile, le climat salubre, la vie facile : pourtant 15 pour 100 des familles sont entachées de tuberculose. Cependant les habitations sont saines et propres ; l'abondance est assez grande pour que chaque habitant jouisse par jour de 172 grammes de viande et de 800 grammes de pain.

Prédisposition. — Mais nos paysans sont des prédisposés. Comme l'a dit Landouzy : « L'alcool fait le lit de la tuberculose, » et c'est l'alcoolisme qu'il faut souvent incriminer. Partout il est à déplorer que le paysan fréquente l'auberge du village. Dans l'Ouest, un homme consomme 100 litres d'alcool par an ; dans l'Est, dans certains villages, la distraction dominicale consiste à vider 1 litre d'eau-de-vie. Dans le Midi, les jeunes gens de 15 à 20 ans se rendent chaque dimanche à bicyclette à la ville prochaine pour y boire un peu et contracter la syphilis, dans un état de surmenage physique et d'ébriété.

Sans supprimer le mal, une amélioration considérable viendrait de l'abolition du privilège des bouilleurs de cru et de la limitation des débits.

D'autre part, le paysan est souvent taré à cause de l'habitude séculaire des mariages entre consanguins qui se sont unis d'une façon précoce et ont eu de nombreux enfants. Maintenant, là où la population diminue tout est bon pour le mariage comme pour l'armée. Ainsi les enfants sont de plus en plus dégénérés.

Enfin, à la campagne, l'élevage du nourrisson est inconnu, la paysanne s'épuise par un allaitement prolongé, ou pratique un allaitement artificiel moins surveillé que celui des animaux qu'elle élève.

Contagion. — Non seulement le paysan est un prédisposé : mais les foyers de tuberculose créés par des étrangers ou des enfants prodigues sont plus virulents à la campagne qu'à la ville.

Une commune de l'Ouest habitée par 1 250 personnes compte, dans une rue de 134 habitants, 17 tuberculeux.

Au village le contagieux crée un foyer de tuberculose particulièrement actif. On peut en trouver les causes générales dans l'ignorance, la misère, la malpropreté paysanne.

Les règles les plus élémentaires de l'hygiène sont foulées aux pieds : dans beaucoup de maisons au sol de terre battue, bêtes et gens vivent dans une étroite promiscuité, se tenant chaud; ailleurs les domestiques de ferme couchent dans des étables où le bétail est souvent malade.

En matière de contage les praticiens ruraux content des histoires invraisemblables, tels malades contagieux crachent à même leurs draps jamais changés, en Bretagne, le long des parois des lits clos, jamais lavées (Josselin), les crachats se dessèchent.

Pour les plus propres, le bain n'existe pas. Les familles nombreuses s'entassent dans une seule pièce où l'œil de bœuf qui surmonte l'évier est l'unique ouverture. Du reste les mesures de désinfection sont inconnues et la prophylaxie des maladies semble une plaisanterie.

Les eaux ménagères polluées coulent à la rue où les enfants jouent. Les meubles, les vêtements, la literie sont transmis par héritage ou vendus sans subir de désinfection. Du reste, il n'existe pas de ressources pour prendre des mesures sanitaires dans la plupart des villages français.

Enfin les salaires bas rendent souvent l'alimentation insuffisante ou défectueuse : les viandes ou les laits malsains servent à alimenter le village, or les bestiaux sont fréquemment tuberculeux. Dans l'Aube, chez les gros agriculteurs, 30 pour 100 des bovins sont tuberculeux.

Le porc, cet aliment du campagnard, est utilisé fumé ou salé, c'est-à-dire incuit : il est contaminé dans 18 pour 100 des cas.

Preuves. — La vérité de ces faits a été mise en lumière par les constatations suivantes.

La tuberculose diminue dans les villages :

là où une usine disparaît obligeant le paysan à retourner à la terre ;

là où un service de désinfection, une société de secours mutuels, une coopérative viennent améliorer les conditions de la vie paysanne ;

là où se constitue un vignoble, ce qui améliore les salaires et remplace l'alcool par le vin.

Malheureusement les paysans sont incultes et incapables de s'émouvoir des questions qui leur paraissent sans rapport avec leurs intérêts matériels.

Une enquête faite à ce sujet près des praticiens de la campagne signale :

439 régions où l'indifférence est générale;

510 où il se produit un léger éveil qui se traduit par « la peur d'un danger inconnu ».

Si, par la disparition successive des habitants d'une maison où on meurt « en crachant » le paysan acquiert la certitude que la maladie est contagieuse, il s'éveille en lui des craintes irraisonnées et il boycotte cruellement les malades.

Remèdes. — Empêcher l'exode rural et la contamination des villages par les malades en disséminant les notions d'hygiène ; voilà les seuls remèdes à l'envahissement des campagnes par la tuberculose.

Le Ministère de l'Agriculture, par les Comices agricoles et les agronomes, devrait agir d'une façon efficace. Mais c'est surtout grâce à l'initiative privée qu'on pourra retenir le travailleur de la terre ; soigner le soldat ou l'immigré contagieux et protéger le village.

Les propriétaires terriens, les instituteurs, les membres des Croix-Rouges devraient participer à cette entreprise : en rénovant les industries rurales[1], en éduquant les paysans et les soignant en temps voulu.

*
* *

Conclusion. — Il paraît incontestable que l'état de la mortalité par tuberculose en France reste stationnaire, avec une légère tendance à l'augmentation : ceci tient à ce que la décroissance de la maladie dans les villes est largement compensée par son accroissement dans les campagnes.

Puisque dans les cités les mesures de prophylaxie et d'hygiène ont été efficaces, il faut les propager rapidement pour enrayer dans les départements la marche du fléau.

La tuberculose aux Colonies.

D'une façon générale la tuberculose est favorisée aux

1. Comme cela s'est fait en Irlande. Il faut signaler en France quelques efforts intéressants, dont celui de Mme Alphen Salvador, en Touraine, pour les dentelles. Celui de la Francia, tout récent.

Colonies par le climat. Certaines maladies anémiantes, comme le paludisme ou la dysenterie, y prédisposent : les militaires ou les marins réformés pour diarrhée chronique meurent fréquemment de tuberculose pulmonaire.

Puis l'hygiène de nos coloniaux laisse à désirer ; la malpropreté, une mauvaise alimentation, des intoxications par l'opium ou l'alcool préparent le terrain pour le bacille de Koch.

Madagascar. — Cependant à Madagascar, où le paludisme sévit effroyablement, la tuberculose semble décroître. Chez les Européens elle est fort rare, car les débiles ne vont pas aux colonies. Chez les indigènes, suivant les régions, Fontoynont a vu de 3,9 à 6,5 pour 100 de tuberculeux pulmonaires : il n'a rencontré ni végétations adénoïdes, ni rachitisme. C'est surtout chez les créoles venus de la Réunion ou de l'île Maurice qu'on trouve des cas de tuberculose.

Guyane et Nouvelle-Calédonie. — Au contraire, à la Guyane et à la Nouvelle-Calédonie, le bacille de Koch fait des ravages.

A Cayenne le quart de la population de couleur est enlevé par la tuberculose.

Sur les déportés :

De 1868 à 1885 il y a eu 62,42 décès par tuberculose sur 1 000 à la Guyane.

De 1889 à 1898 il y a eu 43,4 pour 1 000 à la Guyane.
— 104 — à la Nouvelle-Calédonie.

Le climat et le régime du pénitencier font évoluer des tuberculoses latentes chez des dégénérés, des alcooliques, des individus ignorants de l'hygiène.

Arabes. — C'est la population arabe qui fournit le plus fort contingent de décès :

83 pour 1 000 à la Guyane. } déportés.
114,5 — à la Nouvelle-Calédonie. }

De fait, en Algérie, la tuberculose fait nombre de victimes ; l'ignorance, l'indolence, le fatalisme favorisent la contagion.

La statistique de Souk-Ahras (Province de Constantine), portant sur 10 000 habitants, relate qu'un cinquième des enfants au-dessous de 2 ans meurt de tuberculose : le bétail est atteint dans la proportion de 1 sur 10 animaux.

En Tunisie, la statistique de l'hôpital Sadiki montre des ravages analogues.

Cependant en Algérie les nomades sont moins tuberculisés : l'air, le soleil, peut-être les fumées des feux de campement détruisent les bacilles en partie. En Kabylie, où les populations sont fixées il y a plus de tuberculeux qu'ailleurs.

Cependant il ne faut pas tabler sur de telles statistiques, car les décès, avec le diagnostic, sont déclarés par le cheik sans étiquette ni contrôle.

II. — La tuberculose à l'étranger.

Il est impossible de comparer les statistiques de divers pays, parce qu'elles ne sont pas établies de la même façon. Mais ce qu'il importe c'est de savoir dans quels pays la mortalité diminue, et de connaître les raisons de cette diminution.

En 1910[1], Roesle a établi des tableaux généraux relatifs à la mortalité par tuberculose.

D'après lui et Guinard, la mortalité en France reste stationnaire ; il en est de même en Italie. Dans 19 états européens la tuberculose diminue, dans certains, elle décroît très rapidement. En Roumanie elle augmente.

D'après les statistiques de divers auteurs voici quelques chiffres relatifs à la mortalité par tuberculose dans les grandes villes, sur 1 000 habitants.

Bukarest.	3,60.
Saint-Pétersbourg. .	3,15.
Paris.	3,08 (Roesle attribue à cette ville le chiffre de 4,25).
Leipzig.	2,44.
Marseille.	2,40.
Berlin..	2,31.
New-York. . . .	2,23.
Bône.	1,88.
Londres.	1,70.
Liverpool.. . . .	1,10.

Roumanie. — C'est en Roumanie que la mortalité est la plus forte, à Bukarest on enregistrait :

1. Congrès de Bruxelles. Rapport et tableaux du Dr Roesle.

785 décès par tuberculose en 1898,
1 250 — 1904.

Une statistique portant sur la mortalité dans 18 grandes villes roumaines signalait :

3 145 décès par tuberculose en 1898,
et 3 355 — 1902.

Il est à remarquer que ce sont surtout les indigènes qui sont frappés par la maladie :

Sur 1 000 habitants roumains il y a. .	3,87	décès par tuberculose.
Sur 1 000 juifs il n'y en a que. . . .	2,50	—
Sur 1 000 divers — . . .	2,25	—

Il est vrai que la lutte antituberculeuse est menée avec mollesse : en 1906 la ville de Bukarest a soigné 690 tuberculeux et elle compte 34 000 indigents. Le tuberculeux pauvre est condamné à rester dans sa famille, qu'il ruine et qu'il infecte.

Le Pr Petrini-Galatz a créé en 1901 la société de prophylaxie contre la tuberculose ; mais le dispensaire, ouvert à Bukarest, ne soigne que 60 à 70 tuberculeux pauvres. L'œuvre possède seulement 60 lits d'isolement et un petit pavillon de 20 lits pour les malades au début. Partout ailleurs aucune sélection des tuberculeux n'est effectuée.

Angleterre. — En Angleterre, au contraire, la mortalité par tuberculose est très faible. D'après Mosny[1] :

De 1857 à 1860 il y avait 2 679 décès par tuberculose pulmonaire sur 1 million d'habitants.

De 1896 à 1898 il s'est produit 1 321 décès par tuberculose pulmonaire sur 1 million d'habitants.

D'après les statistiques officielles, sur 1 000 habitants il en mourait de tuberculose :

1,825 en 1881,
1,599 — 1891,
1,264 — 1901,
1,093 — 1909.

De 1880 à 1897 la diminution de la mortalité par tuberculose pulmonaire a été de 27 pour 100 décès.

1. *Annales d'hygiène publique.*

Mais partout une lutte systématique a été entreprise contre le fléau tuberculeux.

A Liverpool, par exemple, où la municipalité a fait bâtir tout un quartier d'habitations hygiéniques, la mortalité sur 1 000 est tombée notablement.

Pour les hommes :

En 1885 il en mourait 2,70 }
En 1907 — 1,9 } soit une diminution de 0,8 pour 1 000.

Pour les femmes :

En 1885 il en mourait 2,2 }
En 1907 — 1,1 } soit une diminution de 1,1 pour 1 000.

Irlande. — En 1906, en Irlande, la tuberculose augmentait notablement : grâce à l'effort de lady Aberdeen, la maladie a sans cesse perdu du terrain depuis cette époque.

En 1907, 11 679 personnes mouraient de diverses tuberculoses ; ce chiffre est tombé en 1908 à 11 293, en 1909 à 10 594. En 3 ans il y eut une réduction de 1 085 décès.

Norwège. — Il en était de même en Norwège où relativement au nombre des habitants la tuberculose gagnait du terrain. De 1867 à 1890 la mortalité par tuberculose pulmonaire avait passé de 2,1 à 2,8 pour 1 000 habitants.

C'est une campagne féminine très bien conduite qui a réduit le chiffre des décès :

Lequel est d'abord resté stationnaire.	2,8	de 1890 à 1900,
pour tomber à.	2,1	en 1901-1902,
puis remonter à.	2,4	en 1903-1905,
puis se maintenir à.	2,14	depuis 1908.

Tandis qu'en 1907 il mourait 6 685 personnes ; en 1908 ce chiffre tombait à 6 429.

Dans les pays Scandinaves la lutte est particulièrement difficile à cause du climat. La mortalité a été arrêtée dans les régions riches du Sud-Ouest ; une légère régression s'est produite à l'Ouest.

Mais dans le Nord, pauvre et froid, la lutte est impossible : dès que le germe est implanté la maladie évolue : il en est ainsi à Fummarken (Norwège) et dans la Laponie suédoise, quelles que soient les conditions d'existence des habitants.

Suède. — A Kiruna (Laponie suédoise) il y a des mines, peut-être les plus grandes du monde, cette ville qui n'existait pas il y a 10 ans a aujourd'hui plus de 8 000 habitants.

La ville bien bâtie, parfaitement hygiénique, est située à 1 412 kilomètres de Stockholm ; à 570 mètres au-dessus du niveau de la mer et plus au Nord que le Cercle polaire : naturellement l'hiver est long et rigoureux, le sol est couvert de neige du mois d'octobre au mois de juin : vers Noël le soleil disparaît durant un mois, toutes les eaux sont gelées. C'est un climat âpre, froid, venteux où la température atteint — 30°.

La campagne est habitée par des Lapons nomades qui descendent vers le Sud durant les froids de décembre. La ville est habitée par des mineurs venus du Sud[1] pour gagner leur vie, et fort éprouvés par le climat. Parmi eux, malgré l'hygiène la plus stricte, la mortalité par tuberculose est de 5,6 pour 1 000 habitants[2].

Suisse. — Tandis qu'en Suisse pays du centre de l'Europe, la mortalité qui était de 2,03 en 1901 est tombée à 1,70 en 1910.

Conclusion. — En somme de 1880 à 1897 la mortalité par tuberculose a diminué :

En Prusse de..	30	pour	100.
En Angleterre de.	27	—	100.
En Belgique de.	16	—	100.
Aux Pays-Bas de.	8	—	100.

La tuberculose fait de terribles ravages dans nos villes et nos campagnes françaises ; elle tue les uns et rend les autres infirmes. Il faut que les beaux résultats obtenus dans les pays que nous avons cités encouragent tous les Français, qu'une heureuse situation de fortune ou une bonne culture intellectuelle placent à la tête de la nation, à prendre part à la lutte.

1. Selma Lagerloff, *Le merveilleux voyage de Nils Holgërsohn.*

2. (Nansen. *En raquettes à travers le Groënland*). « En grande partie sont morts de phtisie les habitants primitifs de la côte ouest, parce que les convenances européennes en ont banni les bains d'air sous les tentes. »

CHAPITRE IV

LA TUBERCULOSE ET LES INFLUENCES PROFESSIONNELLES

Les agents infectieux, en particulier celui de la tuberculose, se développent différemment suivant les climats et les conditions d'hygiène. Aussi les maladies contagieuses peuvent-elles être endiguées par des mesures sanitaires variables avec les milieux.

En dehors de ces conditions extérieures, les microbes ont besoin pour se développer de trouver un terrain favorable. Toutes les conditions capables d'agir sur ce terrain pourront modifier l'évolution de la maladie.

Terrain. — Pettenkofer, de Munich, pour démontrer l'importance du milieu, avala une culture virulente de choléra asiatique en assurant que les conditions climatériques et l'état de son tube digestif ne permettraient pas le développement des bacilles. En effet, les bacilles virgules ainsi introduits dans un organisme sain n'y provoquèrent qu'une légère indisposition passagère. La démonstration fut éclatante : elle est digne d'être rapportée, tant au point de vue scientifique qu'au point de vue moral. Dans un cas pareil une défaillance nerveuse, une intoxication alimentaire pouvaient déséquilibrer l'organisme du savant munichois et le mettre à la merci du bacille.

Puisque l'inflence du terrain sur le développement du microbe est si importante, l'homme en état de misère physiologique devient un terrain de culture favorable, sur lequel le microbe peut se multiplier et exalter sa virulence.

Ceci est particulièrement vrai pour un bacille résistant, comme celui de Koch : c'est pourquoi, et nous y reviendrons dans la suite, les organismes débilités par la misère et la maladie, le surmenage ou les excès sont une proie facile pour la tuberculose.

Devoir social. — En tout pays la classe ouvrière paie un lourd tribut à la tuberculose.

En Allemagne, malgré les assurances ouvrières, un tiers des travailleurs succombe à cette maladie. Dans nos grands centres, un ouvrier sur deux est atteint de tuberculose.

Ces faits ont été résumés par la Commission permanente d'hygiène des travailleurs en 1904 dans ces conclusions[1].

« La maladie nommée tuberculose devrait, en réalité, s'appeler mal de misère ; le terrain favorable au microbe se trouvant surtout chez les travailleurs dont les groupements sont le lieu d'origine de la tuberculose. »

Laissant de côté toute pensée charitable ou fraternelle ; il est évident que l'intérêt bien entendu de toute société organisée est de s'occuper de l'amélioration des conditions d'existence des masses populaires. Les contagions montent du bas ; l'ouvrier contamine le patron ; le domestique le maître ; l'individu errant, la voie et les lieux publics.

Action des pouvoirs publics. — Les municipalités, les législateurs et les hygiénistes ont été amenés à s'occuper des classes ouvrières surtout dans ces dernières années, autant à cause de l'extension de nos connaissances que sous la pression de l'opinion publique.

L'intervention des pouvoirs publics est nécessaire pour réglementer les conditions sanitaires dans lesquelles se trouvent les ouvriers : car les patrons et leurs employés, soit par intérêt, soit par insouciance méconnaissent les lois les plus élémentaires de l'hygiène.

L'intervention de l'État dans ces questions a été, dans une certaine mesure, reconnue et réglementée par la Conférence internationale de Berlin (1890) à laquelle quinze puissances civilisées ont pris part[2].

Des règlements généraux ont été établis : mais il faut en

1. Congrès d'hygiène des travailleurs et des ateliers, 29-30 octobre 1904.

2. Allemagne, Autriche, Angleterre, Belgique, Danemark, Espagne, France, Hollande, Hongrie, Italie, Luxembourg, Norwège, Portugal, Suède et Suisse.

instituer d'autres ; particuliers à chaque profession. L'action professionnelle est indéniable, et chaque métier exerce une influence particulière, nuisible ou bienfaisante sur la marche et la fréquence des maladies, de la tuberculose en particulier.

Ainsi, à Berlin, une statistique a établi que :

Les maçons sont atteints dans la proportion de.	35	pour	100,
les relieurs le sont dans celle de.	64	—	100,
les tapissiers —	65	—	100,
les doreurs —	85	—	100.

Chez les premiers qui travaillent à l'air la morbidité est notablement moins forte que chez ceux qui sont en atelier. Les doreurs, ouvriers sédentaires et placés dans une atmosphère chargée de vapeurs toxiques, sont presque tous atteints.

D'une façon générale le travail en atelier constitue, par le fait de la vie en commun, un danger, au point de vue sanitaire.

Les ouvriers sont souvent mal rémunérés, leur alimentation est insuffisante, ils se débilitent ; puis malheureusement beaucoup s'intoxiquent par l'alcool. Ceux qui sont malades crachent sur le sol, étant rarement soigneux et policés ; les poussières se chargent de germes contagieux, qui trouvent les terrains favorables à leur éclosion parmi le personnel des ateliers.

Dans nombre d'ateliers les conditions de salubrité ne sont pas remplies ; dans d'autres bien aérés, bien éclairés et proprement entretenus les ouvriers sont entassés en si grand nombre que le cube d'air individuel devient insuffisant ; et que les locaux sains deviennent aussi dangereux que les autres, par le fait de leur surpeuplement.

Certaines industries sont malsaines, soit à cause de leurs vapeurs toxiques et débilitantes; soit à cause de leurs poussières qui, en blessant les organes respiratoires, ouvrent des portes d'entrée aux bacilles.

Dans certaines professions, les individus courent le risque de se contaminer.

*
* *

Contagion directe. — La contagion directe se produit chez les infirmiers et les médecins, les sergents de ville, les blanchisseurs et teinturiers.

Le Pr Landouzy a établi par des statistiques que le personnel hospitalier courait relativement peu de danger, au point de vue de la diphtérie, de la fièvre typhoïde et des fièvres éruptives ; mais que le péril tuberculeux était véritable et important. Déjà en 1884, Debove ; puis en 1896, Terrier[1] avaient signalé le danger que les chiffres de Landouzy ont mis en évidence.

Laveran a établi que, dans l'armée, les militaires étaient touchés 2,27 pour 100, tandis que les infirmiers, soldats sortis du rang, l'étaient 4,40 pour 100.

Letulle[2] a recherché les causes de décès des religieuses de l'Hôtel-Dieu, de 1876 à 1899 ; sur 102 cas, il se trouvait 82 tuberculeuses.

Dans nos hôpitaux parisiens, le personnel peut être contaminé par les malades ; mais il faut invoquer surtout la promiscuité des dortoirs.

Une preuve à l'appui de cette hypothèse, quasi invérifiable, consiste dans le fait que les gardiens de la paix se contagionnent souvent, ce qui ne se peut qu'au corps de garde, durant les veillées, dans un lieu où escarpes, ivrognes et policiers crachent sur le sol et en contaminent les poussières.

Blanchisseurs et Teinturiers. — Un gros contingent de tuberculeux est fourni par les blanchisseurs et les teinturiers ; ces derniers respirent parfois des vapeurs irritantes, mais les premiers travaillent dans des conditions ordinaires.

L'industrie du blanchissage est une des plus dangereuses pour les personnes qui s'y adonnent. Les contaminations y sont si fréquentes que le Ministère du Travail a rendu un décret relatif aux précautions à prendre contre les maladies infectieuses dans l'industrie du blanchissage[3] ; mais la loi n'est pas observée.

Comme toujours, le danger est particulièrement grand dans les petits ateliers où le linge sale n'est pas soumis à une désinfection, ni humidifié avant les manipulations du

1. Terrier. Académie de médecine, 1896 (comptes rendus).
2. Letulle, *Presse médicale,* 21 mars 1900.
3. Décret du 4 avril 1909. Ministère du Travail.

triage, qui s'opère dans les couloirs, les courettes sombres, et même les boutiques, qui servent d'atelier de repassage. Certaines petites blanchisseuses trient le linge dans le logement occupé par leur famille, sans précautions préalables.

De 1900 à 1904, le Pr Landouzy a recueilli, à l'hôpital Laënnec, 1 590 observations de blanchisseurs tuberculeux, sur lesquelles il n'y avait presque pas de tuberculose osseuse ou ganglionnaire, mais presque toujours de la tuberculose pulmonaire. Sur 238 décès qui se sont produits à Laënnec, il y avait 143 cas de phtisie.

Les femmes sont moins souvent frappées que les hommes : elles succombent vers la trentaine, tandis que ceux-ci meurent après quarante ans. La tuberculose enlève les femmes jeunes, parce que débilitées ; les hommes en pleine force, parce que alcooliques.

Les blanchisseurs sont généralement de « rudes gaillards ou de fortes femmes », mais ils sont prédisposés à la tuberculose par leurs conditions de vie.

Le travail est rude ; le transport de lourds paquets, le séjour dans des locaux humides peuvent préparer le terrain à la maladie. Les brûlures, phlegmons, varices, phlébites, pneumonies et douleurs relèvent de ce chef.

Mais au premier rang de leurs maladies professionnelles, il faut faire passer la tuberculose, par laquelle presque tous les blanchisseurs sont frappés. Il faut incriminer les conditions pénibles du travail, l'alcoolisme et la manipulation du linge.

Dans le métier, on a sans cesse des raisons de se réchauffer ou de se réconforter ; on absorbe à tout propos des boissons alcooliques : un verre de vin chaud, un grog, un canard d'eau-de-vie dans du café, et surtout de l'absinthe et du vulnéraire ; ce dernier est un fort alcool aromatisé, surtout consommé par les blanchisseuses.

Mais la cause directe de la contamination tuberculeuse, c'est la manipulation du linge sale, pour la numération, le triage, qui se font à sec, mettant en branle tous les bacilles contenus dans les paquets, et répandant dans l'atmosphère des poussières bacillifères.

Il va sans dire que c'est un devoir pour tout malade contagieux de renfermer son linge sale dans un sac, et de le faire bouillir ou désinfecter avant le blanchissage; mais il faut compter avec l'ignorance ou l'indifférence et prendre des mesures générales.

La question n'est pas limitée à la contagion des gens du métier. En effet, le blanchisseur passe d'une maison à l'autre, maniant alternativement le linge propre et le linge sale, étalant le premier, secouant le second comme à plaisir.

Au dehors, au début du jour, le linge sale est mis à l'impériale de la voiture; mais, dès que la moitié de la livraison est faite, les ballots de linge sale voisinent dans l'intérieur avec le linge propre, et le préposé à la garde du véhicule profite de ses loisirs pour marquer le linge sale au coton rouge.

Voilà bien des moyens de disperser les agents infectieux!

Actuellement quelques grandes buanderies de Paris et de la banlieue prennent chez les petites blanchisseuses des sacs clos contenant le linge sale, qui est désinfecté dans des locaux spéciaux avant d'être trié et lavé. Cette manière de faire transforme la blanchisseuse de quartier en repasseuse.

L'hygiène a tout à gagner de la généralisation de pareilles mesures.

Les vœux suivants ont été émis au IIIe congrès d'hygiène des travailleurs (1907); leur réalisation est souhaitable.

1° Le transport des lourdes charges de linge ne sera plus effectué par les apprenties, les femmes débiles ou en état de grossesse.

2° Le triage dans les voitures servant au transport sera interdit.

3° Les revendeuses de linge et vêtements portés seront tenues à la désinfection.

La question est grave, à Paris en particulier, à cause du nombre d'habitants de la ville et des faubourgs.

Les blanchisseurs de Paris viennent surtout de Boulogne, Billancourt, Suresnes et Puteaux chercher le linge de la capitale; ils se contaminent et retournent dans leurs localités avec des bacilles, qui contagionnent leurs parents et leurs voisins. Certains quartiers suburbains sont contaminés contre toute attente par ce mécanisme. Les locaux de blanchisseurs sont plus dangereux que d'autres à égalité de non-désinfection : par le linge souillé qu'ils renferment, ils créent des foyers fixes de tuberculose.

Professions diverses. — Il faut encore citer, parmi les professions où la contagion est directe, les domestiques qui brossent ou nettoient des objets contaminés; les nettoyeurs de wagons de chemin de fer parmi lesquels la mortalité par tuberculose est considérable. Les démolisseurs, les plâtriers et les peintres qui se contaminent par les enlèvements de boiseries, de planchers, le raclage de parois et de papiers dont la poussière est bacillifère.

Les coiffeurs, travailleurs sédentaires, qui manipulent des cheveux et des barbes souillés de bacilles, sont fréquemment frappés de tuberculose pulmonaire.

P. T. T. — A côté des cas de contagion directe, il faut placer ceux des employés de bureaux des postes et télégraphes.

En 1905, sur 80 000 employés, il y avait 4 000 tuberculeux, soit 5 pour 100 : à Paris, la proportion était de 5,7.

Puisque l'examen d'entrée élimine les malades, et que les agents de l'extérieur (facteurs, chargeurs, conducteurs) ne sont pas atteints, il s'agit de contamination dans les bureaux.

Sur les 4 000 malades, il y avait 800 tuberculeux au début, 2 400 à la première période et 800 malades contagieux. Or les employés des postes sont régis par la loi de 1853, loi draconienne que voici :

« Tout fonctionnaire a droit à un congé de maladie de 6 mois, 3 mois à solde entière, 3 mois à demi-solde, après c'est la mise en non-activité sans solde. »

C'est donc à la période où le tuberculeux a épuisé ses ressources qu'il est jeté sur le pavé avec sa famille. Pour éviter la misère, le contagieux vient au bureau jusqu'à la dernière extrémité, constituant un grave danger pour ses collègues et le public.

Les employés des P. T. T., pour la plupart jeunes et intelligents, ont fait ressortir avec juste raison qu'une administration qui rapporte plus de cent millions à l'État doit épargner ses membres en sacrifiant quelques centaines de mille francs pour les soigner.

Les Drs Peyrot et Lachaud[1], en 1909, ont demandé que la somme de 1 200 000 francs soit mise à la disposition du sous-secrétaire des postes et télégraphes pour donner une retraite anticipée aux malades, et assainir les locaux malsains.

A l'heure présente beaucoup de locaux sont assainis, et dans quelques mois la retraite anticipée sera accordée. Il restera à réprimer l'alcoolisme qui sévit dans les bureaux. C'est le télégraphiste qui est chargé par ses camarades de rapporter de la boisson : pour sa commission, il partage ; de sorte qu'au moment de la croissance, ces enfants déjà surmenés deviennent des alcooliques d'abord, des tuberculeux ensuite.

*
* *

Surmenage et traumatismes. — Dans d'autres professions, les risques de contagion ne sont pas grands, mais la résistance de l'organisme est diminuée.

Ainsi le surmenage, compliqué de traumatismes locaux, est une cause importante de contagion.

Dans le corps enseignant, Brouardel a cité un cinquième de tuberculeux. A Paris, ce chiffre est loin d'être vérifié, mais la morbidité est assez fréquente, sous la forme de laryngites tuberculeuses ; il est probable que la fatigue de la voix est une cause de localisation. La question des maîtres tuberculeux est délicate : le métier aggrave l'état du malade, les élèves risquent d'être contaminés ; là encore la question de la retraite anticipée se pose[2].

Dans certaines professions, il se produit de petits traumatismes locaux, des blessures, qui créent une véritable inoculation du bacille ; ce sont les professions à poussières.

Appareil respiratoire. — L'appareil respiratoire se compose de deux poumons entourés de la plèvre.

Le poumon est formé d'un tissu spongieux soutenu par des bronches, petits vaisseaux cartilagineux qui se réunissent les uns aux autres autour d'une bronche principale. Les deux bronches se joignent pour former la trachée, gros canal cartilagineux terminé par le larynx.

1. Commission permanente de la tuberculose (comptes rendus).
2. Voir chap. VII, *La Tuberculose à l'école*, page 123.

Entre les deux poumons, au voisinage des grosses bronches, il y a des ganglions. Si les poumons sont infectés, les globules blancs les défendent[1], globules et bacilles prisonniers s'accumulent dans les ganglions qui augmentent de volume et constituent une « adénopathie trachéo-bronchique » ; bien que ces ganglions existent toujours, on en parle qu'en cas d'accroissement considérable. On dit « tel enfant a des ganglions trachéo-bronchiques » quand ces ganglions comprimant le poumon produisent une compression et des modifications respiratoires perceptibles à l'auscultation.

Pneumokonioses. — Les lésions déterminées par la pénétration et la fixation dans le tissu pulmonaire de poussières provenant de l'atmosphère se nomment pneumokonioses.

Chez tous les citadins, dans le poumon et les ganglions il y a un véritable dépôt de poussières : chez certains ouvriers cela constitue une maladie.

Les poussières inhalées provoquent des troubles pulmonaires, allant depuis l'irritation simple jusqu'à la phtisie et la gangrène (Lombard, 1837).

En effet, certaines pneumokonioses, décelées à l'autopsie, sont à côté de lésions tuberculeuses, mais nuisent peu à l'existence du travailleur ; c'est le cas de l'anthracose des mineurs, de la pneumokoniose des ouvriers des fours à chaux. Les constatations faites chez ces derniers donnèrent naissance à une thérapeutique antituberculeuse : la récalcification[2].

Métiers à poussières. — Certaines poussières sont dangereuses, parce qu'elles sont dures et blessent la muqueuse des organes digestifs et respiratoires (carriers) ou parce qu'elles véhiculent les bacilles (boulangers) favorisant ainsi les infections.

D'autres ont une toxicité qui prédispose à la tuberculose (doreur).

Ces poussières dangereuses ont été classées par l'Association d'hygiène professionnelle de Vienne de la manière suivante.

I. *Les poussières métalliques.* — Les aiguiseurs, les cou-

1. Voir 1re partie, chap. II, défense de l'organisme, page 15.
2. Voir 1re partie, chap. VI, page 89, et chap. XII, page 239.

teliers font de telles poussières, en particulier, durant le polissage qui se complique de l'humidité de l'atelier.

En petite métallurgie, dans l'opération du tamisage de la limaille tombée sur le sol, le résidu métallique est mêlé de poussières et de crachats desséchés ; le tout est agité à sec.

II. *Les poussières de pierre* que font les tailleurs de pierre, les carriers.

Dans les mines de quartz Bendigs, près de Melbourne, il y a tant de tuberculeux que des mesures spéciales sont prises à leur égard.

A Fontainebleau, la tuberculose a diminué légèrement depuis la fermeture des carrières de grès pour pavage.

III. *Les poussières animales.* — Les poussières de corne et de baleine sont surtout une cause d'infection charbonneuse ; cependant les mégissiers, peauciers, fourreurs, brossiers et cardeurs de laine fournissent un fort contingent à la tuberculose.

Dans certains villages de l'Aube, chacun exerce le métier de bonnetier à domicile. C'est un travail sédentaire dans une chambre trop petite, mal aérée, encombrée du métier et des marchandises. L'hiver, l'air est vicié par les émanations du poêle et de la lampe à pétrole ; en tous temps il est chargé de poussières contaminées par les crachats desséchés sur la terre battue du sol. L'ouvrier, sans surveillance, travaille seize ou dix-huit heures par jour. Dans ces conditions, un malade contamine tous ses voisins.

IV. *Les poussières végétales.* — L'atmosphère est irrespirable autour des machines-outils à travail continu, dans les fabriques de jute (textile végétal) et les manufactures de tabac.

Les ouvriers les plus éprouvés sont ceux qui travaillent le papier et qui dans l'humidité respirent des poussières de bois, de paille, de vieux chiffons et vieux papiers.

V. *Les poussières de céréales ou le tan.*

VI. *Les poussières domestiques* provenant du battage des tapis ou des chiffons.

Poussières toxiques. — Une place à part doit être faite aux poussières toxiques qui prédisposent à la tuberculose en créant une anémie d'intoxication.

Les poussières de plomb sont dangereuses pour les peintres peu soigneux et les typographes qui mettent des caractères dans leur bouche.

L'arsenic qui se pulvérise au cours du travail des ouvriers en papiers peints les intoxique. Enfin les émanations mercurielles empoisonnent les chapeliers, les apprêteurs, les fleuristes et les plumassières.

Parmi ces métiers à poussières il est intéressant d'en étudier quelques-uns : par exemple la fabrication de la porcelaine et la boulangerie.

Porcelainiers. — C'est à Limoges que la porcelaine se fabrique en grande partie ; le nombre des porcelainiers y est considérable et des statistiques ont pu être établies par comparaison avec d'autres corps de métier : ce qui élimine certaines causes d'erreur. Il y a dans cette ville de grands ateliers d'ouvriers en chaussures et sauf le métier, cordonniers et porcelainiers vivent de même manière. Or, à Limoges, en 1906, sur 100 décès de porcelainiers il y en avait 45 par tuberculose ; contre 34 chez les cordonniers.

De 1900 à 1906 d'une statistique faite sur toute la population de Limoges il y a eu 26,2 décès sur 100 par tuberculose contre 35,7 pour 100 chez les porcelainiers.

Les ouvriers porcelainiers se divisent en trois catégories :

a) Ceux qui travaillent la pâte de porcelaine à l'état humide, et respirent une poussière argileuse.

b) Ceux qui travaillent la porcelaine « dégourdie » ou cuite, et respirent une poussière sèche, irritante.

c) Les décorateurs qui sont sédentaires ; mais ne respirent pas de poussière.

Au moment des recherches statistiques on avait supposé que la catégorie *b* était plus souvent frappée de tuberculose à cause des chiffres fournis par une statistique comparative entre la faïencerie de Dieppe où le silex est broyé à l'air et les faïenceries anglaises où il est broyé sous l'eau. A Dieppe, la mortalité étant plus considérable, on en avait cherché la cause dans le fait que des poussières irritantes étaient respirées par les ouvriers.

A Limoges, ce sont les décorateurs qui fournissent le chiffre de décès le plus élevé, et la morbidité la plus grande. Il y a

43 tuberculeux pour 1 000 chez les ouvriers gagnant plus de 5 francs (décorateurs).
27 tuberculeux pour 1 000 chez les ouvriers gagnant de 4 à 5 francs (*b*).
15 — — moins de 4 francs (*a*).

Une seule raison put être invoquée pour expliquer ces résultats déconcertants: c'est l'habitude vicieuse des ouvriers porcelainiers habiles, qui font la fête le dimanche et le lundi, et se reposent souvent le mardi matin. Ce chômage hebdomadaire accompagné d'une profonde intoxication alcoolique est une cause de dégénérescence pour l'organisme. A l'appui de cette hypothèse on a apporté la statistique de la tuberculose chez les femmes employées à la fabrique (non alcooliques).

22,3 pour 1 000 sont atteintes, chez celles qui gagnent moins de 2 fr. 50.
15,4 — — plus de 2 fr. 50.

Il faut faire une exception pour les « poudreuses » lesquelles sont intoxiquées par le plomb et présentent la morbidité formidable de 52,2 pour 1 000.

Chez les hommes, la morbidité tuberculeuse est en raison directe du salaire et chez les femmes en raison inverse, uniquement à cause de l'alcoolisme des premiers.

C'est une démonstration éclatante de l'action de l'alcool sur le développement de la tuberculose[1].

Dans la fabrication de la porcelaine il y a d'abondantes poussières, où le kaolin, le charbon, la pierre-ponce, le bois et le liège sont mélangés. Il a semblé aux praticiens que le kaolin possédait une action sclérosante; car certains porcelainiers contagieux ont une longue survie. Il est probable, pour les observateurs, que l'alcool et les poussières contagieuses sont plus actifs que le kaolin dans la propagation de la maladie chez les porcelainiers.

Cependant, en général, les poussières dures labourent le terrain où germera le microbe en formant des érosions aux muqueuses. Toutes ces questions sont complexes; on le constate encore à propos de la boulangerie.

Boulangers. — A Paris le pain est pétri à bras; à Marseille au pied; l'outillage mécanique est exceptionnel en France.

1. Voir 1re partie, chap. XIII, p. 249.

La statistique de Jacques Barral annonce que 70 pour 100 des ouvriers boulangers sont tuberculeux; c'est-à-dire qu'il y a 280 000 malades sur 400 000 individus. Les raisons en sont nombreuses.

L'ouvrier, qu'on nomme « geindre », pétrit la pâte; il fait de violents efforts, qui entraînent pour le poumon de fortes pressions inspiratoires: c'est un traumatisme local. De plus, il travaille presque nu dans un fournil exigu, surchauffé, au milieu de poussières de farine: ce n'est pas hygiénique. S'il suspend son travail, il recherche l'air, se refroidit étant en transpiration: souvent, il boit de l'alcool qui lui paraît dissiper sa soif et sa fatigue: il prédispose son organisme à la maladie.

Le geindre tousse, éternue, expectore au-dessus de sa pâte, tout contagieux finit par souiller le sol. Les optimistes prétendent que le feu purifie tout; mais les miches de 2 kilogrammes, chauffées à 300° n'ont atteint, au centre, que 100° et contiennent encore des bacilles vivants (Expérimental).

En Belgique, Hollande, Angleterre, Allemagne, Suisse et Italie le pétrissage mécanique a été adopté. Ses partisans considèrent qu'il est plus propre et plus économique: le même poids de farine donnant 100 pains au lieu de 98.

Les boulangers parisiens prétendent que le pain est moins bon et que le bruit des pétrins mécaniques est trop fort pour être admis dans la ville. En réalité, la dépense de premier établissement est considérable; les fournils sont petits; la force motrice manque. Or nos boulangers ne sont pas riches à cause de la concurrence et de la diminution de consommation du pain.

Les vœux suivants ont été émis par la Commission permanente de la tuberculose:

1° Au double point de vue de la propreté et de l'hygiène il est désirable que le pétrissage mécanique soit substitué au pétrissage manuel.

2° Il faut encourager les boulangers qui pratiquent le pétrissage mécanique à en faire mention.

3° Il faut exercer une active surveillance sur la fabrication du pain et l'entretien des fournils.

Actuellement, le pain est pétri mécaniquement à la boulangerie Scipion[1] boulangerie de l'Assistance publique qui utilise pour 1 million et demi de blé par an. La Fraternelle[2] est une école préparatoire d'ouvriers, inaugurée par Roux en 1909. La Société Nationale du bon pain fondée par Charles Lombard facilite le pétrissage mécanique : son siège est à la Bourse de Commerce.

*
* *

Professions sédentaires. Travailleurs en atelier. Air confiné. — Les tuberculeux des professions sédentaires doivent être mis au compte de l'air confiné, lequel prédispose l'organisme à la tuberculose en l'affaiblissant. Les couturières, les lingères, les modistes sont victimes de leur vie sédentaire, parce qu'elles travaillent dans un air confiné. On peut prétendre aussi qu'elles sont originellement débiles ; les travaux d'aiguille n'étant pas considérés comme des travaux pénibles sont souvent choisis par des fillettes délicates. En réalité ils n'exigent pas de gros efforts ; mais ils ne laissent pas d'être fatigants à l'excès, à cause des positions fâcheuses que les ouvrières sont fréquemment obligées d'adopter : certaines personnes ont essayé de remédier à ces inconvénients par des appareils, parmi lesquels il faut citer le chevalet à repriser[3].

On a mis sur le compte d'une sélection de malingres et d'infirmes, la mortalité assez considérable dans les professions de tailleur, casquettier et cordonnier. Une statistique faite en Roumanie a établi que sur 1 000 tuberculeux il y avait :

112 cordonniers,
89 travailleurs du bois,
71 couturières,
68 forgerons.

Les autres professions étant représentées par des chiffres inférieurs : l'auteur prétend que cordonniers, travailleurs du bois et couturières sont toujours choisis parmi les plus débiles de la nation.

1. Ainsi nommée parce que l'hôtel où elle est établie fut bâti par Scipion-Sardini à l'époque de la Renaissance.
2. 33, rue Doudeauville.
3. *Revue d'Hygiène*, n° 3, mars 1909.

En réalité dans ces professions il y a bien d'autres causes à la morbidité tuberculeuse.

Les individus qui restent courbés de longues heures, dans de mauvaises conditions d'hygiène, parfois sans lumière naturelle, avec une aération insuffisante, dans une promiscuité souvent douteuse, se trouvent évidemment en danger de contagion.

Pour les femmes et les jeunes filles qui, à Paris, exercent des professions sédentaires, les causes de contamination et d'évolution tuberculeuse se multiplient.

La plupart vivent dans des logis défectueux; mansarde, chaude l'été, froide l'hiver ; chambre meublée à bon marché. Neuf fois sur dix elles s'alimentent mal, par ignorance quelquefois ; par économie très souvent.

Pour beaucoup de « midinettes » deux sous de pommes de terre frites, une vinaigrette ou une glace dans une gaufrette ; voilà un déjeuner qui permet d'acheter un ruban[1]. De plus leur sommeil est irrégulier ; car ce sont généralement des femmes nerveuses : dont la nervosité est due à l'atmosphère de la grande ville. Le luxe, les plaisirs faciles y créent un milieu malsain, dont l'action néfaste est décuplée par le feuilleton sensationnel, le racontar d'atelier, le théâtre, le cinématographe[2] !

Elles ont une vie sans détente, où il faut partir, manger, travailler ou s'amuser à la hâte pour gagner sa vie et satisfaire ses appétits. Il en résulte un surmenage nerveux intense : la fatigue de la journée étant doublée pour les unes par les soins à donner à une famille ; pour les autres, par des heures de plaisir.

Le salaire féminin est un salaire d'appoint dans la plupart des métiers[3] : et la misère réelle des travailleuses de la ville est plus insupportable à cause des jouissances entrevues.

1. Des œuvres se sont créées pour lutter contre ces tendances. *Le Réchaud, Les foyers d'ouvrières.*

2. Le cinématographe pourrait être un admirable instrument d'éducation ; mais le choix de ses tableaux est déplorable : crimes, histoires d'argent ou d'amour aux effets dramatiques, aux circonstances romanesques.

3. *Union pour la vérité*, 1er mai 1912. N. Girard-Mangin. *Les Débitrices du Bon Marché.*

Dans de telles conditions, le moindre germe mettra le feu aux poudres. Il est partout ce germe ! Au bout du fil qu'on casse avec les dents à tour de rôle ; sur les épingles, lesquelles sont ramassées sur le sol chaque matin et qu'on tient entre les lèvres pour l'essayage ; aux plis des robes et des chiffons.

Cependant la vie sédentaire suffit à expliquer une forte mortalité tuberculeuse puisque les cloîtrés sont décimés par le mal.

A Clermont-Ferrand dans un couvent, sur 20 religieuses cloîtrées, 8 meurent en 5 ans ; tandis que les garde-malades actives rattachées à la même maison enregistrent 4 décès, toutes conditions égales d'ailleurs.

Les clercs de notaire, les employés de bureau ou d'administration paient un lourd tribut à la tuberculose. Dans nos grandes compagnies de chemin de fer les bureaucrates sont plus souvent frappés que les ouvriers de la voie dont le labeur est plus pénible et moins rétribué.

Nous aurons l'occasion, en traitant la question du logis, de parler des domestiques et des concierges, lesquels sont si fréquemment malades.

Alcool. — Nous avons déjà dit un mot de l'alcoolisme, à propos des porcelainiers et des employés des postes ; nous en ferons un chapitre spécial. Mais signalons ici que, partout, les sujets sobres résistent davantage aux métiers malsains ; tandis que des buveurs succombent dans de bonnes conditions matérielles.

Certaines professions sont frappées lourdement, uniquement à cause de l'alcool, les garçons de café et d'hôtel, les livreurs des compagnies de chemin de fer et de produits alimentaires, les marchands de vins [1].

Salaire. — La question du salaire a une importance capitale [2], dans la même profession à mérite égal, le père de famille est plus souvent frappé que le célibataire à cause de l'insuffisance de ses revenus.

Certaines professions d'apparence saine fournissent un fort

1. Voir 1re partie, chap. XIII, p. 252.
2. Voir porcelainières, p. 51.

contingent à la maladie, ce sont les professions du sol et du bâtiment, parmi leurs ouvriers les moins payés. Il y a certes un rapport entre la tuberculose et la misère, nombre de terrassiers, de maçons sont tuberculeux, peut-être en aurons-nous la raison en consultant les comptes rendus de l'œuvre de l'hospitalité de nuit[1], qui en 1910 a reçu :

24 570 ouvriers du sol et
19 089 ouvriers du bâtiment (bois et métaux),
contre 2 108 employés et
1 327 gens de maison.

Classification. — Les conditions sociales ont une importance capitale dans le développement de la tuberculose, voici une classification de la mortalité par cette maladie dans la classe ouvrière.

En première ligne, les ouvriers exposés aux intempéries et contraints au repos (cochers de fiacre) tandis que ceux qui travaillent à l'air par tous les temps sont rarement touchés (agriculteurs, forestiers, pêcheurs).

En seconde ligne, les ouvriers soumis à la tentation de l'alcool (cuisiniers, garçons d'hôtel, marchands de vin et garçons de café, charretiers).

Enfin les ouvriers ayant une profession à poussières.

A l'air libre (carriers, tailleurs de pierre).

A l'air confiné saturé de poussières dures (machinistes, serruriers, brossiers).

A l'air confiné saturé de poussières molles (peauciers, coiffeurs, menuisiers, boulangers, filateurs).

Les travailleurs soumis à des changements de température ou à des chaleurs exagérées sont prédisposés à la tuberculose quand ils ne font pas d'exercice et qu'ils vivent en commun (verriers), tandis que les autres sont rarement tuberculeux (forgerons, chauffeurs).

Les locaux où l'air est chaud et poussiéreux, sans possibilité d'une aération continue, contaminent leurs habitants ; c'est le cas des ateliers et séchoirs de blanchisseuses et repasseuses, des scènes de théâtre et de concert.

1. Comptes rendus, 1911, d'Hendecourt.

Enfin le plomb, le mercure ou le phosphore, préparent un terrain apte à laisser germer la tuberculose.

Les professions sédentaires se classent en dernier lieu parmi les carrières où les travailleurs se tuberculisent (employés de bureaux, couturières, modistes et lingères).

Abus. — Il est intéressant de signaler les abus regrettables qui ont lieu dans certains métiers. Par exemple, dans la « mode », à chaque saison se produisent des veillées prolongées qui épuisent les ouvrières. Dans la verrerie, des enfants en pleine croissance sont astreints à des veillées dans les plus mauvaises conditions d'hygiène, exécutant un travail qui exige tant de vivacité dans les gestes qu'une usine du Nord[1] a dû cesser le travail durant une grève des enfants, qui ne pouvaient être remplacés par des adultes : ces enfants font des kilomètres sur place avec rapidité.

Il existe une loi sur le travail des femmes et des enfants ; mais elle est bien mal appliquée. En 1894, par exemple, le gouvernement s'appuyant sur le vote d'une commission sénatoriale a envoyé des instructions aux inspecteurs du travail pour leur recommander de ne pas tenir la main strictement à l'application de la loi !

Pour améliorer les conditions hygiéniques il faut réaliser l'éducation des ouvriers et des patrons.

Éducation ouvrière. — A cette proposition on objecte l'accueil hostile fait par les ouvriers aux mesures d'hygiène.

En réalité, on a imposé sans conviction de la part des patrons, et sans explication aux ouvriers l'usage du crachoir, le balayage humide. L'ouvrier n'a vu là qu'une tracasserie à laquelle il a répondu avec ironie ou hostilité.

Il suffit d'éclairer l'ouvrier sur la contagion tuberculeuse, il ne refusera pas son appui, dans la lutte engagée en sa faveur.

Personnellement, nous avons pu constater le succès que des conseils et des affiches rencontrent à l'usine de Dion. Un menuisier de nos services hospitaliers a fait plus pour la campagne antialcoolique, que tout bourgeois de bonne volonté.

Voici une adresse d'un ouvrier diamantier de la région de Saint-Claude aux camarades de sa profession.

1. Alain Chartier.

« La lutte contre la tuberculose aurait bien plus de chance de réussir si la classe ouvrière voulait s'y mettre sérieusement.

« Au lieu d'attendre une décision patronale ou légale, qui viendra tard ou jamais, pourquoi les corporations ne prendraient-elles point elles-mêmes les décisions nécessitées par l'intérêt général ?

« Individuellement on peut suivre des mesures d'hygiène rationnelle ; mais elles ne serviront jamais à rien si, dans l'atelier, on continue à cracher sur les planchers.

« Nous devrions par amitié les uns pour les autres, pour notre santé, comme pour celle de notre famille ou de nos enfants, avoir des crachoirs individuels et en brûler le plus souvent possible le contenu. »

CHAPITRE V

LA TUBERCULOSE DANS L'ARMÉE ET LA MARINE

Les meilleures choses sont dites, écrites, recommandées, mais elles ne s'exécutent pas toujours.

GRANCHER.

A côté des prédispositions professionnelles, il est nécessaire d'étudier la tuberculose dans les armées de terre et de mer.

Le métier militaire agit de façon fort différente sur l'évolution de la tuberculose latente ou contractée. Quelques sujets, infectés très légèrement, bénéficient de la vie au grand air et des exercices physiques; leur thorax se développe et leur santé générale s'améliore.

D'autres, moins résistants ou moins habiles à employer leurs forces, succombent vite à la maladie; les poussées de surmenage rompant l'équilibre entre leurs capacités physiques et l'effort demandé. Dans le civil on peut toujours s'arrêter, reprendre haleine, s'abriter contre les intempéries : ce n'est pas possible à l'armée.

Dans tous les pays et dans tous les temps, l'armée a payé un tribut considérable à la tuberculose pulmonaire.

Statistiques. — En France pour l'année 1902 la statistique déclare que :

0,90 pour 100 des officiers meurent phtisiques
et 7,9 — des soldats.

Sur ces derniers il en meurt :

8 à 12 pour 100 la première année,
5 à 6 — la deuxième.

Les raisons de la mortalité par tuberculose dans une grosse

agglomération d'individus, recrutés de même manière et soumis aux mêmes conditions de milieu, d'alimentation, de travail doivent être aisées à trouver. Cependant les comparaisons entre les différentes statistiques sont difficiles à établir : et les pires sottises ont été dites à ce propos.

Il faut différencier dans les calculs les cas de réforme ou de retraite, des décès par tuberculose.

Pour les décès :

En 1875 il y en avait 1,72 pour 1 000 } soit 0,94 de moins en 1905.
En 1905 — 0,78 —

En revanche les radiations pour tuberculose ont sans cesse augmenté dans l'armée.

En 1888 il s'en produisait 6,52 pour 1 000 } soit 18,18 de plus en 1905.
En 1905 — 24,70 —

Or la statistique civile où se comptent les soldats réformés n'est pas comparable.

En effet, en France :

En 1887 la mortalité par tuberculose était de 4,52 pour 1 000.
En 1905 — — 3,91 —

Voici la raison de ces différences. En 1887 le tuberculeux réformé ne rentrait chez lui que pour y mourir. A l'heure présente il y rentre pour essayer de recouvrer la santé ; car depuis 1888-1889 les idées de Grancher ont triomphé et les majors s'efforcent d'établir des diagnostics précoces.

De plus, la rubrique tuberculose en 1888 ne comptait que la phtisie ; les tuberculoses locales, méningites, péritonites, arthrites, ostéites, étaient laissées de côté.

En 1889 la statistique a porté sur le tout : les chiffres ont été de suite modifiés :

En 1887 il n'y avait que 4,62 radiations pour 1 000 et
en 1889 — 6,36 —

En 1903 la rubrique « imminence de tuberculose » fut introduite dans l'armée : et à cause d'elle les majors s'informèrent davantage des méthodes de diagnostic précoce ; à mesure qu'ils s'éduquent le nombre des radiations augmente : les malades sont éliminés et peuvent être soignés plus tôt.

Inversement le nombre des soldats phtisiques en évolution diminue.

En 1903 il y eut 251 cas de radiations, soit 0,44 pour 1 000 et 6,79 tuberculeux en évolution pour 1 000.

En 1905 il y eut 363 cas de radiations, soit 1,32 pour 1 000 et 5,91 tuberculeux en évolution pour 1 000.

Depuis cette époque le nombre des malades a encore baissé ; mais le chiffre des radiations s'est élevé une première fois après la circulaire du 28-30 décembre 1908, une seconde fois après celle du 12 janvier 1909 qui prescrivait l'éloignement de l'armée pour les faibles de constitution.

Recrutement. — Le recrutement d'une armée active doit en effet se faire uniquement parmi des individus indemnes de tares organiques.

En France tout individu sain doit fournir un service militaire obligatoire, pour se conformer à la loi. Depuis 1905 la durée du service a été abaissée à deux ans. Le choix des conscrits est effectué par le conseil de revision et chacun d'eux peut être ajourné ou réformé à la suite d'un examen médical.

Le poids des hommes bons pour le service doit être de 50 kilogrammes ; leur taille de $1^m,54$, et leur périmètre thoracique[1] de $0^m,78$; ces mesures sont minima. Cependant par les circulaires du 2 octobre 1909 et du 12 janvier 1910 un examen spécial mentionnant l'état général et celui des organes pulmonaires, peut faire accepter les individus de $1^m,47$ pesant 49 kilogrammes.

Le poids et la taille ne donnent pas toujours des renseignements précis. Il y a des obèses malades ; d'autres sont héréditairement des « poids lourds » ou des individus exerçant une profession sédentaire touchant à l'alimentation (pâtissiers, bouchers, charcutiers) : tous peuvent être atteints de maladies diverses. Pendant la guerre hispano-américaine 75 pour 100 des athlètes, leveurs de poids, manieurs de fardeaux furent refusés comme soldats aux États-Unis pour incapacité à supporter les fatigues de la guerre.

1. Pour prendre le périmètre thoracique le ruban métrique est horizontalement placé en arrière à la pointe des omoplates et en avant sous le mamelon, c'est-à-dire au-dessous des masses musculaires des pectoraux.

Au contraire, certains individus très maigres ont un tube digestif en mauvais état, en particulier une dentition défectueuse; mais leur santé est excellente et le régiment la fortifie. Il en est de même des individus dont l'aspect délicat est dû à la profession ou au milieu social.

Le régime militaire est nuisible au contraire aux ouvriers et aux paysans, dont le teint frais, les larges épaules donnent confiance en la santé. Ils sont souvent incapables de s'acclimater en ville, de s'accoutumer à la vie de chambrée, à l'ordinaire; de se plier à la discipline. Ce sont souvent ces hommes qu'on trouve sans résistance devant la fatigue, les intempéries et les agents pathogènes.

Le nombre des congés de réforme a augmenté considérablement depuis 1905; et les soldats réformés « à la suite d'une tuberculose éclose au régiment ont été répandre la maladie dans les campagnes où elle règne désormais à l'état endémique[1] ».

Dans l'application de la loi de 1905 on a essayé de diminuer la durée de l'éducation militaire ; c'est une erreur, un entraînement ne peut pas s'acquérir en moins de 6 mois pour un adulte bien portant.

Pour éviter les surmenages on a proposé d'instituer des compagnies d'entraînement pour reprendre et entraîner les hommes fatigués dès les premiers mois. A l'heure présente ils sont renvoyés dans leurs foyers en convalescence prolongée ou pour réforme temporaire (1 an).

Ces individus sont pauvres, et placés dans des conditions défectueuses, ou bien leur famille peut les entretenir : dans ce cas ils sont livrés à l'alcool et à l'oisiveté, puisque leur service est suspendu et qu'ils ne peuvent rien entreprendre. D'autres sont préoccupés de reprendre leur métier le plus tôt possible ; et demandent à être réintégrés au bout de peu de temps : dès lors ils ne se font pas porter malade de peur de la réforme temporaire.

En aucun cas la réforme temporaire n'est avantageuse, parce qu'elle ne compte pas comme temps de service lorsqu'il s'agit de tuberculose. Elle effraie les uns, et les autres ne

1. Rapport Landouzy. Congrès de Lyon, 1907.

l'utilisent pas pour se soigner. Les cas dans lesquels elle provoque un arrêt de l'évolution bacillaire sont exceptionnels.

La création de compagnies d'entraînement, pour les débiles, présente beaucoup d'intérêt ; les novateurs ont l'espoir d'y « refaire » les individus prédisposés à la maladie, par l'hygiène et l'exercice avant de les replacer dans la vie civile.

Simon et Perrin au 74e d'infanterie (1904-1905) ont obtenu par ce procédé des résultats intéressants : sur un peloton de 28 malingres qui leur fut confié pour l'entraînement, 22 furent améliorés.

Mais il semble qu'un triage sérieux au moment du Conseil de revision pourrait éviter tout embarras : par la réforme définitive[1] des jeunes gens malades et la classification judicieuse des débiles.

Conseil de Revision. — En réalité le médecin militaire qui examine les jeunes gens ne peut avoir qu'une impression d'ensemble ; tout diagnostic scientifique étant impossible dans les conditions où il se trouve.

Tout médecin consciencieux et capable conviendra, qu'un examen, durant deux à trois minutes, dans une salle remplie de bruit, sur un sujet neuf fois sur dix incapable de fournir des renseignements rapides et précis sur ses parents et ses antécédents personnels, ne peut conduire à un résultat très exact.

Il existe un règlement, rarement appliqué, par lequel les conscrits signalés par un médecin civil doivent être examinés à part, avec grand soin.

De fait le Conseil de Revision est un « gros crible », dont le but est d'éliminer les hommes atteints de maladies ou de tares évidentes[2].

Triage au corps. — Le triage au Corps est plus sérieux ;

1. Réforme 1re catégorie, causée par débilité constitutionnelle (tuberculose, lésions cardiaques, etc.).

Réforme 2e catégorie, causée par faits de service, compte comme le service actif (accident).

Les tuberculeux sont réformés no 1 parce qu'une enquête sur la cause d'une pleurésie ou d'une bronchite est quasi impossible.

2. Lemoine du Val-de-Grâce.

c'est une deuxième sélection qui s'opère à la caserne et qui entraîne, pour les suspects, une mise en observation à l'infirmerie ou à l'hôpital.

Pour la tuberculose il serait intéressant, durant cette période d'observation, d'utiliser des moyens de diagnostic scientifiques, tels que la cutiréaction. Malheureusement les laboratoires et les services scientifiques militaires n'existent pas en dehors du Val-de-Grâce et de Lyon.

Actuellement, ce triage se fait dans la ville où le soldat doit effectuer son temps de service. Ceci a l'inconvénient d'obliger certains hommes déjà malades, à faire un voyage long et fatigant ; de mettre en contact des contagieux, passés inaperçus, avec des camarades sains, qu'ils risquent de contaminer directement ou par les objets de literie : enfin de provoquer d'inutiles frais de transport pour tous ceux qui devront être renvoyés dans leurs foyers.

Il serait utile d'instituer pour tous les suspects un séjour à l'hôpital de la ville où a lieu le Conseil de Revision : les réformés seraient, sans déplacement, reversés dans le civil.

Un moyen d'éclairer les médecins militaires très sérieusement serait l'établissement d'un dossier sanitaire qui devrait être apporté au Conseil de Revision par chaque appelé.

Le Pr Lemoine qui a présenté ce dernier projet a établi pour le soutenir une statistique instructive : 70 pour 100 des hommes à antécédents bacillaires familiaux sont atteints de tuberculose pulmonaire au cours du service militaire.

Un telle constatation devrait faire éliminer des cadres de l'armée tout individu à antécédents tuberculeux ; car une fois enrégimenté la libération est chose difficile qui exige de longues formalités.

Prévention. — Le rôle idéal du médecin militaire est de prévenir le zèle intempestif des instructeurs et les défaillances de certains organismes : c'est pourquoi le major peut toujours présenter à la Commission de Réforme les soldats qui maigrissent, se fatiguent, ne s'adaptent pas. En réalité de telles propositions sont rares, car le major hésite à se faire rabrouer par son colonel, mécontent de la diminution de ses effectifs.

Cependant pour posséder une armée solide il faut en faire une véritable école d'hygiène et cela nécessite la collaboration de l'officier et du médecin. Le premier pourra faire ses observations sur le terrain de manœuvres ; le second devra différencier l'impuissance physique de la mauvaise volonté.

*
* *

Causes. — D'après les médecins militaires, l'éclosion de la tuberculose dans l'armée dépend de la valeur physique des hommes beaucoup plus que de la contagion.

Contagion. — En 1894, Kelsch[1] a établi qu'un tiers des soldats morts d'accidents ou de maladies étrangères à la tuberculose sont porteurs de tuberculoses latentes révélées à l'autopsie.

Sur 6 924 fiches allemandes, il n'a été possible de révéler que 7 pour 100 de contagions indubitables.

Arnaud et Lafeuille[2] concluent de nombreuses observations que la tuberculose reste stationnaire chez les vieux soldats, avec une légère tendance à diminuer, tandis qu'elle augmente d'une façon continue chez les jeunes soldats : ce qui est contraire à l'idée de contagion par la vie en commun.

Kelsch n'avait pas de fiches sanitaires, il en a proposé la création ainsi que l'examen des poussières des chambrées, tant il était certain de la rareté des contagions.

Le Pr Vincent pense que dans un corps bien tenu, l'élimination précoce des tuberculeux doit empêcher les germes d'entrer dans la chambrée.

Voilà pourquoi l'importation du bacille de Koch varie avec les majors, les officiers et les hommes, suivant que ces derniers sont des recrues de la ville ou de la campagne entre les mains de chefs soigneux ou négligents.

Certains cas de tuberculose ouverte peuvent cependant passer inaperçus à l'heure actuelle : parmi les hommes de section hors rang (cordonniers, selliers, tailleurs, ordonnances, commis aux écritures) ; parmi les candidats aux postes des grandes administrations (ministères, postes et télégraphes, banques, chemin de fer) ; parmi les réservistes et les territoriaux.

1. Congrès de Rome (rapport au), 1894.
2. *Archives de Médecine et de Pharmacie militaires*, 1900.

Les uns et les autres évitent la visite médicale par paresse, par ignorance ou par crainte de la réforme qui leur ferait perdre leur position sociale sans compensation[1].

La contagion peut se produire ailleurs qu'à la caserne. Dès le premier jour les jeunes gens par désœuvrement et ignorance, autant que par étourderie juvénile, s'exposent aux périls tuberculeux, vénérien et alcoolique.

Les soldats se réunissent au café, dans les bars et les brasseries, au café-concert ; ils fréquentent des auberges louches et des maisons de tolérance où ils sont contaminés par des prostituées que la séquestration, l'alcool et la débauche ont rendues tuberculeuses.

Auto-infection. — L'auto-infection joue pourtant le rôle le plus important dans la morbidité tuberculeuse des militaires : Lemoine et Vincent ont trouvé que dans 62,2 pour 100 des cas les soldats tuberculeux ont des antécédents familiaux ou personnels[2].

Ces résultats sont d'accord avec ceux du Pr Grancher qui disait à propos des tuberculoses ganglio-pulmonaires : « Cette maladie peut rester latente ou à peu près jusqu'à l'adolescence ; puis elle éclate à l'occasion des fatigues de la croissance, des études spéciales, de l'atelier, des concours de carrière, de la vie de caserne, etc... »

Caractères. — La tuberculose du soldat est soudaine, elle évolue rapidement.

A la suite d'une grippe, d'une rougeole on voit éclater de la phtisie aiguë chez des sujets vigoureux. Déjà en 1864, Lèon Clin avait remarqué que les soldats frappés de tuberculose aiguë entraient par petites séries à l'hôpital comme dans les épidémies.

C'est une résultante des vicissitudes extérieures (marches forcées, température élevée) et du surmenage, chez des prédisposés atteints de tuberculose ancienne des ganglions médiastinaux[3].

Les bacilles de Koch étaient déjà dans la place, l'affaiblis-

1. Voir note p. 63.
2. Voir p. 65 Kelsch. Congrès de Rome, 1894.
3. Voir 1re partie, chap. IV. Appareil respiratoire, p. 48.

sement passager de l'organisme a permis leur développement.

Dans l'armée, il est à remarquer que tout ce qui déprime l'organisme et cause un déficit dans le budget de la nutrition augmente le nombre des maladies infectieuses. C'est une démonstration clinique des expériences de Pasteur et de ses élèves, sur les germes inactifs qui vivent à l'état de saprophytes et peuvent à l'occasion d'une modification de l'organisme devenir des agents infectieux puissants[1].

Causes prédisposantes. — Les causes prédisposant à la tuberculose sont importantes dans l'armée.

L'habitation prolongée dans des locaux surpeuplés, saturés de méphitisme humain, a une importance capitale.

La perturbation apportée dans l'équilibre physique et moral du soldat à un moment où son organisme est encore en croissance (18 ans pour les engagés ; 21 pour les appelés).

Enfin, pour tous, il y a un véritable surmenage physique. Les citadins souffrent des intempéries, des longues stations sur les terrains battus des vents. Les paysans sont contraints à un travail actif au lieu des paisibles travaux des champs.

Pour les ouvriers incultes et les paysans l'instruction militaire est un surmenage intellectuel, au moment où la vie de caserne succède à leur existence familiale.

L'alimentation est monotone et insuffisante par rapport à la somme de travail à accomplir.

Pour les mêmes raisons, l'organisme des jeunes soldats offre une proie aux maladies intercurrentes (grippe, fièvres éruptives, bronchites) qui diminuent encore la résistance de leur organisme.

Les germes tuberculeux qui avaient été tenus en respect sont mis en liberté ; ceux qui viennent du dehors ne sont pas détruits. Le bacille de Koch va se fixer au lieu de moindre résistance : c'est souvent le poumon, qui est soumis à un exercice physiologique forcé à cause des marches et des exercices militaires et qui subit des affections des voies respiratoires endémiques dans l'armée.

Conclusions. — La contagion et l'auto-infection coexistent et se renforcent : il faut éviter l'une et l'autre en resserrant

1. Expérience complémentaire de celle de Pettenkoffer, voir p. 40.

les mailles des cribles militaires (conseil de revision, visite d'incorporation); et en surveillant étroitement les conscrits durant les premiers mois de leur vie au régiment.

Kelsch pensait que le vrai criterium était d'essayer les soldats. Mais il est bien difficile d'enrayer une tuberculose mise en évolution ; c'est là un moyen dangereux qu'on doit avoir scrupule à employer, d'autant que les examens répétés sont difficiles à obtenir des majors et des officiers au cours du service militaire.

La contagion tuberculeuse au régiment ne peut être mise en cause que pour de vieux soldats ; les autres sont des porteurs de bacilles terrassés par les premiers efforts de la vie militaire.

Toute la question de la tuberculose dans l'armée dépend donc de l'examen d'admission et de l'hygiène au régiment.

Le projet du Pr Vincent nous paraît réunir tous les desiderata, le voici en quelques lignes :

La visite médicale mensuelle et nominale de tous les hommes, sans exception des hors cadres, devrait être suivie de la déclaration immédiate des cas de tuberculose ouverte et des désinfections nécessaires.

L'amélioration des conditions sanitaires générales et l'adjonction d'un local de récréation pourvu de boissons saines, de livres et de jeux divers, contribueraient à favoriser l'hygiène militaire.

Sur ce dernier point, quelques tentatives privées ont été faites :

Les Jeux du Soldat (Legrand) prêtent un local clair, gai, confortable, muni de livres, de jeux, de papier à lettres, aux soldats désireux, après le travail de la caserne, à cinq heures, de se reposer et de se distraire sainement.

Comme les deux tiers des tuberculeux se recrutent parmi les alcooliques, les soldats qui, par désœuvrement et ennui, vont dans les cabarets et les bouges, seront efficacement préservés par un cercle où un intérêt les retiendra; la santé et la camaraderie y gagneront[1].

1. Ces cercles devraient exister dans la caserne même ; l'homme qui se met en tenue pour en sortir préférera neuf fois sur dix le cabaret au cercle.

En 1904 se constituait, à Lyon, l'Œuvre de Propagande Scientifique et Pratique. Cette Société a créé, en 1907, la Section Lyonnaise d'Enseignement à la Caserne. Depuis cette époque, chaque année, officiers et civils ont fait une vingtaine de causeries devant 100, 200, 300 auditeurs fidèles et attentifs.

La causerie portait sur un point important mis en lumière par des échantillons, des tableaux, des projections : l'alcool, la tuberculose, le retour à la terre furent parmi les sujets de causeries.

La Société de Préservation contre la Tuberculose et la Société de Prophylaxie Sanitaire ont édité, en 1905, des feuilles de permission dont le verso porte des conseils d'hygiène ; mais le ministre de la Guerre a mis un an à en autoriser l'usage, sans le rendre obligatoire. Cette utile propagande dépend uniquement des colonels, et certains ont refusé de s'en servir, sous le prétexte que « les hommes ne sont pas intéressants » !

Nous pensons que les autorités militaires devraient officiellement intervenir dans une question, dont la santé et le bon esprit de l'armée doivent profiter.

Marine de guerre et marchande.

La tuberculose est aussi fréquente dans la marine que dans l'armée de terre. Son étude y est plus complexe, car la marine est moins homogène. Les conditions sanitaires des troupes varient avec chaque port et chaque bateau. De plus, la marine de pêche et de commerce se lient à la marine de guerre, puisque les inscrits sont appelés sur les bateaux de l'État jusqu'à 50 ans.

Marine de guerre.

Statistique. — A propos du recrutement dans ses rapports avec la tuberculose, il faut établir de grosses différences. Les équipages de la flotte sont composés d'inscrits et d'engagés volontaires, Bretons dans la proportion de 3 sur 5 : au contraire les ouvriers des arsenaux se recrutent localement.

Voici un tableau très frappant de la morbidité tuberculeuse dans notre marine, dans le même laps de temps.

ÉQUIPAGE DE LA FLOTTE			OUVRIERS DES ARSENAUX		
Brest. . .	**981**	cas de tuberculose.	Brest. . .	**946**	cas de tuberculose.
Toulon. . .	**801**	—	Lorient. . .	485	—
Cherbourg. .	206	—	Cherbourg. .	208	—
Lorient. . .	202	—	Toulon. . .	**181**	—
Rochefort. .	127	—	Rochefort. .	74	—

A Toulon, il y a 500 ouvriers des arsenaux de plus qu'à Brest, où nous relevons 946 cas de tuberculose contre 181 à Toulon. Ce n'est pas une question de climat, car la morbidité des équipages de Toulon, recrutés pour 2 sur 3 en Basse-Bretagne, est à peu près équivalente à celle du port de Brest, les effectifs étant sensiblement comparables.

Recrutement. — La fréquence de la tuberculose est due, selon les médecins de la marine, au grand nombre de Bretons dans les effectifs. A l'appui de leur théorie, on peut dire qu'en 1903-1904, sur 780 réformés, il y eut 500 Bretons.

Les Bretons sont des prédisposés à la tuberculose, par atavisme, auto-infection et alcoolisme.

La Bretagne est pauvre, l'ignorance y est grande, et la contagion devra s'y faire aisément.

Le logis breton est malsain, malpropre; les lits clos, chers aux poètes, sont difficiles à nettoyer et ne s'aèrent que par une étroite ouverture. A Josselin, un praticien a cité des cas de tuberculeux crachant contre le mur; après leur mort, le lit, sans aucune désinfection, est devenu le gîte d'un successeur. Dans ces conditions, la contamination des logis sans air, ni lumière, se produit sans obstacles.

Le climat rude, avec ses alternatives de brumes et de vent d'Est, provoque des bronchites qui sont mal soignées.

Sur les effectifs bretons, beaucoup de soldats sont réformés dès leur arrivée au corps; les autres échangent leurs sabots et leurs bas de laine contre une légère chaussure en cuir, dont ils n'ont pas l'habitude; le jersey ouvert du marin remplace les chauds vêtements de drap et le cache-nez. Les cheveux longs sont coupés ras. Dans ces conditions, il est bien facile de supposer que toute tuberculose latente évoluera rapidement.

Les tuberculeux réformés au début, les marins déracinés, déjà porteurs de bacilles, dont la tuberculose éclate après l'incorporation, ne sont pas des déchets attribuables à la carrière maritime.

Mais les mécaniciens, les chauffeurs, les gabiers contractent leur tuberculose au service.

Les chauffeurs vivent entre un feu ardent et une douche d'air froid; les mécaniciens passent avec plaisir de l'air chaud à la fraîcheur : ils vivent quatre heures de suite devant une fournaise, et, après le repos, doivent y retourner; un bain d'air frais les soulage. Aussi, quand ils racontent l'origine de la maladie, ils commencent toujours par déclarer : « Major, je tousse depuis un chaud et froid que j'ai pris en quittant le quart. »

Or il est possible de transformer les conditions du recrutement; il ne l'est pas de changer le travail des mécaniciens. Mais il est nécessaire dans l'intérêt général de réformer rapidement tout marin phtisique, car à bord il aggrave sa maladie et contagionne les autres.

Fontan, de Toulon, a démontré qu'il ne doit pas en être de même pour les marins atteints de tuberculose locale (osseuse, ganglionnaire, testiculaire, etc.). Il croit que toute tuberculose locale existant avant l'entrée au service nécessite l'exclusion de l'homme atteint, mais qu'il est socialement intéressant d'agir autrement avec les hommes mis en observation dans les hôpitaux et chez lesquels une tuberculose locale éclate.

« L'humanité exige et les règlements permettent » que le médecin soigne le militaire qui doit être réformé plus tard. Toute tuberculose locale non accompagnée de signes de généralisation ou de réinfection doit être traitée avant de prendre une décision de réforme. La statistique de Fontan porte de 1900 à 1905, sur 433 cas traités dans les hôpitaux de Toulon et de Lorient; il compte 361 guérisons avec maintien au service dont 305 chirurgicalement obtenues.

Cette idée est très défendable, car le tuberculeux dont la lésion est localisée et les poumons indemnes n'est pas une non-valeur, ni un contagieux et le climat marin favorise sa guérison.

Mesures sanitaires. — Depuis 1904, des mesures d'hygiène ont été prises pour assurer l'aération et la salubrité du bord ; la désinfection des couchettes doit être effectuée régulièrement.

Les marins tuberculeux sont isolés ; leurs infirmiers reçoivent des rations complémentaires et sont renouvelés à l'hôpital tous les six mois.

Malgré cela la tuberculose est la grande pourvoyeuse des hôpitaux maritimes ; 50 pour 100 des décès lui sont dus. La mortalité par tuberculose est encore plus élevée dans la marine de commerce.

Sur les navires de guerre la mortalité est de. . 9 pour 1 000.
Sur les bateaux de Terre-Neuve elle est de. . . 47 —

Marine marchande.

La marine marchande comprend trois catégories de marins :

1° ceux qui se livrent à la petite pêche ;

2° les pêcheurs d'Islande ou de Terre-Neuve ;

3° les marins au long cours.

Petite pêche. — La petite pêche se fait au bossage ou au cabotage sur le littoral dans un rayon de 15 lieues du port d'attache.

Parmi les pêcheurs de nos côtes se retrouvent tous les réformés ; s'ils sont contagieux, comme ils rentrent chaque soir, ils contaminent leurs cabanes étroites, où la famille vit entassée ; ainsi la tuberculose pulmonaire s'étend à la région côtière, aux adultes et aux enfants qui travaillent à terre.

L'action de l'État sur ces pêcheurs est faible et indirecte. C'est par l'École seulement qu'il est possible de les préserver ; c'est l'Instituteur qu'il faut convaincre et aider.

Parmi ces pauvres gens, une action privée est nécessaire pour réaliser l'amélioration du logis, de l'alimentation qui est défectueuse ou insuffisante. Il faut surtout combattre l'alcoolisme qui ronge la Bretagne et la Normandie.

Terre-Neuve. — Les goélettes de pêche (Terre-Neuve et Islande) sont suivies par un transport de l'État et le navire-hôpital des œuvres de mer.

Chez les Terre-Neuvas, la fièvre typhoïde est de règle ;

cette maladie débilitante les prédispose à la tuberculose dont les germes existent partout sur les bateaux. Ces constatations sont d'autant plus graves que c'est parmi ces pêcheurs que la plus grande partie des marins de l'État se recrute.

Le travail des Terre-Neuvas est pénible ; durant la saison de pêche les hommes subissent un surmenage continuel au milieu des brumes, dans des conditions qui aggravent vite les tuberculoses latentes qui se transforment en tuberculoses ouvertes.

La contagion peut facilement s'effectuer à bord, car les hommes y vivent dans une étroite promiscuité. La pêche étant continue, il n'y a qu'une couchette pour deux hommes qui s'y étendent alternativement sans se dévêtir, trempés, couverts d'écailles de morue; la paillasse pourrit vite à ce régime et se souille de toutes manières.

La cabine est étroite, mal aérée ; elle prend jour dans le poste par un panneau continuellement fermé pour éviter le froid : le sol est jonché de détritus de morue et de débris alimentaires dont l'odeur est nauséabonde.

Aux conditions d'hygiène défectueuses et au surmenage, il faut ajouter d'autres causes de tuberculisation. L'alimentation préparée par le mousse est monotone et insuffisante. On y supplée par l'alcool, sans lequel, dit-on, le recrutement pour Terre-Neuve est impossible : les marins en reçoivent une dose excessive, vingt centilitres par jour.

Le Dr Bonain qui a vécu là-bas écrit : « L'alcool prime tout ! en aucun endroit du monde on en donne une telle quantité. C'est d'abord l'affection gastrique : « Major ! je ne peux « même plus avaler mon boujaron[1] » ; puis viendront l'artério-sclérose, la névrite éthylique, la parésie des membres inférieurs, les troubles de la vue.

« Il faut un règlement draconien pour proscrire de la flottille cet élément de malheur. »

Les goélettes anglaises exigent des marins engagés une adhésion à une société de tempérance.

Les goélettes américaines distribuent des boissons chaudes et embarquent un cuisinier qui prépare des aliments convenables et veille à la propreté du bord.

1. Mesure d'alcool qui a la forme d'une gamelle.

En France la situation est déplorable, la Commission permanente a émis des vœux sur la réglementation de l'embarquement, de l'alimentation et de l'hygiène générale.

Nous en citons quelques-uns au hasard pour donner une idée de l'abandon et de la misère de nos pêcheurs de Terre-Neuve.

Le rapporteur réclame pour les marins un poêle pour se sécher, de l'eau douce pour la toilette et la lessive, des water-closets. Ce sont autant d'éléments d'hygiène qu'il devrait être inutile de demander[1].

Paquebots. — Les paquebots armés par les grandes compagnies maritimes pour le transport des passagers et des marchandises sont plus ou moins bien installés.

Il est désirable que le médecin du bord veille à la santé du personnel civil en contact avec les passagers, et puisse isoler dans une cabine les passagers malades. Un service de désinfection du linge, de la literie et des couvertures est nécessaire.

Les marins doivent suivre des lois d'hygiène générale à bord ; ils doivent aussi être surveillés à terre, car dans l'intervalle des embarquements ils logent dans d'infâmes garnis où ils sont mal nourris, incités à la débauche, livrés à l'alcool et aux mains des usuriers.

Il faut que les maisons et les refuges de marins se multiplient. Ces fondations logent et nourrissent l'homme, lui cherchent de bons embarquements et le préservent des tentations mauvaises[2].

C'est le Lloyd autrichien qui a entrepris la campagne la plus sérieuse contre la tuberculose. On a institué un enseignement populaire à bord et dans les bureaux. Toutes les mesures prophylactiques ont été prises, et sur les nouveaux paquebots des appareils de désinfection peuvent fonctionner en cours de route.

Ce sont les pays de langue anglaise qui ont multiplié les

1. Pêcheurs de Terre-Neuve. *Sur le grand Banc* (édition de l'Union pour la Vérité. 21, rue Visconti).

2. Il en existe dans nos ports au nombre de 10 depuis 11 ans : en 1909 ils ont reçu 525 962 visites de marins dont 109 672 aux salles de lecture, 2 020 couchages, 6 759 pansements, etc. Les « Abris du Marin » sont ouverts aux seuls inscrits maritimes.

œuvres de refuge pour les marins ; il en existe dans tous les ports d'Angleterre et d'Amérique.

Conclusion. — La tuberculose se développe rapidement à bord parce que les hommes d'équipage sont dans un logis encombré, infecté, insalubre.

Pour obtenir que ce logis soit moins malsain, moins infecté, il faut empêcher l'embarquement ou provoquer le débarquement des marins tuberculeux.

Il faut aérer, ventiler, désinfecter le bord, éviter le surmenage et lutter contre l'alcoolisme.

La santé des marins intéresse le commerce et l'industrie ; la défense nationale plus encore, la marine marchande fournissant à l'État les trois quarts de ses effectifs[1].

Comment se fait-il que la carrière maritime doive être fermée aux tuberculeux, puisque le voyage en mer est un moyen thérapeutique contre la tuberculose ?

En réalité les tuberculeux ne peuvent retirer quelque profit de la navigation qu'en se plaçant à bord dans des conditions hygiéniques spéciales, en se reposant fréquemment à l'air, en changeant de climat, de localités, suivant les saisons et le temps. Précautions que ne peuvent prendre les hommes d'équipage d'un navire « chargé d'une mission ou occupé d'un commerce ! »

Mortalité et morbidité.
Réforme dans les armées de terre et de mer.

La mortalité par tuberculose est de :

47 pour 1 000 à Terre-Neuve,
9 — sur les navires de guerre,
4 — dans l'armée de terre.

En sus il y a un nombre considérable de réformes : que deviennent les réformés ?

En Angleterre, l'examen d'admission dans l'armée est très sévère, médicalement parlant, mais quand un homme con-

1. En 1680 au moment où l'hygiène publique était inconnue et la prophylaxie dans l'enfance des visites sanitaires avaient lieu régulièrement sur les navires entrant dans les ports, venant ou non de pays contaminés.

tracte la tuberculose on le congédie de suite et on le pensionne de 6 pence[1] par jour durant autant d'années qu'il a accompli de trimestres de service. Au bout de 10 ans, s'il vit encore, l'État le pensionne définitivement[2]. Il est vrai que le recrutement est bien différent.

En Allemagne, depuis 1907, par décret du ministère de la Guerre, les officiers du service de santé sont autorisés « à désigner aux autorités de l'administration civile, chargée de l'application des mesures convenables, tous les hommes pour lesquels une intervention est utile, tant pour la prévention des maladies que pour le traitement des malades »[3].

France. — En France, les réformés sont laissés à eux-mêmes sans ressources : ils retombent à la charge de leur famille qu'ils contaminent.

Non gradés. — Les marins réformés n° 1 sortent de la marine de l'État et s'embarquent sur un navire de commerce; quand les progrès de la maladie les désignent à l'attention du capitaine, ils rentrent chez eux pratiquer la petite pêche ou prendre du service à bord d'un terre-neuva ; quelle que soit la solution, ils contaminent un bateau et une cabane de pêcheurs.

Il faut être bien persuadé que si le marin ou le soldat réformé était mis à même de se soigner, ce serait un moyen parfait d'éducation individuelle, familiale et publique, et une efficace protection pour les villages où la progression tuberculeuse est effrayante.

Gradés. — La situation des officiers tuberculeux ne diffère pas sensiblement de celle des non-gradés.

Le temps de guérir ne leur manque pas car ils peuvent être mis en non-activité pendant 3 ans et obtenir une prolongation de 3 ans, mais l'assistance qui leur est prêtée est presque nulle.

L'officier pauvre ne demande sa mise en non-activité qu'à la dernière extrémité, car il ignore généralement la gravité

1. 0 fr. 60 centimes.

2. Il suffit donc pour être pensionné à vie de 2 ans et demi de service actif dans la marine.

3. Voir 2e partie, chap. 1, page 263. Sanatorium de Falkenstein.

de la maladie et recule devant la vie précaire que va lui créer une solde tout à fait insuffisante pour ses besoins.

Les célibataires ou ceux qui peuvent confier leur famille à des parents escomptent pour se remettre un séjour de deux mois d'hiver à Amélie-les-Bains, qui nécessite un double voyage long, fatigant, dans la mauvaise saison.

La solde de l'officier malade lui permet à peine d'entrer dans un sanatorium d'indigents (Bligny ou Hauteville) s'il est célibataire. S'il doit fournir des subsides à sa famille, il reste sans recours, ne pouvant profiter des sanatoria gratuits municipaux[1].

En réalité, à l'heure actuelle, tout officier tuberculeux, sans ressources personnelles, est ballotté entre les séjours hospitaliers, les congés de convalescence, les reprises de service. Son état s'aggrave et la période de curabilité est dépassée quand le malheureux s'arrête et demande sa mise en non-activité.

Le 24 janvier 1912, M. Basset a fait adopter au Conseil général de la Seine le vœu suivant :

« Lorsqu'un soldat est l'objet de la réforme pour tuberculose il est de toute équité qu'il ait le droit de se faire soigner dans un sanatorium si sa famille est peu fortunée » mais ce vœu n'est pas encore réalisé.

Il est désirable que les pouvoirs publics prennent des mesures à ce propos, comme à celui des fonctionnaires qui se trouvent dans une situation analogue.

En 1907 au Congrès de Lyon, le Pr Landouzy émit déjà le vœu « que des mesures de prophylaxie générale et de traitement soient appliquées aux soldats de terre et de mer, renvoyés par congé ou par réforme dans leurs foyers pour affections pulmonaires » : aucun effet ne s'est produit.

En Amérique, aux États-Unis, officiers, soldats et marins sont examinés fréquemment par de jeunes médecins exercés au diagnostic précoce de la tuberculose.

Dès que le diagnostic est porté ils sont dirigés sur l'Army

1. Pour l'admission à ces sanatoria on exige un certificat de séjour et de domicile de secours que l'officier errant de garnison en garnison ne peut fournir.

Général Hospital (Fort Bayard) et de là sur le camp de Pensacola (Florida) qui comprend 27 tentes.

Ce sont les dames de la Croix-Rouge qui assurent le service des sanatoria et des camps de tuberculeux.

Conclusions. — Aucun milieu ne se prête mieux que l'armée à l'application des mesures d'hygiène, de prophylaxie, de cure antituberculeuse. Le groupement obligatoire, la discipline doivent servir à transformer l'armée en une école de santé et d'hygiène.

« L'armée est une école de discipline, et il semble que nulle part il soit plus facile d'obtenir le respect des lois de l'hygiène, ces lois une fois connues et promulguées par les chefs » (Grancher). Actuellement au contraire, l'armée et la marine sont des foyers de tuberculose.

Il est nécessaire par l'éducation et l'hygiène de l'armée de prévenir la maladie chez les prédisposés, pour rendre à la vie civile des hommes ayant des habitudes d'hygiène et de tempérance, fortifiés par ces habitudes et vigoureusement trempés pour la vie.

Une préservation sociale, la plus efficace, peut se faire dans l'armée par une prophylaxie antituberculeuse qui comporte de la part des majors une sélection soigneuse des recrues : de la part des officiers une éducation qui mettra en garde contre la grande ville les campagnards qui pensent y trouver toujours l'aisance qui leur manque. Tandis qu'en réalité dans la ville ceux qui n'ont pas un métier spécial végètent, misérables. Ce sont les tâcherons, les hommes de peine qui constituent l'armée de la misère des cités.

Les pouvoirs militaires doivent aussi donner assistance aux hommes tombés dans le rang, pour leur permettre de récupérer leurs forces en leur assurant un diagnostic précoce et les moyens matériels de guérir avant de rentrer dans la vie civile.

C'est le ministère de la guerre qui doit intervenir pour les militaires de carrière : ce sont les sociétés d'assistance aux blessés militaires qui doivent intervenir pour les autres et qui doivent instruire ceux qui ne sont pas atteints.

Actuellement l'exode des réformés temporaires par tuberculose est de plus en plus grand vers la vie civile, où ils rentrent théoriquement pour se guérir. Mais l'air, le repos, une bonne alimentation coûtent cher et presque tous faute de ressources reprennent leur labeur avec une tuberculose mise en mouvement par les premiers mois de service, qui s'aggrave vite et dont ils meurent avant trente ans. Il faut empêcher cela par des œuvres d'assistance qui doivent sinon rendre la plupart de ces jeunes hommes à l'armée active, mais à leur famille et à la société.

En 1910, la Société de Secours aux Blessés Militaires a proposé de faire des maisons de convalescence sur le type de l'hospice mixte. La société fournissant le local et l'administration; le ministère de la guerre donnant les médecins, et l'État les prix de journées.

Ce projet d'après le ministère n'était applicable qu'aux militaires à sa charge, c'est-à-dire aux militaires de carrière pour se refaire d'une maladie contractée dans le service (Réforme n° 2). Après guérison ils devraient être versés dans la réserve ou la territoriale, car l'armée active ne doit se composer que d'hommes sans tare. Ainsi conçu, le projet ne touchait que de vieux soldats rarement tuberculeux, il n'eut pas de suite.

En 1912, la société des Femmes de France proposa de créer une colonie agricole pour les réformés n° 1. Plusieurs objections[1] ont été soulevées à ce sujet.

La plupart des réformés ignorent le travail agricole (citadins, pêcheurs, etc.). Ils ne sont plus soumis à la loi militaire, il faudra s'en remettre à leur bonne volonté pour se soigner. Ils seront difficiles à discipliner et à conduire. Il paraît cependant probable que le projet se réalisera : car ces objections tombent devant le fait qu'une tentative ne peut être couronnée de succès qu'à la condition d'être tentée sur un petit groupe, de bonne volonté, composé de réformés ayant demandé leur admission à la Colonie. Pour la discipline, elle sera obtenue aussi bien là que dans n'importe quel sanatorium.

En tous cas nous pensons que c'est aux sociétés de la Croix-Rouge de préparer les réformes utiles dans l'armée. Or toutes les sociétés françaises travaillent actuellement à la réalisation de beaux et utiles projets.

1. Lemoine. Congrès de Rome, 1912.

CHAPITRE VI

CURABILITÉ ET DÉPISTAGE DE LA TUBERCULOSE

Nous savons quels ravages la tuberculose accomplit dans les différents pays et les divers milieux. Maintenant il faut étudier les moyens à utiliser pour diminuer ces ravages. Cette étude comporte trois parties.

1° La lutte contre la tuberculose au début ; au moment où la maladie est aisément guérissable parce que l'état physique et moral du patient est bon. Ce chapitre comporte le dépistage des malades dans la famille, l'atelier ou l'école ; les conseils à leur donner (éducation et action des dispensaires), les soins à leur procurer (sanatoria et créations diverses).

2° La lutte contre la contagion qui se réalise par la destruction des germes dans les crachats, le linge ou les vêtements des tuberculeux ; c'est-à-dire par la désinfection des locaux et des objets souillés : l'isolement des malades.

3° La prophylaxie sociale, qui comporte l'étude des causes prédisposant à la tuberculose, la misère, les logis insalubres et surpeuplés, l'alimentation et l'hygiène défectueuses. Dans cette partie nous étudierons l'alcool, ce poison populaire dont l'achat provoque la diminution des ressources destinées à la nourriture, au logement de toute une famille et crée la misère des masses populaires.

Curabilité de la tuberculose.

Jusqu'à présent nous avons présenté la tuberculose sous ses plus noirs aspects, ce mal peut paraître inévitable, insaisissable, incurable. Dès le début de la campagne antituberculeuse, beaucoup de personnes ont eu cette conception de la maladie et sont restées inactives par effroi ou découragement. Après avoir envisagé le mal dans toute son horreur, il faut apprendre les remèdes qu'on peut y apporter.

Hippocrate parlant du tuberculeux au début écrivait : « Le phtisique, s'il est traité dès l'abord, guérit. » Laënnec rapportant de nombreuses observations ajouta : « Dans quelques cas, un malade peut guérir après avoir eu dans ses poumons des tubercules qui se sont ramollis et ont formé une cavité tuberculeuse. »

Donc malades au début ou cavitaires peuvent être sauvés. Ce n'est point ici le lieu de rapporter des observations médicales pour convaincre[1]. Mais il faut invoquer la parole des savants comme Jaccoud, Grancher et leurs élèves qui affirment hautement la curabilité de la tuberculose pulmonaire. Les anatomo-pathologistes admettent que la tuberculose pulmonaire est tellement curable qu'elle se guérit toute seule neuf fois sur dix.

En effet, à l'autopsie des malades morts d'accidents ou d'affections fort différentes de la tuberculose, on trouve fréquemment des lésions tuberculeuses guéries, dans les poumons.

En 1850, Natalis Guillot publiait une statistique de 100 vieillards décédés, dont 60 étaient porteurs de tuberculose guérie.

Brouardel, sur les individus autopsiés à la Morgue et habitant Paris depuis 10 ans, a trouvé 50 pour 100 de tuberculeux guéris.

Nägeli, cité par Behring, déclare que chez tous les individus âgés de 30 ans il existe des lésions tuberculeuses guéries ; cette affirmation étant basée sur des centaines d'autopsies.

Letulle a fait, tant à Saint-Antoine qu'à Boucicaut, 571 autopsies de décédés par autres maladies que la tuberculose[2], il a constaté :

303	lésions latentes ou cicatrisées, soit. .	53	pour 100,
127	lésions douteuses, soit.	22	—
141	sans lésions tuberculeuses.	24	—

1. V. Gide. L'Immoraliste, véritable observation de guérison et de contagion conjugale.
2. 1903. Thèse de Gaston Trouvé.

Küss, directeur du Sanatorium d'Angicourt, qui connaît un grand nombre de tuberculeux « sortis guéris », croit que « les lésions tuberculeuses découvertes à l'autopsie sont des tuberculoses n'ayant pas évolué », soit parce que les bacilles introduits dans l'organisme étaient peu nombreux ou peu virulents ; soit parce que l'individu récepteur était « immunisé ».

Immunité. — Les individus immunisés sont ceux qui peuvent supporter sans gêne apparente l'action des bacilles tuberculeux. Ils sont à l'abri des troubles habituellement provoqués par ces agents pour des raisons qu'il est difficile de définir nettement. Nous pensons que beaucoup de personnes soumises à des contaminations fréquentes et peu profondes, dans de bonnes conditions d'hygiène acquièrent, dans une certaine mesure, une certaine immunité au cours de leur vie ; tel est le cas des médecins, des infirmiers, des employés à la désinfection.

En dehors de ces conditions particulières quel avenir est réservé à une tuberculose du poumon en évolution ?

Guérison. — Il n'entre pas dans le cadre de ce livre de fixer les conditions cliniques dans lesquelles la tuberculose est curable ; mais il faut que tout le monde sache que « les chances de guérison sont moindres quand la maladie est depuis longtemps installée et que la condition première de la guérison est le traitement rigoureux institué dès que le diagnostic est porté » (Küss).

Mais pour porter ce diagnostic il faut que le malade se présente au médecin ; souvent les tuberculeux au début ne soupçonnent pas l'existence de leur maladie : c'est l'entourage du malade qui doit la déceler. Il est donc fort utile d'en connaître les premiers symptômes : nous les étudierons plus loin.

Une autre condition de guérison, c'est que le malade soit prévenu de la nature de sa maladie pour qu'il accepte, lui et sa famille, de se soigner avec rigueur. S'il est contagieux il doit connaître les précautions à prendre pour devenir inoffensif pour son entourage.

En général ce sont les moins atteints qui sont les plus effrayés. Il ne faut pour personne être brutal, mais il est nécessaire que les malades pusillanimes soient préparés à la vérité par des êtres chers ou dans lesquels ils placent leur confiance.

La vérité est inutile à dire au malade incurable, dont il faudra prévenir la famille pour que celle-ci puisse prévoir les questions matérielles. L'incurable peut être trompé, rendu à l'espérance par de fallacieuses paroles, ou préparé à la mort, suivant ses croyances. La conduite à tenir dans ces circonstances est dictée par des lois morales.

Parfois il est nécessaire de dire la vérité ou de la faire pressentir à un individu condamné qui se refuse à comprendre le danger qu'il fait courir aux siens ; et la misère à laquelle il les condamne. Dans certains cas il faut à tout prix, même en frappant durement le malade, préserver ses enfants sains, ou ses camarades d'atelier. C'est aux femmes, aux infirmières, aux visiteuses que ce rôle ingrat devra être donné ; car elles y mettront tous les ménagements nécessaires[1].

La tuberculose guérit, même dans la classe pauvre, mais il faut à sa guérison certaines conditions.

Lenteur. — Les lésions tuberculeuses se cicatrisent très lentement, par conséquent les tuberculeux doivent être soignés longtemps ; la cure sera d'autant plus certaine qu'elle sera plus lente : ainsi que le proverbe arabe l'exprime : « Celui qui patiente sera victorieux ; l'impatient sera impuissant. »

Pour obtenir des soins prolongés et constants la difficulté est « psychique et matérielle ». Les malades s'impatientent ou tombent dans la gêne. C'est à cela que tient le succès des « guérisseurs », qui prétendent obtenir en quelques semaines ou en quelques mois la disparition des lésions tuberculeuses : et celui des spécialistes dont les journaux préconisent chaque matin de nouveaux remèdes infaillibles.

Tout homme censé peut cependant constater que la tuberculose continue à ravager son palier ou son quartier ; s'il est instruit il saura que tous les États civilisés s'en préoccupent. Cela devrait suffire pour prouver la vanité de nos moyens thérapeutiques.

1. Pauvres femmes ! Que vous êtes bonnes et simples ! Vous recevez des plus grossières mains les plus laides choses, et par le prisme de beauté qui est en vous, vous en faites de délicieuses vérités (Renan, Patrice).

Pratiquement, la phtisie même au début n'est curable que si le malade peut mener une vie confortable un ou deux ans ; il faut le faire comprendre à tout le monde et en donner le moyen aux ouvriers mariés ou célibataires soit chez eux, soit au sanatorium.

Surveillance. — Il n'est pas nécessaire d'être totalement guéri pour reprendre une existence active sans danger pour la société ; il suffit d'être prudent et de se faire examiner régulièrement par un médecin.

Tout individu normalement admis au sanatorium, y ayant séjourné assez longtemps, est un homme guéri si son placement dans un métier sain est assuré à la fin de la cure. Cependant les cures de tuberculose sont difficilement maintenues, chez les ouvriers, dont le métier est exceptionnellement pénible.

« On a le droit d'affirmer que le nombre des tuberculeux pauvres auxquels on est vraiment utile, augmenterait dans une notable proportion, si ces malades, intéressants entre tous, trouvaient autour d'eux moins de scepticisme, moins d'ignorance, une foi plus agissante, une organisation plus méthodique » (Küss d'Angicourt).

Dans son rapport à l'Académie de médecine, en 1898, le Pr Grancher disait : « Certes la tuberculose est curable...... elle est la plus curable de toutes les maladies chroniques ; mais elle est plus facilement évitable. »

En effet, le dépistage précoce de la maladie peut contribuer à la faire disparaître bien plus efficacement que la cure des tuberculoses ouvertes. La découverte précoce du mal évite au malade une redoutable évolution et préserve de la contagion sa famille et son entourage à l'école ou à l'atelier

Dépistage de la tuberculose.

Dépistage. — Certains dispensaires, sur l'initiative du Pr Calmettes, ont un « enquêteur ouvrier », chargé spécialement de dépister les tuberculeux au début dans les maisons qu'il visite ; d'entraîner les malades déjà signalés à se soigner et à faire surveiller leur famille. Un bon enquêteur doit aussi obtenir des propagandistes dans les milieux populaires.

Chacun, dans son cercle, doit suppléer à l'insuffisance des enquêteurs qui sont surchargés de besogne, ou incapables de remplir la mission qui leur est confiée. Mission délicate qui doit être entre les mains d'un homme sans apparence, qui ne doit pas éveiller la défiance des gens qu'il conseille ; tout au contraire.

Nous avons tous eu l'occasion de voir des malades ayant évolué fatalement grâce au manque de perspicacité de leur entourage, de semblables faits doivent être évités à tout prix.

La tuberculose est une maladie sournoise, dont le début est imperceptible. Si le médecin est appelé par hasard pour cette tuberculose au début, on n'écoute pas longtemps ses conseils, tant le mal paraît bénin.

Quand la maladie éclate brutalement par une hémoptysie ou une poussée infectieuse aiguë, qualifiée souvent de grippe ou de fièvre typhoïde fruste ; le médecin est écouté par la famille et le malade effrayés. Mais il n'y a pas souvent de tuberculose à début dramatique et nous avons déjà parlé, à propos des soldats et marins, du danger des tuberculoses latentes, en puissance dans les ganglions du médiastin, qu'une fatigue exagérée peut mettre en évolution.

Éducation. — Si tout le monde était instruit des dangers des tuberculoses au début et de leurs symptômes, chacun pourrait rendre des services importants autour de lui.

En causant avec un camarade, un ouvrier, un élève, à l'occasion d'une visite d'assistance, un esprit averti peut soupçonner la tuberculose et conseiller à temps une visite au médecin. Une hérédité tuberculeuse, des antécédents bronchitiques, un membre de la famille ou de l'atelier malade, toussant et crachant, voilà autant de détails capables de retenir l'attention.

Les malades prévenus à temps pourront s'adresser plus tôt aux médecins qui seront moins souvent impuissants à lutter contre le fléau.

Signes précurseurs. — Nombre de tuberculeux au début (prétuberculeux[1]) ne consultent personne car les altérations

1. Prétuberculeux est un vocable fort discuté, mais souvent employé ne particulier par le Pr Robin et ses élèves.

de leur santé sont peu sensibles. Leur entrain et leurs forces diminuent, ils ressentent quelques douleurs thoraciques ou quelques troubles digestifs, ils maigrissent. Chez ces malades il n'y a rien de grave, il faut seulement rechercher la tuberculose et attirer leur attention sur leur santé. Beaucoup de ces malades refusent l'avis d'un médecin de peur d'être obligés de modifier leur vie. Seuls ceux qui toussent ou dont les troubles sont très douloureux acceptent facilement une consultation.

Les épisodes révélateurs de la tuberculose latente sont, quelquefois la pleurésie ou une petite hémoptysie ; crachement de sang, que nombre de femmes se plaisent à considérer comme des règles complémentaires.

Les bronchites, chez les enfants, les broncho-pneumonies sont souvent de bons signes précurseurs de la tuberculose. Certaines grippes ne sont que des poussées fébriles de la maladie.

Il faut toujours penser à la tuberculose en face d'une fièvre typhoïde, d'une grossesse dont la convalescence traîne en longueur s'accompagnant de fatigue et de perte de poids.

Fièvre. — La température normale de l'homme sain est de 37° centigrades. A l'état physiologique elle peut varier de 36°,25 à 37°,5. Chez l'enfant les variations sont parfois plus grandes.

La température est dite centrale, quand elle est prise dans le rectum, le vagin ou la bouche ; par opposition à la température axillaire, prise dans le creux de l'aisselle bien asséché. Le thermomètre doit être laissé en place cinq minutes.

Les températures rectales et vaginales sont plus précises, la température buccale est plus facile à prendre, en Angleterre on fabrique de petits thermomètres pour la bouche. La température centrale est de deux dixièmes plus élevée que l'axillaire.

On appelle fièvre un ensemble de phénomènes, parmi lesquels le plus facile à constater est l'élévation de la température centrale.

Beaucoup de tuberculoses latentes peuvent être diagnostiquées par les variations de la température qui s'élève le soir ou à l'occasion d'une promenade ou d'un exercice modéré à

38°-38°,5 ; cette élévation n'est pas très forte, contrairement à celle qui se produit à la dernière période de la maladie où elle atteint 40° le soir (fièvre hectique).

Chez les tuberculeux très légèrement atteints, une marche d'une heure fait monter la température de 5 à 6 dixièmes, par exemple de 37°,2 à 37°,7, cette élévation de température disparaît après une heure de repos. Cette instabilité de la température doit toujours éveiller l'attention. Son rôle dans le diagnostic précoce de la tuberculose a été bien mis en lumière par Daremberg en France, par Penzoldt et Otto en Allemagne. Il en est de même chez les bovidés, Nocard l'a découvert en étudiant la tuberculose animale.

Au début de la tuberculose l'influence de la marche et du repos sur la température centrale est donc considérable.

Quelle que soit l'heure de la journée une marche à pied ou à bicyclette, une série d'exercices violents, tennis, football, etc.; font monter la température du tuberculeux de cinq dixièmes, 1° même. Avec du repos la température redescend très vite à la normale, ce qui ne se produit jamais chez les gens sains, même très nerveux. Les tuberculeux sont des instables au point de vue température.

Dans la pratique, si on suspecte la tuberculose chez un individu, on peut lui faire faire de la marche plusieurs jours de suite à des heures différentes en ayant soin de prendre la température au départ, au retour et une heure après le retour. S'il se produit une élévation de température au retour, et qu'une heure plus tard celle-ci soit revenue à la normale, on peut porter le diagnostic de tuberculose à la période de germination.

État général. — Parfois l'état général des tuberculeux reste satisfaisant, parfois l'aspect du malade est caractéristique.

Son thorax est étroit, sa poitrine aplatie, son dos voûté. En général le malade n'est pas frappé de ces symptômes. Il les attribue à son métier, le chapelier appuie le fer sur sa poitrine, la couturière se penche sur l'ouvrage.

Les ongles se bombent, se recourbent, l'extrémité des doigts s'élargit, c'est ce qu'on appelle les « ongles hippocratiques ».

Mais surtout le malade maigrit. Quelquefois il se produit

une véritable fonte musculaire et les forces diminuent très rapidement. Cette diminution des forces et cet amaigrissement sont volontiers attribués par le malade à son manque d'appétit, il convient de sa répugnance à le vaincre ; car la plupart des tuberculeux au début sont des anorexiques.

C'est aussi à cette cause que le malade rapporte son anémie, anémie telle parfois, que le patient semble atteint de jaunisse. Il détruit ses globules dont les débris restant dans le sang s'y modifient, les téguments prennent alors une teinte cireuse.

Bien souvent l'étiquette de chloro-anémie masque une tuberculose latente.

Chez les femmes, les règles disparaissent ou deviennent irrégulières.

Il faut bien savoir que l'anémie est un signe « précoce, tenace et prédominant » d'une germination tuberculeuse (prétuberculose).

Cet état s'accompagne souvent de troubles digestifs, nous avons déjà signalé l'anorexie qui est un des premiers. Les digestions sont lentes, pénibles (dyspepsie) et parfois le patient souffre de nausées et de vomissements.

Fréquemment du reste, l'alimentation des malades est défectueuse, leur appétit a disparu, ils cherchent à le réveiller par des mets bizarres, salades, mets poivrés, gibiers, qui varient avec leurs ressources matérielles.

On a souvent admis que ces troubles nutritifs étaient dus à une intoxication bacillaire.

Déminéralisation. — La dénutrition de l'organisme tuberculisé porte sur les graisses, les albumines et sur les éléments minéraux (déminéralisation d'Albert Robin) ; en particulier sur la chaux (décalcification de P. Ferrier).

L'organisme contient des chlorures, des phosphates, des carbonates ; la déminéralisation, c'est la perte de ces sels en grande quantité.

Après une pneumonie, le malade fait une perte considérable de sels minéraux ; une décharge urinaire ; il se déminéralise comme le tuberculeux, mais brutalement.

L'emploi de la chaux a été depuis longtemps préconisé dans la tuberculose. En 1783 Fourcroy soigna la scrofule avec du chlorure de calcium à l'intérieur et en compresses chaudes.

L'usage de la chaux dans la tuberculose pulmonaire fut préconisé par Quarin (1790), Cohen (1832), Despinoy (1860); ce dernier faisait prendre à ses malades des écailles d'huîtres pulvérisées (carbonates et phosphates de chaux). En 1884, Dujardin-Beaumetz fit remarquer que les ouvriers chaufourniers guérissaient leurs lésions tuberculeuses sans traitement.

L'emploi de la chaux, sous forme de phosphate tricalcique associé à divers autres sels, ou absorbée dans de la poudre d'os, devint fréquent après les publications d'Albert Robin en 1895.

En 1905, Ferrier crut avoir trouvé la guérison de la tuberculose par l'usage des sels de chaux dans un organisme privé d'alimentation acide capable de les décomposer ; cette thérapeutique eut une grande vogue.

Troubles nerveux. — Chez les tuberculeux au début, le caractère change souvent ; ils deviennent susceptibles, irritables. Des troubles nerveux apparaissent quelquefois ; entre autre des névralgies tenaces ou une hyperesthésie du thorax, quelquefois très accentuée.

Hémoptysie[1]. — C'est l'hémoptysie qui marque le début de la maladie évolutive dans deux tiers des cas.

Qu'est donc une hémoptysie ? c'est un crachement de sang plus ou moins abondant; mais rouge et spumeux, c'est-à-dire battu, aéré.

On appelle crachats hémoptoïques ceux qui contiennent un sang noir et épais.

L'hémoptysie du début de la tuberculose n'est pas très grave ; il ne faut pas la rapprocher des hémoptysies qui se produisent quelquefois chez les tuberculeux parvenus à la dernière période. Cet accident rare est généralement mortel.

En cas d'hémoptysie il faut, bien entendu, prévenir le médecin après s'être assuré qu'il ne s'agit pas d'un saignement de nez, dont le sang a pénétré dans les voies respiratoires, durant le sommeil, par exemple.

En attendant le médecin il faut placer le malade dans une

1. G. Küss, *Traitement de la tuberculose pulmonaire* (1911).

immobilité complète et lui faire observer un silence absolu.

Le malade déshabillé doucement est déposé sur son lit. Il ne doit pas être allongé horizontalement, ni couché sur le côté ; mais étendu sur le dos dans la position assise ou demi-assise. La tête et le buste bien calés pour éviter des efforts ; le cou complètement dégagé[1]. Le malade doit se faire comprendre par les yeux, et rester absolument silencieux.

La chambre du malade doit être bien aérée, à peine chauffée sans être froide.

Les soins doivent être donnés avec précision et douceur, mais avec fermeté.

L'hémoptysie est la plus dramatique des manifestations morbides de la tuberculose. La peur du sang et une grande gêne respiratoire rendent le malade nerveux, angoissé ; il s'agite, respire par saccades et tousse éperdument.

Il faut le calmer, le réconforter ; mais lui enjoindre de ne pas tousser. La toux provoque l'afflux du sang et affaiblit le patient ; tandis que les respirations lentes et profondes arrêtent l'hémorragie.

Une personne de sang-froid peut calmer parfaitement le malade, qu'il ne faut pas quitter avant l'arrivée du médecin. En tenant sa cuvette, essuyant ses lèvres tachées de sang et enlevant soigneusement les caillots qui se forment dans la bouche, il est possible de le soulager beaucoup. En épongeant la sueur qui perle à son front et à ses tempes, en les lui rafraîchissant de temps en temps, on l'aidera à résister à son effroi.

Si le médecin tarde, que l'hémoptysie soit abondante, on peut provoquer quelques réflexes énergiques en posant des sinapismes sur les jambes et les cuisses ; en faisant ingérer de petits morceaux de glace.

Dans tous les cas, pour débarrasser le malade du goût fade du sang, on pourra lui donner une gorgée de boisson froide (en très petite quantité), lait, bouillon, eau sucrée ; mais rejeter totalement le thé, le café, l'alcool. Le lait écrémé, coupé d'eau de chaux, est un bon hémostatique.

1. La position du malade est différente de celle qu'il faut donner en cas de syncope (arrêt au cœur) dans ce cas l'étendre à plat horizontalement.

Le médecin laissera des prescriptions au malade, ou le fera conduire à l'hôpital. Quand il sera convalescent, il lui faudra encore suivre d'utiles conseils.

Pour se mettre à l'abri des rechutes il devra éviter les traumatismes, quintes de toux, cris, chants, exercices violents ou efforts, ainsi que la congestion par le soleil ou la chaleur en milieu confiné.

L'hémoptysie est le signal dernier qui doit déterminer la cure de repos et d'hygiène.

Toux. — Un des premiers symptômes dont le malade et son entourage s'inquiètent c'est la toux.

La toux se compose d'expirations subites, courtes et fréquentes. La toux du tuberculeux est sèche et brève, elle se produit le matin vers 4 ou 5 heures et se répète dans la journée à intervalles plus ou moins espacés. Parfois elle se produit après les repas, et provoque le rejet des aliments.

La toux est fatigante, irritante. Tout tuberculeux dans de bonnes conditions d'aération, de repos physique et vocal, doit voir disparaître sa toux, inutile et nuisible. Au sanatorium on fait l'éducation des malades, qui doivent respirer tranquillement par le nez et résister à l'envie de tousser.

Chaque malade peut réussir à ne pas tousser inutilement, s'il y applique sa volonté. Il peut s'aider de quelques précautions.

Par exemple pour calmer le picotement pharyngé qui le sollicite de tousser, il peut appliquer son mouchoir sur sa bouche et ses narines, ou sucer quelque pâte pectorale, ou avaler quelque tisane.

Il faut éviter les causes provocatrices, cris, efforts, les atmosphères remplies de poussières ou de tabac.

La toux nuisible est sèche et quinteuse, la toux utile est grasse, elle provoque l'expulsion d'un corps irritant, des sécrétions bronchiques ou des exsudats pulmonaires. Chez le tuberculeux au repos, les crachats remontent tout doucement et quand il en est temps une toux utile vide les bronches.

Il est nécessaire que le tuberculeux évacue ses crachats à l'extérieur, sans quoi il se produit une infection des voies digestives.

Les enfants ne savent pas cracher, certaines grandes personnes doivent aussi être éduquées à ce sujet.

L'expectoration est à peu près nulle au début de la maladie, elle se compose de crachats muqueux avec de rares îlots purulents.

L'expectoration des tuberculeux cavitaires[1], c'est-à-dire ayant des cavernes pulmonaires, est formée de pus : elle se produit plus abondante au réveil, son odeur rappelle celle du plâtre mouillé.

Le tuberculeux n'est pas toujours dyspnéique, c'est-à-dire n'a pas toujours de la difficulté pour respirer. Mais il faut faire surveiller médicalement tous les malades qui se plaignent d'accès d'asthme ou d'oppression aux changements de temps.

La bronchite ou inflammation catarrhale aiguë des bronches exerce une très mauvaise influence sur l'évolution de la tuberculose. Aussi est-il nécessaire d'éviter aux prédisposés, tous les refroidissements, courants d'air, sueurs nocturnes, froid aux pieds, séjour dans les pièces froides ou humides.

Chez un prétuberculeux toute bronchite nécessite le repos au lit, avec des boissons chaudes abondantes : une révulsion énergique, cataplasmes sinapisés pour les enfants, térébenthine et teinture d'iode pour les grandes personnes.

Il est bon de faire examiner les crachats des prétuberculeux atteints de bronchite, car des bacilles de Koch peuvent y être décelés dans cette période, tandis qu'il n'en existe pas dans les crachats en d'autres temps.

Sueurs nocturnes. — Les sueurs nocturnes ont longtemps passé pour un signe de début de la tuberculose.

A l'heure présente on croit qu'elles tiennent surtout à des fautes d'hygiène alimentaire, car elles disparaissent très vite durant une cure d'aération et de repos bien menée.

Quand un malade se plaint de sueurs nocturnes il faut surtout lui éviter les refroidissements et veiller à la propreté de son linge de corps et à l'hygiène de sa peau par des frictions sèches et des frictions humides.

1. Dont le poumon est usé par des tubercules dont le contenu s'est vidé formant des cavernes vides.

Enfants. — La tuberculose pulmonaire, assez peu fréquente chez les enfants, peut exister malgré un excellent aspect, c'est surtout l'instabilité du poids qui peut donner l'éveil.

Les autres formes de tuberculoses sont plus fréquentes et il faudra surveiller soigneusement les enfants souffrant de la hanche ou du genou, ils peuvent commencer une tuberculose articulaire. Ceux qui ont une déviation de la colonne vertébrale, ou qui en souffrent peuvent avoir une tuberculose osseuse (Mal de Pott).

Les enfants ayant des ganglions cervicaux, une hypertrophie des amygdales palatines ou des végétations adénoïdes sont aussi à surveiller.

Certains enfants qui ont des bronchites à répétition, ou qui présentent après la grippe, la coqueluche ou la rougeole une adénopathie trachéo-bronchique [1] persistante sont des prédisposés à soigner sérieusement [2].

Prédisposition à la tuberculose.

La tuberculose atteint plus ou moins les individus, suivant certaines conditions :

De 5 à 10 ans, elle fait un minimum de victimes ; de 30 à 45 ans un maximum.

Laënnec a fait une statistique dans laquelle les femmes étaient plus atteintes, ceci ne s'est pas vérifié par la suite : dans les milieux populaires des villes, les hommes sont plus souvent frappés.

Bertillon a trouvé que la mortalité était à peu près égale jusqu'à 15 ans, avec une légère prédominance féminine (Paris).

De 15 à 20 ans.. .	603	décès masculins contre	402	féminins.
De 30 à 35 ans.. .	893	—	475	—
De 70 à 75 ans.. .	201	—	113	—

1. Le diagnostic en est fait par le médecin.
2. Les otites, la gourme et les suppurations des doigts attribuées aux engelures sont aussi des signes de tuberculose au début.

En Prusse il meurt. . .	35	hommes adultes contre	28	femmes.
A Copenhague. . . .	32	—	26	—
Eu Suède.	34	—	25	—
En Amérique.. . . .	17	—	18	—
En Angleterre. . . .	24,6	—	24,8	—

C'est-à-dire que presque partout il meurt plus d'hommes que de femmes, sauf en Angleterre et en Amérique et que la différence de mortalité en faveur des hommes s'accentue de 30 à 35 ans.

Nous pensons qu'il faut invoquer l'action de l'alcool en interprétant ces chiffres. Sauf en Angleterre et en Amérique, dans la classe des travailleurs, les femmes boivent bien moins que les hommes.

A Paris c'est de 30 à 35 ans que doivent succomber les alcooliques porteurs de bacilles, beaucoup ayant contracté leurs funestes habitudes au régiment, ne résistent qu'une dizaine d'années au bacille de Koch.

Prédisposition individuelle.

Le bacille de Koch, petit et résistant, échappe à la destruction et se développe plus particulièrement sur les faibles et les débiles.

Congénitale. — Le Pr Landouzy a établi par de nombreuses recherches que certains individus sont des prédisposés : ceux qui sont nés avant terme, ou issus de parents tuberculeux ou alcooliques. Il a décrit le type du prédisposé à la tuberculose : maigre et petit, son squelette, étroit et mince a des extrémités graciles. Sa peau fine, molle, prend quelquefois une teinte grisâtre et se recouvre d'un pelage prématuré. De longs cils et des cheveux souvent roux ornent son visage pâle, aux veinosités transparentes. L'attention d'une personne un peu exercée est aisément attirée par l'ensemble de ces signes.

En dehors de la prédisposition congénitale à la tuberculose, il peut y avoir des prédispositions acquises durant la vie.

Acquise. — Les adolescents à croissance exagérée, dont le thorax est déformé par le manque d'exercice, le surmenage physique et intellectuel, peuvent aisément devenir la proie de la tuberculose.

Tous ceux qui ont des troubles respiratoires, qui diminuent leur capacité thoracique[1], ou des troubles circulatoires, qui empêchent le poumon d'être bien nourri, sont plus aptes que d'autres à contracter la tuberculose.

On peut classer les maladies prédisposant à la phtisie de la manière suivante :

Celles qui diminuent la résistance du tissu pulmonaire et provoquent la desquamation des bronches, comme la pneumonie, la bronchopneumonie, la bronchite;

Celles qui témoignent d'une défense de l'organisme, comme la pleurésie à frigore de Landouzy;

Celles qui débilitent l'organisme, comme la grippe. Certaines fièvres éruptives, la fièvre typhoïde, la rougeole, la variole, par exemple.

Certaines maladies chroniques prédisposent à la tuberculose. Comme le diabète, qui crée de plus un milieu sucré, favorable au développement des bacilles (Roux et Nocard). Comme les dyspepsies, les entérites chroniques, qui sont une entrave à la nutrition et à l'assimilation.

A côté de ces causes d'affaiblissement de l'organisme se placent la grossesse et la lactation, débilitantes par excellence.

Il est facile de conclure que tous les convalescents indigents seront des prédisposés; c'est pourquoi nous pensons que c'est une nécessité de créer une assistance obligatoire à cette catégorie d'individus.

Convalescents. — Au XVIIe siècle, l'Administration de l'Hôtel-Dieu était obligée de requérir la force publique pour vider les services des convalescents, qui ne savaient où aller et refusaient de sortir. En 1645, les de Fieubé ouvrirent, rue de la Bûcherie[2], un asile pour eux; cet exemple fut suivi, cinq ans plus tard, par Angèle de Faure, qui créa une autre maison, rue du Bac. Ces deux asiles furent détruits pendant la Révolution.

1. Au spiromètre un homme de 20 à 30 ans a une capacité de 3 litres, une femme du même âge de 2 litres.

2. Prieuré de Saint-Julien le Pauvre.

En 1819, M. de Montyon laissa plusieurs millions de revenus pour les convalescents; cet argent ne fut utilisé qu'en 1855[1], pour la création des Asiles de Saint-Maurice (hommes) et du Vésinet (femmes)[2].

En 1901, on a complété cette assistance par l'adjonction de maisons annexes qui logent les isolés pendant trois jours après leur sortie de l'asile, pour leur permettre de chercher du travail. Les hommes sont reçus à la maison des Célibataires, 4, rue Rondelet; les femmes, 6, rue Saint-Maur[3].

*
* *

Diagnostic. — Le médecin pourra établir un diagnostic précoce sur des données que nous ne signalons que pour mémoire.

L'*auscultation,* établie dans la tuberculose au début par Grancher, en 1898, est admirablement maniée par nos spécialistes.

L'*épreuve de la tuberculine.* La tuberculine est un produit dérivé des corps bacillaires. Koch, en 1890, avait cru trouver en elle un merveilleux moyen de cure. De nombreux accidents survenus au cours de son emploi firent tomber la méthode en grande défaveur : des chercheurs nombreux et avertis reprirent la question, et fixèrent une technique de préparation et d'emploi sans inconvénients pour le malade.

Le diagnostic repose sur le fait que l'homme sain n'est pas sensible à l'action de la tuberculine, et que le tuberculeux y est très sensible : une injection légère causera une réaction chez le porteur de bacille, et restera sans effet chez l'homme sain.

L'*examen radioscopique,* dont Bouchard a fait connaître les avantages à l'Académie des Sciences, en 1896, est de plus en plus utilisé dans le diagnostic des affections pulmonaires.

1. En 1821 la proposition de construire avait été repoussée par M. de la Bonnardière ; en 1837 par la Commission de l'Assistance publique qui n'avait été favorable à ce projet qu'en 1838.

2. Saint-Maurice, 450 lits ; Le Vésinet, 400 lits et 50 berceaux.

3. Dans ces maisons annexes le nombre des lits est insuffisant et la plus grande partie des malades déposés à midi, place de la Bastille, se trouvent sans abri et sans travail.

Le Dr Rist, secondé par le Dr Maingaud, utilise et perfectionne cette méthode dans le service du dispensaire Léon Bourgeois, à l'hôpital Laënnec.

L'*agglutination d'Arloing et Courmont* : la *recherche du bacille de Koch* dans les crachats, sont des méthodes de laboratoire couramment employées.

Conclusion. — Le dépistage précoce de la tuberculose et l'assistance aux individus menacés est un devoir pour tous les gens cultivés et soucieux des intérêts de la collectivité.

C'est une obligation de faire examiner les anémiques, les chétifs au thorax aplati ou déformé, les fébricitants, ceux qui « s'enrhument pour un rien » ou qui ont des ganglions[1].

1. G. Küss, *Traitement de la tuberculose pulmonaire*, 1911. Une grande partie de ce chapitre a été tirée du livre de G. Küss.

CHAPITRE VII

LA FAMILLE. — LE FOYER

Le Mariage.

Il est pénible d'admettre que tout alcoolique, tout syphilitique, tout tuberculeux par ignorance ou par intérêt, sans souci de ses devoirs vis-à-vis des autres peut contracter un mariage, contaminer son conjoint et donner naissance à des enfants malades ou débiles.

Le Pr Bouchard à propos de lutte antituberculeuse a demandé à la Commission permanente s'il était admissible que l'État intervienne dans le mariage des individus ? Personne n'a essayé de résoudre ce problème. Dans notre société civilisée, le remède paraît pire que le mal, et personne n'est disposé à limiter sa liberté !

En ce qui concerne la tuberculose, le mariage est nuisible au malade, à la famille, à la société.

En effet tout tuberculeux doit améliorer son régime alimentaire, augmenter son aération et éviter la contamination aux autres. En général le célibataire peut se soigner plus facilement, il a le libre usage de toutes ses ressources ce qui augmente ses chances de guérir. Il peut aisément coucher seul, ce qui évite toute contamination et assure au malade l'aération la meilleure.

L'homme tuberculeux à cause de l'excitation génésique et du surmenage qui en résulte a souvent au début du mariage des hémoptysies ; le médecin qui a déconseillé un mariage et n'a pas été écouté, se trouve fréquemment dès les premiers mois dans l'obligation de séparer les époux[1].

La femme tuberculeuse, ou contaminée par son mari, peut à l'occasion d'une grossesse ou d'un allaitement voir évoluer sa tuberculose, qui se termine fréquemment par la mort dans de telles circonstances.

En tous cas des époux malades donnent naissance à des enfants débiles ou prédisposés à la tuberculose.

La Société de prophylaxie sanitaire et morale, le Dr Cazalis au Congrès de 1905, ont proclamé que « l'examen médical avant le mariage s'impose à tout honnête homme ». Puisque nous n'admettons pas que l'État intervienne pour réglementer l'hygiène du mariage, c'est au public consciencieux et éclairé de répandre cette maxime et de donner l'exemple.

Cependant on réclame un examen médical pour le service militaire, où des malades ne sont nuisibles que d'une façon passagère. Ne pourrait-on avoir les mêmes exigences pour le mariage dont les conséquences sont durables pour la société ?

Un certificat médical délivré à la veille du mariage est difficile à établir, car le malade peut toujours dissimuler ses tares, en partie du moins.

Un livret sanitaire, tenu au courant depuis le passage de l'enfant à l'école, pourrait seul donner toutes garanties pour la délivrance d'un certificat médical.

Les jeunes hommes sains se procureraient le certificat avant la demande ; la jeune fille malade donnerait n'importe quelle raison pour ne pas se marier ; en tout cas tous les individus malsains seraient par cette formalité écartés du mariage sans que leur secret soit violé.

Si les individus sont libres de s'unir avec un malade, ils doivent le faire consciemment et en aucun cas, ils n'ont le droit de donner le jour à des enfants héréditairement tarés.

En Amérique et en Australie, la question semble devoir être résolue par la castration des malades, procédé énergique qui n'a aucune chance de succès parmi nous.

1. L'immoraliste, Gide.

Maternité et tuberculose.

Nous avons signalé en passant, le rôle de la grossesse dans l'évolution de la tuberculose. Cette question mérite d'être reprise en détails.

Grossesse. — La grossesse permet-elle une germination tuberculeuse chez une femme saine, mais prédisposée ?

On a pu citer quelques cas (Sanatorium d'Arosa) dans lesquels la grossesse a eu une influence favorable sur la maladie. Il s'agissait de femmes qui régularisaient un régime défectueux à propos d'une grossesse : ainsi les inconvénients de la gestation étaient largement compensés par l'hygiène générale et alimentaire. Ces cas sont tellement exceptionnels qu'ils ne peuvent servir qu'aux contradicteurs avérés.

La grossesse a généralement une influence désastreuse sur les prédisposés à la tuberculose et sur les phtisiques. C'est un terrible danger quand il s'agit d'une tuberculose laryngée. Les grossesses répétées sont particulièrement dangereuses.

Il faut surveiller toutes les femmes enceintes au point de vue tuberculose, surtout celles qui maigrissent, car la tuberculose évolue facilement sur les femmes enceintes pour les raisons suivantes.

La grossesse crée un état congestif de l'appareil respiratoire qui favorise la germination des bacilles saprophytes ; d'autre part la gestation surmène l'organisme maternel, tout en le déminéralisant, ce qui provoque une déchéance du terrain sur lequel les lésions tuberculeuses peuvent progresser rapidement.

Plusieurs cas peuvent se présenter. La phtisie existait à l'état latent : elle évolue plus ou moins brutalement à l'occasion d'une grossesse. Parfois la tuberculose ne se manifeste pas pendant la grossesse et elle éclate après si violemment que la mort se produit dans la quinzaine qui suit l'accouchement.

Le Pr Bar qui a beaucoup étudié la question suppose que la déchéance organique et le surmenage maternel ne suffisent pas à expliquer l'action de la grossesse sur la tuberculose :

il croit que la femme enceinte peut être privée d'anticorps, c'est-à-dire d'antitoxines[1] et que son organisme est sans défense pendant un temps, ce qui permet le développement des bacilles.

En tout cas chez les tuberculeuses avérées la grossesse est généralement mortelle. « Cette femme est vouée à une mort très probable et très prochaine, » a dit d'elle le Pr Bouchard.

Allaitement. — L'allaitement hâte encore cette évolution ; il doit être formellement déconseillé.

Aux faits cliniques et aux hypothèses faites sur ce sujet il faut donner la conclusion de Peter sur les cardiaques :

« Jeune fille pas de mariage, femme pas d'enfant, mère pas d'allaitement. » Si la tuberculeuse termine sa grossesse, que sera son enfant? nous allons voir qu'il sera sain, mais prédisposé.

Hérédité tuberculeuse.

L'hérédité, c'est la loi d'après laquelle les êtres vivants tendent à transmettre leurs propriétés à leurs descendants.

Hérédité vraie. — Les cellules génératrices peuvent-elles transmettre la tuberculose ?

Cette hérédité existe quelquefois ; les preuves en ont été apportées. En médecine humaine par Landouzy et H. Martin, Bar et Renon; en médecine vétérinaire par Sanson ; au point de vue expérimental par Landouzy et Laederich.

Les doutes les plus autorisés ont été émis contre une telle hérédité, en médecine vétérinaire par Gaertner ; en médecine humaine par Grancher et Hutinel.

L'hérédité par les cellules génératrices (ovule et spermatozoïde) est la seule réelle ; après avoir été une loi absolue pour les Anciens, elle a été mise en doute et les expérimentateurs ont démontré qu'elle était rare.

Infection intra-utérine. — Le fœtus peut être infecté pendant la vie intra-utérine, car les bacilles passent dans le sang de la mère[2] ; le placenta n'est pas un filtre parfait et peut

1. Voir 1re partie, chap. II, défense de l'organisme, p. 17.

2. La présence de bacilles dans le sang fait l'objet de recherches et de discussions (Debré, *Société d'Études scientifiques sur la tuberculose*, octobre 1912).

en laisser passer dans le fœtus. C'est là une contagion intra-utérine ; la mère tuberculeuse seule peut créer une telle contamination.

La science actuelle croit que la transmission directe du bacille soit sur l'œuf, soit sur le fœtus, sont des faits exceptionnels. Mais les hérédo-tuberculeux sont d'une infériorité organique flagrante ; beaucoup meurent en bas âge, les autres sont des débiles.

Hérédité de terrain. — On ne naît pas tuberculeux, mais tuberculisable, disait Peter. De nos jours, si l'hérédité d'infection paraît tout à fait exceptionnelle, l'hérédité de terrain est hors de doute.

Les hérédo-tuberculeux doivent être imprégnés de toxines qui, de la mère, passent au fœtus à travers le placenta.

Bouchard a fait de nombreuses expériences à ce sujet. Des bacilles introduits dans un fœtus animal disparaissent ; généralement on ne les retrouve plus au terme de la gestation. L'animal qui a subi l'inoculation intra-utérine résiste mieux qu'un autre à une nouvelle inoculation. Cependant, il est moins bien développé que les autres, moins apte à lutter contre l'infection. Les parents tuberculeux lèguent à leurs descendants une aptitude spéciale à laisser germer le bacille de Koch.

« Les parents ne transmettent pas à leurs enfants la tuberculose en nature, mais en expectative, en possibilité ; c'est l'hérédité de terrain » (Bouchard).

Les hérédo-tuberculeux ont le thorax étroit ; le cœur, l'aorte et les poumons petits[1].

On a même prétendu que la tuberculose se localise sur le poumon de même côté que le poumon malade chez les parents : il y aurait là un point de moindre résistance ?

Ogilvie rapporte que sur 5 enfants d'un père robuste et d'une mère tuberculeuse, 3 filles robustes vivant à la maison restent saines, 2 fils ressemblant à la mère et élevés au lycée se contaminent : contamination prouvant une prédisposition héréditaire marquée.

Contagion. — Dans n'importe quel milieu les hérédo-tuber-

1. Voir prédisposition congénitale, p. 94, chap. II, 1re partie.

culeux peuvent se contaminer plus facilement que d'autres. Le nouveau-né prédisposé est infecté après sa naissance par les bacilles du milieu familial, ce qui a pu faire penser que l'hérédité de germe était la règle. En réalité la tuberculose est presque toujours acquise.

Les hérédo-tuberculeux sont souvent scrofuleux ; ce sont des enfants pâles, bouffis, à la lèvre supérieure proéminente, au nez large, aux amygdales volumineuses, prédisposés aux maladies banales[1].

Fréquence. — Étant donnée la fréquence de la tuberculose dans les classes populaires des villes, on peut dire que chaque enfant du peuple a toutes les chances pour être issu d'un, sinon de deux tuberculeux.

Une statistique portant sur 4 000 enfants (des villes) fournit les chiffres suivants :

Sur 100	enfants dont	les parents sont indemnes il y a	25	tuberculeux	1/4.
Sur 100	—	le père est tuberculeux il y a	32	—	1/3.
Sur 100	—	la mère est tuberculeuse il y a	34	—	1/3.
Sur 100	—	les parents sont tuberculeux il y a	40	—	2/5.

La contagion étant plus certaine pour ceux qui vivent à côté d'un malade, on peut dire que ce tableau prouve que la tuberculose est acquise et que tout enfant de parents malades éloigné de son milieu n'a guère plus de chance d'être touché qu'un autre.

Il faut donc préparer la défense de l'organisme contre la tuberculose en luttant contre la prédisposition congénitale. Il est plus commode de fortifier l'individu que de détruire les germes multiples et dispersés partout.

En Angleterre, les conditions d'hérédité, de misère, d'alcoolisme, de contamination sont sensiblement les mêmes qu'en France ; pourtant la mortalité par tuberculose est moindre à cause de l'hygiène meilleure.

Pasteur, dans ses recherches sur la maladie des vers à soie, conseille de détruire les œufs des papillons infectés pour récupérer une race saine.

Comme l'a dit Grancher, il n'est pas question de brûler

1. Portrait de François II par Clouet.

les enfants malades, mais il faut concentrer tous les efforts sur les enfants sains placés dans un milieu tuberculeux.

La préservation est chose facile : Hutinel rapporte que sur 18000 enfants assistés il n'y a que 15 tuberculeux. Mercier, de Tours, que sur 100 enfants orphelins de parents tuberculeux 91 survivent en bonne santé. Dans les deux cas, le grand air a suffi à préserver les enfants de la tuberculose.

L'enfant de parents aisés a une famille instruite de son devoir qui peut le protéger. Pour l'enfant pauvre, le rôle de la société commence au jour de la conception : pour qu'il naisse robuste et sain, il faut assurer à la mère en gestation du repos, une alimentation convenable, des soins, une grossesse tranquille[1]. Pour que l'enfant se développe bien, il faut aider la famille durant ses premières années.

*
* *

Contagion familiale. — Au point de vue de la contagion tuberculeuse, la vie de l'enfant se divise en trois parties.

La période de 0 à 1 an durant laquelle la contagion est exceptionnelle et peut être facilement évitée.

La période de 1 an à 6 ans durant laquelle elle est fréquente.

La période scolaire de 6 à 12 ans où elle est plus rare.

Première période. — Le nourrisson.

La première année l'enfant relève de sa mère ou de sa nourrice : en bonnes mains il augmentera sa résistance et se développera bien.

Durant cette période l'enfant souffre surtout de son tube digestif ; la morbidité et la mortalité par tuberculose sont exceptionnelles.

Mais l'enfant peut se contaminer dans la petite enfance ; les bacilles ensemencés à cette époque attendent dans l'organisme une occasion favorable pour se développer.

1. L'Œuvre des Cantines maternelles nourrit les femmes enceintes de 5 mois au moins.

Pour éviter cette pénible éventualité il faut favoriser l'allaitement maternel. Ce qui peut se faire en attribuant au plus bel enfant ou à l'allaitement, des primes accessibles à toutes les mères.

Assistance aux mères. — Les femmes qui allaitent devraient pouvoir se consacrer à cette fonction mais puisqu'elles doivent continuer à fréquenter l'atelier en allaitant ; il faut encourager la création de crèches d'usines. Une crèche est obligatoire, en Italie et en Portugal, pour toute usine employant plus de cinquante femmes.

En France ce n'est pas une obligation ; mais il est à désirer que les industriels qui emploient des femmes ouvrent des nourriceries où la mère pourra déposer son bébé en arrivant au travail, l'y allaiter à plusieurs reprises et le reprendre le soir en quittant l'atelier.

Certains industriels procurent aux mères un repos d'un mois avant et après l'accouchement ; d'autres entretiennent à leurs frais une nourricerie où une gardienne déshabille et baigne les enfants à leur arrivée, les change dans la journée et les remet à la mère nourrice pour allaiter ou rentrer à la maison.

Il faut intervenir auprès de tous les industriels employant des femmes pour qu'ils fassent de semblables créations, dont les pouvoirs publics devraient se soucier davantage[1].

Les femmes pauvres, enceintes ou nourrices, doivent être assurées de trouver en dehors des soins qui leur sont donnés dans les services hospitaliers du repos et une alimentation saine et confortable.

Il existe à Paris des refuges pour les femmes abandonnées, les filles-mères, ou celles dont la fatigue et la misère sont telles qu'il leur est impossible de rester à leur foyer ; nous supposons qu'il existe des œuvres semblables dans beaucoup de villes sans les connaître.

Les femmes enceintes peuvent être accueillies à l'asile George Sand, 3, rue Stendhal ; l'asile Pauline Roland, 35, rue

1. Hayem, boulevard Voltaire, et Pinaud, 159, rue de Paris, à Pantin, ont des nourriceries modèles surveillées par un médecin.

La Compagnie de l'Ouest-État a organisé pour ses employés une crèche de 60 lits et un jardin d'enfants, boulevard de Clichy, ouverts depuis le 1er octobre 1912.

Fessart; l'asile Michelet, 135, rue de Tolbiac; aux asiles de la Société d'allaitement maternel, 203, avenue du Maine, etc. Dans presque tous ces asiles les enfants âgés de moins de 12 ans sont accueillis et les femmes peuvent en travaillant se constituer un petit pécule pour le jour de leur sortie.

Les accouchées sans ressources peuvent passer six semaines à l'asile de Fontenay-aux-Roses en sortant des maternités.

Celles qui sont isolées dans la vie peuvent s'engager comme nourrice à la Pouponnière de Porchefontaine[1] où il leur est loisible de nourrir leur enfant avec un autre et de recevoir un pécule de 30 francs par mois. Mais le nombre des places est limité et certaines femmes ne peuvent bénéficier de ces asiles, soit parce que leur santé les en écarte; soit parce qu'elles ont un mari, des enfants; soit parce qu'elles ignorent l'existence des œuvres ou redoutent de perdre leur liberté.

L'enfant est intéressant quelle que soit la mère; c'est pourquoi les cantines maternelles assurent une alimentation gratuite et des soins aux nourrissons, à toute mère qui allaite sans enquête d'aucune sorte. La cantine maternelle du XVIIe[2] arrondissement, ouvrant la voie à un mode d'assistance très intéressant, accueille toute nourrice et aussi toute femme enceinte de cinq mois munie d'un certificat médical le constatant.

Allaitement. — La femme tuberculeuse doit-elle nourrir? Pendant longtemps la contamination du lait de femme a été considérée comme un fait exceptionnel et on n'en citait qu'un cas publié par Roger et Garnier[3]. Depuis Moussu[4] a écrit que le lait de femme est souvent bacillifère.

En tous cas il ne faut pas qu'une tuberculeuse nourrisse :

pour elle-même d'abord, car l'allaitement fait évoluer une tuberculose même bénigne;

pour l'enfant ensuite, même si le lait ne contient pas de bacilles, il est insuffisant ou anormal.

D'autre part le contact intime avec une nourrice tuberculeuse fait courir au nourrisson le risque de se contaminer par les crachats, danger qui persiste dans l'allaitement artificiel.

1. D'autres pouponnières se sont ouvertes depuis quelques mois.
2. Ceci a été généralisé dans toutes les cantines parisiennes.
3. *Société de biologie*, 24 février 1900.
4. Vétérinaire, professeur à l'École d'Alfort.

Berghinz cite le cas d'une mère tuberculeuse ayant contaminé son enfant nourri de lait stérile et de soupes bien cuites parce qu'elle soufflait dessus pour les refroidir. Demme rapporte qu'une nourrice sèche contagieuse perdit quatre nourrissons de tuberculose intestinale : elle prenait dans sa bouche pour la refroidir la bouillie destinée aux enfants. C'est une pratique fréquente dans le peuple et chez les paysans.

Il est donc nécessaire dans les bureaux de nourrices d'écarter les tuberculeuses autant que les syphilitiques.

Allaitement artificiel. — Toute femme n'est pas une bonne nourrice. Certaines ouvrières en atelier donnent un lait pauvre et quelquefois toxique à leurs enfants. D'autres seraient épuisées par un allaitement.

Il faut aider les mères par un allaitement artificiel donnant toute sécurité et pour cela créer des dispensaires où du lait stérile sera distribué.

Pour beaucoup d'auteurs le lait de vaches atteintes de « pommelière » est vecteur de tuberculose.

Koch et Behring, soutenant chacun une thèse contraire, ont lutté pendant des années à ce propos.

Il est en tous cas préférable de stériliser le lait des nourrissons, comme cela se pratique dans les gouttes de lait, les consultations de nourrissons créées par le Pr Budin en France et dont le type parfait est la fondation Budin, 91 bis, rue Falguière.

Dans les installations faites pour la puériculture on use du lait de vaches soumises à l'épreuve de la tuberculine, comme à la Pouponnière ; mais pour que ce procédé ne soit pas très coûteux, il faut réunir un grand nombre de nourrissons et entretenir près d'eux plusieurs vaches.

Vœux. — Le IVe congrès international d'assistance publique et privée qui s'est tenu à Milan en 1906 a résumé les desiderata des ligues nationales et émit le vœu qu'une alliance se fasse entre les œuvres pour lutter contre la morbidité et la mortalité infantile.

Ces desiderata sont résumés dans les vœux suivants :

I. Procurer un repos aux femmes durant les derniers temps de leur grossesse et les premières semaines suivant leur accouchement. Faciliter de toutes manières leurs fonctions maternelles et la préservation du nourrisson par des assurances maternelles, des mutualités (il faut ajouter des pouponnières).

II. Encourager l'allaitement au sein maternel.

III. Faciliter les consultations de nourrissons qui surveillent les enfants et la distribution de bon lait pour que les enfants pauvres que les mères ne peuvent allaiter soient bien nourris.

IV. — Faire de la propagande active en faveur des mesures d'hygiène trop souvent ignorées ou inconnues se rapportant à l'élevage du nourrisson.

V. — Organiser une surveillance efficace sur les enfants mis en nourrice, en sevrage ou en garde moyennant salaire ; à propos desquels fut faite en 1874 l'excellente loi Roussel, qui n'est malheureusement pas appliquée. La Grande Bretagne s'en est emparée en 1897 et l'applique partout avec rigueur.

Deuxième période. — De 1 à 6 ans.

La seconde période de contagion tuberculeuse s'étend de 1 à 6 ans ; dans celle-ci l'enfant pauvre des villes est en grand danger de contagion tuberculeuse.

La mortalité par tuberculose à peu près nulle dans les premiers mois est sans cesse croissante jusqu'à 2 ans, âge maximum de la morbidité ; la mortalité reste à peu près stationnaire jusqu'à 4 ans, puis décroît jusqu'à six.

Les enfants se contaminent surtout de 1 an à 2 ans ; c'est-à-dire au moment où ils ne quittent pas leurs mères.

« L'enfant, victime de l'insuffisance des ressources pécuniaires, non seulement vit et mange dans la même chambre que le tuberculeux, mais encore couche avec lui » (Lemoine du Val-de-Grâce). Sur 536 soldats tuberculeux 370 se sont contaminés au foyer familial.

Les bacilles pénètrent dans l'organisme des enfants sous l'œil des mères parce qu'elles sont ignorantes.

Devoirs maternels. — L'État et la commune peuvent bien assurer la salubrité générale de la cité : mais leur intervention doit cesser à la porte du domicile où la femme est maîtresse. C'est elle qu'il faut éduquer, instruire du danger et de ses remèdes.

La femme ne connaît pas assez ses devoirs et ses responsabilités. La jeune fiancée ne sait rien de son rôle de mère et c'est d'elle que dépendra la santé et la vie des enfants. Il faut donc initier la jeune fille aux pratiques de l'hygiène alimentaire de l'enfant ; à ses besoins sanitaires. Cette éducation se fait actuellement à l'Institut de puériculture de Porchefontaine, où les élèves de l'école normale de Fontenay et des bénévoles de diverses origines font des stages. Un enseignement plus théorique est donné à la Fondation Budin, et des cours de puériculture publics sont faits à l'hôpital des Enfants Assistés par le Dr Variot.

Dans une famille aisée, il faut particulièrement instruire la bonne d'enfant qui souvent s'entend avec la grand'mère, la tante ou la voisine pour contrevenir aux prescriptions maternelles. La mère doit instituer un traitement simple et hygiénique, dont la justesse et l'utilité seront reconnues par la bonne. Si celle-ci est sensée, de l'incrédule indifférente, la mère pourra faire une adepte qui plus tard mettra les règlements hygiéniques à profit dans son ménage et en instruira les voisines.

Les mères les plus pauvres, harassées par le travail et la misère aiment leurs petits : pour beaucoup c'est la seule raison d'accepter conseils et leçons. Toutes désirent sauver leurs enfants : elles rêvent de les rendre sains et robustes, dès qu'elles ont compris l'influence de l'hygiène. La pesée des enfants est un moyen extrêmement démonstratif pour les ignorantes. La mère s'inquiète ou se réjouit vite d'un gain ou d'une perte de poids : elle serait incapable de constater d'autres déchéances.

*
* *

Contacts dangereux. — Le bacille de Koch peut pénétrer dans l'organisme par les voies aériennes (larynx, nez), par le tube digestif, et plus exceptionnellement par voie directe ; c'est-à-dire par la peau.

Cependant la fréquence du lupus (tuberculose cutanée — tache de vin) de la joue ou du nez s'explique chez l'enfant par le transport du bacille par le baiser, le mouchoir ou le doigt.

L'enfant est une victime involontaire. C'est pourquoi il faut mettre les familles en garde contre le baiser banal. La mère qui craint de s'y opposer manque à son devoir envers l'enfant. Pour l'exemple il faut habituer les membres de la famille à l'embrasser au front seulement. En le défendant contre les gens sains et les malades on ferme la source de contagion. Nicolas Andry (1741) avait eu ce pressentiment en écrivant : « Les premiers venus appliquent leurs lèvres souvent très malpropres sur les joues tendres et délicates des enfants, c'est une grave imprudence[1]. »

Il ne faut pas se servir de salive pour nettoyer les écorchures ou pour humecter un taffetas ou un papier gommé ; coutumes répandues chez nombre de grandes personnes et habituelles chez les enfants. Il est bon de poser un papier sur la tablette des W.-C. de façon à éviter tout contact malsain (Ligue internationale des mères de famille).

Les médecins bretons signalent la fréquence de la contamination par le cuir chevelu, criblé de poux, que l'enfant gratte et que la mère humecte de salive. On rencontre 75 pour 100 d'adénites chroniques en Bretagne ; chez des enfants atteints de dyspepsie parce qu'ils ont été nourris de bouillie dès le premier mois. C'est cette tuberculose latente née de la malpropreté et de l'ignorance des mères qui éclate chez nos soldats et nos marins bretons dès le début du service militaire, chez les immigrés bretons dès leur arrivée à la ville.

Comme les lésions de grattage, l'eczéma, l'impétigo qui mettent le derme à nu et l'irritent, favorisent l'inoculation directe par des doigts contaminés.

Mais cette contamination directe est rare, elle donne lieu à des tuberculoses atténuées.

Voie digestive. — La tuberculose contractée par le tube digestif est beaucoup plus fréquente. Elle se produit par la nourrice sèche ou la gardienne tuberculeuse portant les aliments de l'enfant à sa bouche pour les refroidir, ou les souillant durant leur préparation : par le lait des vaches tubercu-

1. Nicolas Andry, 1741. « L'orthopédie ou l'art de prévenir et de corriger dans les enfants les difformités du corps, le tout par des moyens à la portée des pères et des mères, et de toutes les personnes qui ont des enfants à élever. »

leuses dont nous reprendrons l'étude avec celle des viandes contaminées.

Mais la plus importante cause de contamination, c'est l'obstination avec laquelle l'enfant porte tout à sa bouche : un caillou ramassé sur la voie publique, un bouton trouvé sur le plancher souillé par les semelles des chaussures malpropres.

La tuberculose est rare avant un an, moment où le bébé commence à se saisir de tout ce qui est à sa portée pour le mettre dans sa bouche. La mère soigneuse saura le placer à l'abri de toute matière sale ou infectieuse, si elle est instruite du danger à éviter. La préservation de l'enfance contre la contagion est une des précautions les plus rationnelles pour empêcher la propagation de la tuberculose.

Dans certains intérieurs on est écœuré de voir un enfant sale se traîner sur le sol couvert de débris alimentaires, qu'il ramasse et porte à sa bouche, tranquille, sous la table sur laquelle traînent les restes du repas. Ailleurs un enfant est posé sur un tas de linge sale, les blanchisseuses usent de ce procédé pour éviter à l'enfant les heurts sur le sol dur de la pièce.

Des gens, soigneux par ailleurs, laissent les enfants souffler dans des trompettes, des flûtes achetées au dehors, sans en laver l'embouchure. Par ces véhicules on contracte non seulement la tuberculose, mais la diphtérie ou la syphilis ceci soit dit en passant. Nous n'avons rien réformé depuis le temps où Nicolas Andry écrivait contre les sifflets : « L'enfant porte à la bouche ces chifflets, qui, quelquefois sont encore pleins de la salive des domestiques malpropres qui y ont chifflé. Jugez de ce qui en doit arriver. »

Le bacille tuberculeux déposé dans la bouche pénètre à travers la muqueuse par de petites ulcérations. Souvent il se localise aux amygdales, bourrées de phagocytes actifs. D'autres fois il progresse vers les ganglions du cou ; si leur réaction est très vive il peut être arrêté et détruit ; si elle est faible il reste prisonnier, d'autres s'adjoignent à lui, les bacilles s'accumulent, vivants, constituant une tuberculose latente. Par le même mécanisme les ganglions thoraciques peuvent être infectés aussi par les microbes qui franchissent les premières barrières. Si l'organisme faiblit pour une raison quelconque, les bacilles échappent aux globules blancs et pullulent : la tuberculose entre en évolution,

Enfin la contamination s'effectue surtout par les voies aériennes, par les poussières.

Voies respiratoires. — Il y a donc deux portes d'entrée importantes : l'intestin et le poumon.

L'enfant qui commence à marcher est couché ou assis dans une chambre souvent malsaine donnant sur une cour noire ou une rue étroite ; parfois il n'y a qu'un lit pour toute la famille. L'enfant indigent dont les parents n'ont pas le temps de sortir se trouve au moment de son développement sans oxygène, ni soleil dans un air vicié chargé de poussières pathogènes, souillé par de trop nombreux habitants et un fourneau.

Le gain de la consultation de nourrissons est perdu par le séjour dans un tel milieu ; l'asepsie du lait est largement compensée par la tétine qui traîne sur le sol ou le bâton de guimauve attaché à la ceinture du tablier par une ficelle.

L'enfant qui sort avec sa mère ou sa bonne dans nos squares joue dans un sable malpropre souillé par les passants au voisinage des bancs où séjournent les vagabonds et les malades.

Il est de toute nécessité de créer des jardins pour enfants, ce vœu a été réalisé par l'Œuvre d'assistance maternelle et infantile de Plaisance, 66, rue Vercingétorix, qui offre aux mères et aux petits un terrain de 1 500 mètres où un abri a été installé ainsi que des water-closets à côté de pelouses et de sable propre. Les enfants sains y sont seuls admis.

Le logis et son entretien.

Lumière. — L'enfant pour se bien développer doit vivre dans une atmosphère saine. « La fleur humaine est de toutes les fleurs celle qui a le plus besoin de soleil[1]. » Par conséquent dans le choix d'un logement avec la bonne disposition des locaux la ménagère soucieuse de la santé des siens doit rechercher l'air et la lumière.

En particulier dans la lutte antituberculeuse au logis l'action de la lumière sur les bacilles est à retenir. Koch et

1. Michelet.

Migneco ont prouvé expérimentalement que les bacilles perdent leur virulence au bout de 3 heures, et meurent après 5-7 heures d'exposition à la lumière solaire. Kolle et Hétoche ont établi que la lumière diffuse tue le bacille de Koch en quelques jours, même dans les crachats, quand ils ne sont pas trop épais.

Les observateurs ont constaté l'action antiseptique des rayons lumineux avant que la science dévoile leur action sur les microbes. « Là où l'air et le soleil n'entrent pas, le médecin entre souvent » dit un vieux proverbe persan.

Un logement lumineux sera souvent salubre, car l'ombre et la saleté vont de pair : au soleil les poussières font honte, dans l'ombre on oublie qu'elles sont dangereuses.

Propreté. — La ménagère propre n'est pas toujours raffinée. Les poussières, déplacées par le plumeau, quittent le sol, se réfugient sur les corniches d'où un coup d'air les délogera, elles finiront par pénétrer dans les poumons. Il est difficile d'obtenir des ménagères et des serviteurs le nettoyage du sol des chambres par un linge humide.

Ce sera une profonde révolution dans nos mœurs domestiques le jour où on captera les poussières pour les brûler, où les water-closets de toutes les maisons seront immaculés et le linge sale recueilli dans des sacs !

La plus modeste ouvrière doit être propre ; si la femme néglige son logis, le mari va au cabaret où se prépare la misère, la tuberculose et la folie.

Salaire. — Voici à peu près l'histoire d'un ménage ouvrier parisien. Un ouvrier gagnant 6 francs par jour épouse une ouvrière en gagnant 3, ils s'installent dans un logement de deux pièces, un enfant survient, la dépense augmente, le gain diminue parce que la mère doit s'occuper du petit. Dès qu'il y a plusieurs enfants la mère ne peut plus travailler, le gain du mari doit suffire, or il n'augmente pas aussi vite que les dépenses. On prend une seule chambre.

La femme fatiguée, énervée, néglige le ménage ; les enfants crient ; le père se trouve mieux dans le cabaret lumineux et chaud que chez lui, il devient alcoolique. Le gain se réduit encore, et souvent avec la misère et l'alcool la tuberculose s'installe au foyer.

Chaque année des centaines de familles sont frappées de cette manière par la maladie [1].

Il est de toute première importance d'intervenir au moment de la naissance d'un enfant ou de la maladie du père, pour encourager la mère, l'aider à vaincre les difficultés de l'heure. Certaines œuvres y réussissent, telles sont la Mutualité maternelle, les Visiteurs, l'Amicale qui se font une règle d'assister les familles relevables. En intervenant à temps on évite la ruine physique et morale des ménages ouvriers qui sont découragés et à jamais perdus, si le secours ne vient que sous forme d'aumône après une longue lutte où le foyer a sombré.

Propreté corporelle. — Dans le logis propre doivent vivre des individus propres.

La peau élimine chaque jour, sans laisser de traces d'humidité : 1 000 grammes d'eau ; les poumons en éliminent 500 grammes, les reins : 1 400 grammes.

La peau élimine par conséquent un tiers de la quantité d'eau éliminée chaque jour, à l'état normal. Si le poumon est congestionné l'élimination cutanée augmente, c'est le cas chez les tuberculeux.

L'eau éliminée contient des déchets organiques nuisibles des urates, causes de rhumatisme; des sucres (diabète); parfois des toxiques comme le plomb ou le mercure.

Si la peau ne fonctionne pas, le rein surchargé de besogne se fatigue, une lésion rénale se constitue.

Un lapin dont un quart de la surface cutanée est enduite de vernis meurt en 48 heures.

Les brûlés dont la surface cutanée est détruite sur une assez grande étendue meurent très vite empoisonnés.

Beaucoup d'enfants d'ouvriers à la propreté apparente parce qu'ils se lavent le visage et les mains, ont le corps couvert de crasse qui dégage une odeur répugnante et nauséeuse un grand nombre de parasites prêts à pénétrer dans l'organisme y vivent.

1. Mais ce sont les taudis et les foyers sans flamme,
Les bouges sans soleil pour le corps et pour l'âme,
Et les réduits infects, pleins de navrants secrets,
Qui font rester le pauvre au fond des cabarets (Manuel. *Les Ouvriers*).

Certaines mères croient malsain d'enlever la crasse de la tête des enfants ou de les baigner. En Palestine, pour entrer à l'hôpital de la Sainte-Famille (Saint-Vincent de Paul), il faut prendre un bain. Des mères remportent leur enfant gravement malade plutôt que de le voir mis dans une baignoire. Si nous désirions imposer un bain à nos petits malades, beaucoup de mères parisiennes imiteraient les indigènes de Palestine.

Le moyen le plus simple de remédier à la malpropreté est d'instituer des bains-douches à la portée de tous, près des ateliers, dans les maisons ouvrières. Une canalisation d'eau tiède terminée par une pomme d'arrosoir, voilà un bain-douche organisé. Sous la pluie on peut se savonner et se rincer. Le coût d'un bain-douche à Paris est de 0 fr. 25, à Bordeaux de 0 fr. 20.

Certaines usines, comme les usines à gaz, ont des bains-douches gratuits, les employés ont une quasi-obligation de s'en servir. Certains industriels accordent un bain-douche hebdomadaire au personnel, ainsi la Pharmacie centrale de France, rue des Nonnains d'Hyères.

Les sociétés d'habitations à bon marché ont installé des bains-douches. Moyennant une très faible rétribution, certaines organisations d'hydrothérapie populaire accordent des bains-douches pour presque rien et attribuent des bons gratuits aux dispensaires [1].

Par malheur dès que le temps nécessaire pour prendre un bain-douche est à prélever sur les heures de liberté de l'ouvrier il n'en fait pas usage, même si le bain-douche est dans la maison. Il faut prévenir le concierge, car l'eau chaude coûte trop cher pour la laisser à la disposition des locataires, c'est un effort qu'il n'est pas possible d'obtenir.

Dans certaines écoles (rue Lacordaire, rue Charles Baudelaire) il existe des bains-douches à côté du local réservé à l'enseignement manuel ou ménager. On a dit que l'enfant avait horreur de l'eau tiède, c'est une erreur, seulement il n'en a pas l'habitude. C'est la famille qui fait des objections

1. Fondation Maria Chauvière, rue de la Convention. Bains populaires, rue de la Goutte d'Or et rue de Bretagne.

en prétendant que l'enfant est délicat, qu'il s'enrhume facilement ou qu'il est inconvenant de le montrer nu à ses camarades. Bien souvent cette pudeur cache la crainte de laisser connaître sa misère, certains enfants n'ont pas de linge sous leurs vêtements extérieurs !

Ainsi que le disait Jules Simon, nous changeons de vêtements et il est d'une bonne hygiène d'en changer le plus souvent possible, mais nous ne changeons pas de peau et les gens malpropres portent partout avec eux pour leur malheur et pour le malheur de ceux qui les approchent, le germe de toutes les maladies.

Conclusion. — Chacun devrait être instruit et convaincu de la nécessité de l'air pur, abondant et renouvelé, de la propreté du corps et du logis, de la sobriété et de la nécessité des exercices au grand air.

Malheureusement ces idées sont plus difficiles à répandre que la terreur irraisonnée du mal, qui est souvent le résultat des enseignements antituberculeux.

C'est par la ménagère, la mère qu'il faut commencer. Toutes les jeunes filles de 14 à 18 ans devraient être astreintes à suivre un cours destiné à leur apprendre leur devoir de mère et de bonne ménagère, par des exemples et des exercices pratiques.

Il est nécessaire pour convaincre les masses de leur apprendre de bonne heure que l'entretien du corps est un devoir envers soi et envers son prochain ; de leur enseigner la manière d'élever les enfants, de les préserver des maladies et la façon de procurer à sa famille une nourriture saine et économique.

L'éducation populaire doit être un moyen de lutte antituberculeuse. Elle doit montrer les méfaits de la contagion, mais aussi la lenteur avec laquelle elle s'installe et le faible danger que représentent pour la société les tuberculeux stérilisés.

Troisième période, de 6 à 12 ans.

Dans la 3e période de la vie enfantine, de 6 à 12 ans, la tuberculose est bien peu fréquente car elle correspond à la période scolaire.

Or il y a plus de sources d'infection au foyer qu'à l'école. Nous étudierons cependant cette période dans un chapitre spécial, car c'est à l'école qu'on peut fortifier l'enfant et l'éduquer au point de vue sanitaire.

Prophylaxie.

Le nombre des décès par tuberculose augmente à la puberté, c'est de 18 à 35 ans que la maladie fait le plus de victimes. Il faut rechercher la tuberculose par tous les moyens pour la soigner au début.

L'État peut intervenir efficacement dans ce sens en créant des sortes de conseils de revision, renouvelables en toutes circonstances : entrée à la crèche, à l'école, en apprentissage ou dans une carrière, arrivée au régiment ou admission à un emploi. Cette mission devrait être confiée à des médecins spécialement entraînés, choisis et payés par l'État ou la municipalité.

De tels examens démasqueraient les tuberculeux gras, qui n'inspirent pas de défiance, chez lesquels la tuberculose évolue lentement sans détériorer l'organisme ; ce qui ne les conduit pas moins à l'infection tuberculeuse au dernier degré et à l'état de contagieux.

Connaître le mal n'est pas toujours suffisant. Un gros obstacle à l'établissement d'une prophylaxie antituberculeuse, c'est l'indifférence ou l'optimisme des malades qui, le premier moment passé, repoussent tous les soins, même quand le mal leur est entièrement révélé. Un optimisme déconcertant se voit très souvent chez des médecins tuberculeux, ceci étant, il n'est guère possible d'espérer que tous les malades seront convaincus et disciplinés.

Dès que l'existence de la tuberculose est démontrée, quels moyens de préservation la société aura-t-elle contre la famille atteinte?

La tuberculose aux termes de la loi de 1902 est une maladie contagieuse dont la déclaration est facultative : en réalité elle n'est jamais faite. En certains pays la déclaration est obligatoire ; en France, les moyens de désinfection sont encore si restreints qu'il ne serait pas possible de désinfecter tous les foyers contaminés même si la déclaration était faite. Mais une semblable obligation aurait l'avantage d'éduquer les chefs de famille de leurs devoirs vis-à-vis de la collectivité.

Un autre obstacle à la prophylaxie, c'est l'opinion publique qu'on peut espérer modifier. En 1890, à l'Académie de Médecine, Brouardel, Dujardin-Beaumetz, Nocart, Verneuil, Villemin demandèrent la désinfection des locaux tuberculisés. Les autres membres de la Société scientifique obtinrent au contraire que cette discussion ne franchirait pas le seuil de l'Académie « pour ne pas effrayer les familles ».

En 1898, l'Académie a voté à l'unanimité la publicité du danger tuberculeux et des mesures prophylactiques ! Ce qui prouve que les idées font leur chemin, le public s'habitue aux dangers et aux inconvénients qui en résultent. Nous sommes en droit d'espérer que la déclaration obligatoire deviendra un vœu public[1].

La prophylaxie antituberculeuse dans la famille peut être aussi assurée par les dispensaires et les sanatoria[2]. Les uns en répandant les notions d'hygiène et proclamant les dangers de la tuberculose. Les autres en hospitalisant le tuberculeux curable ou contagieux, soit pour faire une cure et une éducation du malade, soit pour éviter qu'il contamine son milieu.

Cette action prophylactique doit être complétée par la création de caisses de secours, car le tuberculeux au début refuse d'abandonner son travail pour la louable raison qu'il a une famille à nourrir, pour vaincre sa résistance il faudra assurer la vie des siens grâce à l'assistance publique et aux œuvres privées[3]. Pour les enfants l'hospitalisation est toujours plus facile: quand la mère ne s'oppose pas à leur départ pour des raisons sentimentales.

La préservation de la famille saine contre la tuberculose comporte : l'amélioration du logis et la réglementation de la durée du travail et de son salaire, charges qui incombent aux pouvoirs publics, ainsi que les mesures de désinfection et d'hygiène générale.

1. Voir p. 187, chap. x, 1re partie. Désinfection et déclaration obligatoires.
2. Voir p. 158, chap. ix, 1re partie. Dispensaires et sanatoria.
3. Voir Amicale de Bligny, p. 169.

L'amélioration des conditions d'hygiène générale et alimentaire est l'affaire des œuvres privées et des particuliers.

Au point de vue alimentaire [1], la création de coopératives, l'éducation ménagère ėt antialcoolique sont d'intérêt capital : à coté des conditions nécessaires de propreté.

L'amélioration des conditions d'aération a la même importance. L'aération du logis (maisons salubres, jardins ouvriers) ; l'aération des enfants après l'ablation des amygdales et des végétations adénoïdes, durant la convalescence de certaines maladies (coqueluche et rougeole) ; l'envoi aux sanatoria maritimes, pour les lésions au début sont autant de mesures prophylactiques nécessaires près desquelles viennent se placer les œuvres d'aération des enfants sains (Œuvre Grancher, colonies agricoles, colonies de vacances). Dans cette action prophylactique tous les efforts doivent être coordonnés, nous y reviendrons dans les détails.

1. La solution des questions douanières peut aussi contribuer à l'amélioration des conditions matérielles.

CHAPITRE VIII

LA TUBERCULOSE A L'ÉCOLE

Dans la période scolaire, de 6 à 15 ans à peu près l'enfant échappe en partie à la tuberculose, parce qu'il échappe à la contagion familiale, que la contagion d'enfant à enfant est fort rare; mais aussi parce que l'enfant est très vivace à cet âge.

Statistique. — Même lorsqu'il est porteur de tuberculose ganglionnaire latente, l'enfant a une résistance merveilleuse. Son énergie de croissance tient en respect la puissance de germination tuberculeuse.

Nous pouvons en donner un exemple personnel. Sur 2 684 enfants ayant fréquenté notre consultation du 16 janvier 1905 au 31 décembre 1910, nous n'avons enregistré, en recherchant tous les enfants, que 23 décès[1] : or, tous ces enfants sont fils de tuberculeux, soignés par nous d'une façon continue et d'indigents inscrits au bureau de bienfaisance.

La mortalité a été de 0,84 pour 100 sur des enfants de parents misérables et malades.

En 1905 le Pr Grancher a examiné 4 226 enfants des écoles primaires de Paris : il a été constaté combien la tuberculose pulmonaire était exceptionnelle; par exemple 1 sur 438 enfants à l'école de la rue de l'Amiral-Roussin. En revanche beaucoup étaient tuberculeux en puissance, c'est-à-dire porteurs de légères modifications pulmonaires de la respiration, ou des ganglions cervicaux ou trachéo-bronchiques.

1. Statistique de l'office antituberculeux Jacques-Siegfried-Albert Robin, établie sur les enfants de 4 à 12 ans.

Rue de l'Amiral-Roussin, sur 438 garçons, 62 sont atteints, soit 14 pour 100 :

1 de tuberculose ouverte,
15 de légères modifications pulmonaires,
45 de ganglions trachéo-bronchiques.

sur 458 filles, 79 sont atteintes, soit 17 pour 100 :

0 tuberculose ouverte,
28 de légères modifications pulmonaires,
51 de ganglions trachéo-bronchiques.

Rue Blomet, sur 994 garçons, 111 sont atteints, soit 11,16 pour 100.

D'Espine a publié une statistique dans laquelle il fixe le chiffre des tuberculeux en puissance à :

11-15 pour 100 chez les garçons,
17-20 — chez les filles.

Les enfants surveillés à l'office antituberculeux de l'hôpital Beaujon sont tous porteurs de bacilles, dont la présence dans l'organisme se manifeste par des végétations adénoïdes, des ganglions trachéo-bronchiques ou cervicaux.

On a parfois considéré comme des prédisposés à la tuberculose, les enfants scoliotiques.

La mauvaise attitude pour écrire exagère, mais ne crée pas la scoliose. L'enfant se tient mal parce que ses résistances rachidiennes sont affaiblies.

Ducroquet a défendu l'écriture penchée en vain, la commission au ministère de l'Instruction publique a adopté l'écriture droite sur la constatation que les filles qui sont plus soutenues que les garçons ont moins de déviation de la colonne vertébrale sur 100 :

15,2 filles ont une déviation contre [1]
19,2 garçons.

Dans les écoles lyonnaises Gérard-Monod a fait une statistique pour prouver l'action des conditions générales sur la scoliose.

Sur 1 645 enfants bourgeois (2e arrondissement) et 1 562

1. La statistique parisienne diffère de la lyonnaise sur ce point.

enfants pauvres (3e arrondissement), il a pu établir que la scoliose était bien plus fréquente chez les pauvres, dans des conditions analogues :

	FILLES	GARÇONS	TOTAUX
Bourgeois			
6 à 9 ans	0	0	0
9 à 11 ans	1 p. 100	0	0,6 p. 100
11 à 14 ans	3 p 100	1 p. 100	1,9 p. 100
Pauvres			
6 à 9 ans	0,8 p. 100	1 p. 100	0,9 p. 100
9 à 11 ans	2 p. 100	1,8 p. 100	1,9 p 100
11 à 14 ans	6,7 p. 100	3,4 p. 100	4,8 p. 100

Éducation. — En France, l'instruction est obligatoire; l'État a des obligations morales vis-à-vis des écoliers, soit dans ses écoles, soit dans les écoles libres.

Tout maître doit veiller à l'éducation des élèves qui lui sont confiés, et protéger leur vie et leur santé.

Longtemps l'éducation intellectuelle seule a préoccupé les pouvoirs publics, à l'heure présente il se produit une réaction contre cette manière de voir. L'éducation physique est réclamée par tous les individus préoccupés de la santé publique.

Nous assistons à une réaction semblable à celle de la Renaissance contre l'École du Moyen Age; réaction à laquelle prirent part Erasme, Rabelais, Marot[1], Montaigne. Ce dernier écrivait pour les enfants de la comtesse de Foix des conseils dignes d'orner les salles de nos écoles. « Ce n'est pas assez, disait-il, de lui roidir l'âme, il lui faut aussi roidir les muscles..... Acharnez-vous afin qu'il ait plutôt la tête bien faite que bien pleine. »

Or nos programmes sont absurdes : pour des enfants d'ouvriers destinés en majorité à devenir des ouvriers il faudrait une instruction simple et pratique. La plupart oublient

1. En effet, c'étaient de grandes bestes
Que les régents du temps jadis :
« Jamais je n'entre en Paradis
S'ils ne m'ont perdu ma jeunesse ! » (Marot).

après le certificat d'études ce qu'ils savaient avant, faute d'éducation familiale. Ceux qui désirent savoir ont toutes facilités pour continuer à s'instruire ; ceux qui préfèrent un métier manuel ont tout intérêt à connaître des choses simples dont ils auront à user dans leur travail. On a proposé de s'astreindre à enseigner à tous les enfants des écoles primaires, la lecture, l'écriture, les quatre règles, le système métrique ; à les entraîner à prendre un croquis et à écrire une lettre : pour tous la gymnastique et le travail manuel sont des matières de première nécessité, à l'occasion desquelles il est facile de donner des notions d'hygiène. Cette manière de voir n'a pas trouvé de nombreux partisans parmi les membres du corps enseignant.

Puisque la discussion des programmes n'a pas sa place ici, il faut examiner par quelles voies la santé des écoliers peut être améliorée.

Il faudra écarter toute contagion de l'école, en la rendant salubre. La commission permanente de la tuberculose a discuté la responsabilité du maître qui laisse contracter une maladie à ses élèves par l'inobservance de précautious d'hygiène, c'est une intéressante conception nouvelle.

En second lieu il faudra augmenter la résistance des individus susceptibles d'être contaminés, c'est-à-dire rendre les élèves plus robustes.

I. — Lutte contre la contagion.

La tuberculose des écoliers, comme celle des militaires, peut être due à la contagion, ce qui est fort rare, elle peut être l'évolution d'une tuberculose latente, une auto-infection.

La contagion est possible par le maître, les élèves ou des étrangers, à l'école.

Maîtres. — La contagion par le maître est la plus fréquente et la plus dangereuse sans l'être beaucoup. Le maître est parfois tuberculeux avant d'entrer dans la carrière ; dans d'autres cas il le devient à son poste : non dans sa classe, mais dans son logement. Le Dr Peyrot rapporte le cas où trois instituteurs sont morts successivement dans la même commune, sans que le logement ait été désinfecté. Une telle négligence est d'autant plus dangereuse que le maître peut être prédisposé à la tuberculose par le surmenage de son larynx et de ses poumons.

Nous connaissons à Gennevilliers une école où les enfants sont si nombreux que le maître en est réduit à s'occuper uniquement de surveillance, c'est-à-dire à crier toute la journée. Les classes de garde, qui durent jusqu'à 6 heures, sont également très fatigantes.

Malgré ces conditions la tuberculose des maîtres ne paraît pas fréquente aux rapporteurs de la question. Sauf pour Brouardel et Weil-Mantoue qui l'estiment au cinquième : les chiffres moyens oscillent autour de 2,5 pour 100 (Delobel et Roblot).

On, a d'autre part, publié bien peu de cas de contamination d'élèves.

Dupont en 1899 rapporte qu'un maître de Tarragone a contaminé 4 écoliers d'une part et 23 de l'autre sur 90 à 105 enfants confiés à sa garde. Weill-Mantoue cite le cas d'un professeur de gymnastique, tuberculeux, crachant dans le sable du préau.

Il serait en tous cas désirable que les instituteurs soient soumis à des examens médicaux discrets et réguliers. Mais le danger de contamination par les maîtres est infime.

Élèves. — La contagion des écoliers par des camarades porteurs de tuberculose ouverte est également exceptionnelle; primo, parce qu'il y a fort peu de tuberculeux pulmonaires parmi les enfants de 6 à 15 ans. Le Pr Grancher en a trouvé 3 sur 3000 écoliers des écoles primaires, de Paris. A l'office antiberculeux de l'hôpital Beaujon nous en avons trouvé 29 sur 3000 enfants de tuberculeux; du reste, la plupart ne fréquentant pas l'école.

Si la tuberculose pulmonaire est rare chez nos écoliers, les tuberculoses locales, osseuses, articulaires ou ganglionnaires, les otites sont assez fréquentes : ces formes de tuberculose peuvent facilement passer inaperçues. Mais les coxalgiques, les pottiques dont la lésion s'est fistulisée ne viennent pas à l'école; les autres ont des lésions qui mettent très peu de bacilles en liberté.

Enfin : les enfants ne crachent pas jusqu'à 12 ou 13 ans :

mais les contaminations peuvent provenir des jets de salive, faits par jeu ou par mépris.

Les prêts d'objets (crayons, livres, jouets) peuvent aussi être mis en cause. Au lycée de Toulon on demande la fourniture des livres scolaires par chaque famille, pour éviter la propagation de la tuberculose.

Étrangers. — Enfin la contagion pourrait s'effectuer par des personnes étrangères. Des employés à l'école, ou des passants y venant à l'occasion d'un cours d'adultes ou d'une réunion publique. A Paris, on prête beaucoup les locaux scolaires ; s'il s'agit d'un cours du soir, aucune désinfection n'est pratiquée ; s'il y a une réunion publique le local est désinfecté dans la nuit.

A la campagne les écoles sont fréquemment utilisées pour loger les troupes ; après leur passage aucune désinfection n'est pratiquée. Or, dans les petites communes le balayage des classes n'étant assuré par personne est confié aux élèves qui ne prennent pas souvent la précaution de faire un balayage humide.

Historique. — La lutte contre la contagion tuberculeuse dans les écoles a été ouverte en 1898 par le Dr Weill qui demanda pour les lycées, des crachoirs et des écriteaux.

En 1899 le Pr Heubner, à Berlin, réclama la surveillance médicale des instituteurs et des institutrices ; le Dr Juba de Buda-Pesth proposa que les tuberculeux et les suspects soient éloignés légalement des écoles.

Pour les maîtres, on a créé en 1902 l'œuvre antituberculeuse des instituteurs et des institutrices de Seine-et-Oise, fondée par un directeur d'École et un inspecteur d'Académie.

A la même époque l'Union Nationale des Sociétés de Secours Mutuels et des Amicales d'instituteurs et d'institutrices a décidé la création d'un sanatorium[1]. Entraînée par cet exemple la société antituberculeuse de l'Enseignement primaire du département de la Seine fonde à Paris un dispensaire[2].

1. Sanatorium de Sainte Feyre.

2. Dispensaire de l'enseignement primaire de la Seine, 5, rue du Commandant Lamy.

Une commission s'est réunie au Ministère de l'Instruction Publique pour organiser la lutte contre la contagion et a confié le rapport au Dr Mosny, qui fit voter les conclusions suivantes :

Les contagieux, maîtres et élèves seront éliminés.

Les bâtiments et le mobilier scolaire seront l'objet d'une surveillance spéciale.

Un examen médical sera institué pour les maîtres et les élèves internes.

C'est en 1903 seulement que le Dr Brocard, au congrès d'hygiène scolaire, déclara la lutte contre la contagion insuffisante et la prophylaxie antituberculeuse préférable.

En 1904, Le Gendre au congrès de Nuremberg se rangea à cet avis et a conseillé des mesures immédiates.

Mais c'est en 1905 que Grancher entreprit une campagne et jeta les premières bases des règlements sanitaires qui, malgré la loi de 1886, n'étaient jamais appliqués.

Prophylaxie de la tuberculose a l'école.

Il est à désirer au point de vue prophylactique que des désinfections bien faites écartent les dangers de la contagion. Par exemple les logements des maîtres ou les chambres d'internes devraient subir une désinfection obligatoire après chaque départ ou décès.

La loi sur les retraites devrait être modifiée et les conditions d'existence du personnel enseignant notablement améliorées. Une échelle de traitement judicieusement établie et des indemnités de résidence, variables avec l'importance des localités, le taux des loyers et les charges de famille constituent les meilleurs projets. Les permutations de la ville à la campagne devraient être favorisées pour les maîtres anémiés ou fatigués par la vie citadine. Mais il ne faudrait pas s'en tenir là et maîtres et élèves menacés devraient pouvoir entrer dans des écoles-sanatoria. Ce projet devrait être réalisé pour Paris et les grandes villes surtout. Ces écoles devraient être à proximité de façon que les familles puissent voir aisément les enfants.

Examens médicaux. — Un diagnostic précoce de la tuberculose est nécessaire à l'application d'une prophylaxie efficace. Maîtres, élèves, serviteurs doivent être examinés dès leur entrée autant pour leur faire éviter une germination tuberculeuse que pour préserver leurs collègues et les élèves de la contagion. De nombreux rapports au Comité de Prophylaxie au Ministère de l'Instruction Publique ; ou au Comité de Préservation de la tuberculose[1] ont essayé de régler la question des examens médicaux pour les maîtres et les élèves : question qui soulève des grosses objections.

Les maîtres ont fait des dépenses d'études, leur refuser l'exercice de la profession, c'est leur retirer leur gagne-pain. Après bien des hésitations on a décidé, que nul ne peut être inscrit aux grandes écoles de l'État, sans un certificat médical attestant qu'il n'est pas tuberculeux: ce régime n'est pas appliqué aux maîtres qui entrent directement dans l'enseignement.

Certaines anomalies sont à signaler. Pour l'admission à l'école de Sèvres, l'examen médical a lieu après les épreuves d'admissibilité, avant les épreuves orales : ainsi, des candidates reçues peuvent être éliminées pour cause de santé, c'est leur imposer une inutile épreuve, le certificat médical devrait être joint à toute demande d'inscription à l'examen.

L'élimination d'un maître dans l'exercice de ses fonctions pose la question de la retraite, lourde pour l'État, toujours insuffisante pour le retraité.

L'Écolier, actuellement refusé à l'école, n'a plus aucun moyen économique de s'instruire : pour les indigents qui ne peuvent garder leurs enfants dans la journée, la question d'instruction se complique d'une question morale et sanitaire. L'enfant exclu de l'école est dans la rue, faute de place dans les hôpitaux et sanatoria.

D'autre part quelle action l'État peut-il exercer dans les écoles libres? Ces diverses questions ne sont pas résolues.

Cependant l'éviction des maîtres et des enfants malades doit être faite rigoureusement.

En Danemark, les maîtres malades sont éliminés, et la loi leur accorde les deux tiers de leur traitement. En France,

1. Ministère de l'Intérieur.

dans la Haute-Saône il existe un sanatorium d'instituteurs. A Paris, le traitement est longtemps continué pendant la maladie : mais il n'existe aucune loi générale favorable aux retraités de l'enseignement.

Les enfants malades, éliminés, doivent être soignés, ce qui ne se produit pas toujours, car l'enfant éliminé n'est en aucun cas conseillé, ni surveillé. A Paris les phtisiques peuvent être traités à l'hôpital Hérold; aux sanatoria de Brévannes et d'Ormesson. Ceux qui sont atteints de tuberculose ganglionnaire ou osseuse peuvent être envoyés dans les hôpitaux marins, mais partout le nombre des places est insuffisant. Les tuberculeux qui restent dans leur famille devraient être mis hors d'état de nuire à leur milieu.

Tuberculose latente. — La tuberculose latente est très fréquente chez les écoliers ; tuberculose prête à évoluer plus tard à l'occasion des concours ; par exemple à 18-20 ans.

« Les jeunes gens condamnés dans les collèges à des travaux exagérés, alors que : d'une part ils se développent et grandissent ; alors que, d'autre part, l'appétit n'est ni satisfait, ni suffisamment stimulé par la variété des aliments ou par les libres jeux[1]... sont désignés à la maladie. »

Ces tuberculoses latentes furent signalées par Heubner en 1899.

Naegeli en a décelé 33 cas pour 100 chez des enfants de 5 à 14 ans.

Une statistique de Comby, portant sur des enfants du même âge, fournit le chiffre de 37,2 pour 100.

D'autre part, tous les auteurs ont démontré que la tuberculose était d'origine familiale, car la morbidité tuberculeuse s'abaisse durant la période scolaire (Montcorvo).

D'Espine, de Genève, a constaté une décroissance moindre chez les filles que chez les garçons; de 10 à 15 ans, il y a deux fois plus de filles malades (âge nubile).

A Paris, le Dr Vauthier a trouvé :

Sur 54 000 enfants de la Maternelle, 263 décès;

Sur 165 000 enfants des Cours primaires, 248 décès.

Les tuberculoses ouvertes réclament l'éviction et la désin-

1. Pr Bouchard.

fection des locaux[1] (Circulaire ministérielle de 1901), mais les tuberculoses latentes ne présentent de danger que pour leur porteur, auquel il faut éviter une évolution malheureuse.

En 1904[2], Grancher disait : « La majorité des enfants qui viennent à l'hôpital et y succombent à une maladie quelconque sont en outre atteints d'adénopathies bronchiques tuberculeuses, que nous trouvons à l'autopsie.

« Si l'on pouvait dépister ces adénopathies latentes chez les enfants de l'école et les traiter comme il convient, on aurait chance de préserver au moins une grande partie de ces écoliers du mal qui les guette. »

Pour cela, il faudrait faire non seulement un examen médical d'entrée, mais au moins un examen annuel. Les enfants devraient être pesés régulièrement et leur dentition examinée chaque trimestre.

Des examens médicaux supplémentaires devraient être faits pour tous ceux qui viennent de subir une maladie contagieuse (rougeole, coqueluche); pour ceux dont le poids et la taille restent stationnaires; pour ceux dont l'état de santé attire l'attention du maître. En somme, il faudrait profiter du séjour de l'enfant à l'école pour établir une fiche sanitaire, dont le résultat serait transmis aux parents, et le secret gardé par ailleurs. Dans la pratique, cela soulève de grosses difficultés. Une école privée, l'école d'Aquitaine, n'a pas même réussi à l'imposer[3] à des familles cultivées appartenant à une élite intellectuelle.

Pour faire de la préservation antituberculeuse, il faut prendre à la fois des mesures collectives et des mesures individuelles : cette loi générale s'applique naturellement à l'école.

1. Voir lutte contre la contagion, chap. x, 1re partie.

2. Rapport à l'Académie, 1904, Grancher.

3. L'école des infirmières de l'Assistance publique à la Salpêtrière astreint les élèves à posséder un livret médical, à faire de la gymnastique suédoise et de l'hydrothérapie. L'inspection des dents (Circulaire du ministre de l'Instruction publique, 23 mars 1908) y est pratiquée. Les infirmières convalescentes, ou menacées de tuberculose sont envoyées dans les hôpitaux marins, quand elles ne peuvent pas prendre un congé à leurs frais (André Mesureur).

Prophylaxie collective.

L'hygiène des locaux est la condition première de l'hygiène scolaire[1]. Les architectes scolaires doivent se préoccuper d'un bon éclairage, d'une ventilation convenable des salles et des préaux, d'une distribution d'eau en quantité suffisante pour permettre des lavages fréquents et assurer le service des lavabos.

Propreté. — La propreté des locaux doit être scrupuleuse. Non seulement des désinfections rigoureuses doivent être faites chaque année avant la reprise des classes, mais aussi à l'occasion de maladies contagieuses.

Les réunions d'étrangers doivent être interdites dans les écoles, et si l'autorisation d'en faire a été donnée, il faut pratiquer une désinfection immédiate, comme on le fait à Paris, après les réunions publiques. Nous ne connaissons que Chambéry où les écoles et les fournitures scolaires soient désinfectées chaque année.

Pour faciliter les nettoyages, les parquets doivent être sans joints, paraffinés ou en grès cérame; le mobilier doit être imperméable et lavable, c'est-à-dire laqué ou ripoliné.

Une loi du 19 juillet 1889 (art. 4) et la loi du 25 juillet 1893 mettent à la charge des communes l'entretien des bâtiments scolaires, mais ne portent aucune obligation pour le balayage des classes, le nettoyage des cours, préaux, latrines.

Or, il y a en France 18 000 communes de moins de 400 habitants, pour lesquelles ce serait une lourde charge d'avoir une femme de service. Dans ces communes, un usage général impose le nettoyage des locaux aux enfants : ce qui a l'inconvénient d'être nuisible à leur santé s'il existe des germes pathogènes dans les poussières, et d'être mal fait, car les enfants n'ont pas encore conscience de ce qu'ils doivent à la collectivité.

Pour qu'une classe soit bien entretenue, il est nécessaire

1. Voir les écoles, 42, rue Dussoubs, 16, rue Charles Baudelaire, XIIe, groupe scolaire du Pré-Saint-Gervais. Au contraire l'école de la rue du Ranelagh est une honte pour Paris, il y eut deux épidémies en 1912, nécessitant le licenciement de l'école.

que le balayage humide soit fait au moins une fois par jour; que la classe soit lessivée au moins une fois par semaine, et tous les meubles une fois l'an.

Le balayage humide, bien fait, sous la direction du maître, peut être une excellente leçon d'enseignement ménager, sans danger, malgré la nocivité particulière des poussières d'une collectivité. Mais là où il n'y a pas de femme de service, le maître est seul, et il lui est impossible de surveiller le nettoyage fait par les enfants.

En 1903, un préfet[1] soumettait au ministre une décision du Conseil départemental mettant à la charge des communes le lessivage des classes et leur désinfection. Le ministre cassa cette décision du Conseil départemental, sous le prétexte que nettoyer est un devoir social pour les enfants. Étant donnée l'obligation scolaire, la question, surtout en ce qui concerne les latrines, est fort discutable.

Naturellement, il doit être interdit de cracher sur le sol, et de souiller les W.-C. : ces interdictions doivent être proclamées par voie d'affiches, d'images; par des leçons et des conseils parlés.

Éducation. — Nous n'insisterons pas sur l'utilité d'enseigner l'hygiène aux enfants au moment où la mémoire est fraîche et où tout a de l'importance. Chacun sait combien les souvenirs scolaires sont ancrés. L'avenir des questions de prophylaxie est par cela même aux mains des maîtres. Les « primaires » sont remplis de bonne volonté, et ont fait des efforts louables[2]; les « secondaires » dédaignent des questions[3] qu'ils jugent indignes de leur attention.

Beaucoup de maîtres resteront indifférents tant que l'hygiène ne figurera pas au programme. Pour les primaires, il faudrait que le Conseil supérieur de l'Instruction Publique fasse figurer cet enseignement comme d'autres matières au

1. M. Ponson.

2. Baudrillart, Livret d'hygiène antituberculeuse à l'usage des écoles primaires.

3. L'internat prépare des victimes pour la tuberculose, l'agglomération, l'emprisonnement, la surcharge des programmes joints au manque d'hygiène corporelle (bains et propreté) sont des conditions déplorables. Rapport au congrès de Washington, 1908, Baradat, Cannes.

certificat d'études. Pour les secondaires, au baccalauréat et au diplôme de l'enseignement des jeunes filles.

L'éducation sanitaire antituberculeuse et antialcoolique doit prendre une place très importante dans la prophylaxie et l'hygiène : c'est par l'école que les mesures sanitaires peuvent atteindre tous les milieux. Le programme doit être court, complet et facilement compréhensible. Le Pr Grancher, dans le XVe arrondissement de Paris, avait obtenu de très bons résultats par de courtes conférences illustrées ; son action a été continuée dans cet arrondissement par Mme Coulon, présidente de la Ligue de l'Enseignement.

Écoles primaires. — Le Pr Landouzy a depuis longtemps émis le vœu que des leçons de choses, des dictées, des causeries, faites à l'école, complètent l'œuvre des tableaux et des graphiques qui y sont exposés. Il lui semblait désirable d'agir dans les écoles populaires ; la réalité est à peu près conforme à ce souhait.

Les instituteurs et les institutrices communales de France se sont intéressés au mouvement antituberculeux, en partie à l'instigation de la Société de Préservation qui a institué des Prix, répandu des cartes postales, des dialogues faciles à reproduire. Le département de la Marne compte 46 adhérents à la Société de Préservation ; la Corse 36 ; le département de la Seine 37. Ce chiffre inférieur tient seulement au nombre d'œuvres antituberculeuses créées à Paris et aux environs, œuvres qui rendent les efforts des instituteurs superflus. Le programme des écoles du département de la Seine, en vue du certificat d'études primaires élémentaires, comporte des leçons d'hygiène antituberculeuse et des notions élémentaires des sciences permettant de les comprendre (Généralités sur les microbes, défense de l'organisme, etc.).

Partout les devoirs des élèves, surtout les compositions françaises, prouvent que les enfants comprennent et retiennent l'enseignement qui leur est donné.

En dehors des heures de classes, beaucoup d'instituteurs communaux font des conférences auxquelles les adultes peuvent assister ; des visites à domicile aux plus pauvres et aux malades. Souvent ils se heurtent à la superstition et à l'incrédulité, jointes à la pauvreté et à l'insouciance des individus. La routine de certaines municipalités nous a paru monstrueuse. Ces personnes dévouées, ridiculisées parfois cruellement, obtiennent pourtant des résultats. Dans une petite localité Corse, auditeurs jeunes et vieux se sont faits inscrire pour une série de 10 conférences antituberculeuses du dimanche. Partout des mères de famille viennent demander des explications, des pères font circuler les brochures de propagande auxquelles la qualité d'imprimés donne de l'importance, surtout aux yeux des villageois.

On est frappé, en étudiant la question, du fait que les instituteurs doivent s'instruire eux-mêmes avant de se livrer à l'éducation antituberculeuse.

En se reportant au programme des Écoles normales, on constate en effet que la tuberculose et sa prophylaxie ne forment qu'un court chapitre du livre d'Hygiène, dont l'enseignement est complété par quelques affiches fort méprisées. Comment les jeunes instituteurs pourraient-ils prendre conscience de l'importance du fléau et de la lutte entreprise contre lui, quand ils sont obligés de porter attention à des études auxquelles leurs examinateurs accordent tellement plus d'importance.

Il faut pourtant signaler quelques efforts. A Lons-le-Saulnier, à Pau, les directeurs et directrices font des conférences antialcooliques et antituberculeuses. A Lyon, la Faculté a institué un cours pour les élèves des écoles normales. A Versailles, la Pouponnière fait profiter les normaliennes d'un enseignement antituberculeux. Mais, à côté de cela, presque partout les lavabos, les salles de bains, sont si mal installés qu'il faut beaucoup de bonne volonté pour pratiquer un peu d'hygiène, que, par ignorance et manque d'habitude, on juge souvent inutile[1].

Plus tard le contact avec la misère et la maladie crée chez les instituteurs le désir de s'instruire en éveillant l'instinct de la défense de l'individu et de la collectivité.

1. Une normalienne fort intelligente nous disait à l'issue d'une conférence antituberculeuse : « Je n'en ai pas vu la grande utilité. L'ardent prosélytisme du conférencier s'exprimait par des paroles peut-être touchantes, mais dont nous n'avons pas tiré grand profit. »

A l'Ecole normale supérieure de Fontenay il n'existe pas d'éducation antituberculeuse, mais les élèves adhèrent à beaucoup d'œuvres sociales (Colonies de vacances. — Caisses de secours aux tuberculeux. — Sociétés d'habitations à bon marché, etc.).

C'est par un procédé analogue que les Associations d'Anciens et Anciennes élèves des Lycées concourent à la lutte antituberculeuse, certains lycées entretiennent même des pupilles à la campagne (œuvre Grancher). Il ne s'agit là que d'une contribution pécuniaire, les protecteurs ignorant totalement les assistés.

Enseignement secondaire. — Dans l'enseignement secondaire l'éducation antituberculeuse est à peu près nulle. Les cours mondains de jeunes filles désirant faire présenter aux élèves et à leurs familles des questions d'actualité par des conférenciers connus, se trouvent être les seuls propagateurs des idées nouvelles concernant la tuberculose.

Les Lycées ont un programme d'hygiène récemment mis en pratique. Les leçons sont confiées à des professeurs de sciences déjà surchargés par leurs préparations de cours et leurs corrections de devoirs. La plupart[1], après des années d'enseignement, doivent étudier des matières nouvelles pour les présenter à leurs élèves au cours d'hygiène ; de leur propre aveu ils n'ont ni le temps, ni le goût d'approfondir les questions et d'acquérir la foi nécessaire à un tel enseignement ?

En somme aucune éducation antituberculeuse efficace n'est donnée dans l'enseignement secondaire[2].

Au contraire, dans certains pays étrangers l'éducation hygiénique est très bien faite. Les enfants s'en pénètrent.

Par exemple les élèves de l'école Mawney-Road, à Romford, ont eux-mêmes élaboré les dix préceptes suivants, affichés dans chacune des classes de l'école .

1° Je désire avoir ma chambre ouverte nuit et jour, afin de ne jamais contracter de rhume.

1. Les plus anciens sont dans les grandes villes.

2. Dans ces deux dernières années quelques tentatives individuelles ont été faites auxquelles il faut rendre justice ; au lycée de Versailles par exemple.

2° Je ferai de mon mieux pour me tenir le visage, les mains et les ongles aussi propres que possible.

3° Je me laverai tous les jours les mains avant de manger.

4° Je me laverai la bouche et me nettoierai les dents chaque matin à mon lever et chaque soir à mon coucher.

5° Je prendrai au moins un bain par semaine.

6° J'essayerai de respirer par le nez, en gardant la bouche fermée.

7° Je ne tousserai ni n'éternuerai sans me tourner ou me mettre un mouchoir devant la bouche.

8° Je ne cracherai pas sur les planchers, dans les escaliers ou sur les trottoirs.

9° Je mangerai toujours lentement et mastiquerai bien.

10° J'aimerai et respecterai toujours mes parents et ferai chaque jour une action charitable[1].

Ressources. — Une partie des ressources nécessaires à la lutte antituberculeuse peut être fournie par la mutualité scolaire qui devrait être développée davantage.

Les mutualités sont des associations de prévoyance qui assurent à leurs participants certains avantages en cas de maladie, accident, grossesse ; telle la Mutualité Maternelle qui assure, à ses participantes versant 3 francs par an, une somme de 50 francs durant les premiers mois de la vie du bébé.

Il existe une mutualité scolaire, à laquelle 35 à 40 pour 100 de l'effectif scolaire parisien adhère, sans avoir à subir un examen médical d'entrée.

Cette mutualité scolaire donne des secours et les médicaments nécessaires à ses adhérents pendant deux mois consécutifs. Elle pourrait contracter une alliance pour la lutte antituberculeuse avec l'État, le Département, la Commune, l'Assistance publique qui forment autant de puissances ayant le devoir de secourir les indigents malades.

Cette mutualité pourrait aussi participer à l'éducation populaire par des conférences et des projections. Une alliance utile devrait s'établir avec la Caisse des Écoles qui est consti-

1. Les Scouts-Boys ont aussi des règlements sanitaires élaborés par le clan tout entier.

tuée pour récompenser la fréquentation régulière de l'École, pour améliorer le bien-être et la santé des écoliers par des dons de vêtements et par des désinfections. Les mutualités scolaires pourraient faire l'appoint pour les enfants débiles en leur donnant des médicaments ou des aliments spéciaux.

La Cantine scolaire et les frais de quelques médicaments utiles aux enfants (Huile de foie de morue, sirop iodotannique) devraient être supportés également par les parents, donnant leurs cotisations à la mutualité scolaire, les communes, les départements et l'Assistance publique.

Moyens. — L'instruction étant obligatoire et gratuite, toute la génération actuelle devrait passer sur les bancs de l'école, ce qui assurerait la dispersion des notions d'hygiène et la surveillance de la santé des enfants.

En réalité, bien des enfants échappent à l'obligation parce que personne ne se préoccupe d'appliquer les règlements[1].

Comme introduction à un projet sur l'obligation scolaire, on lit ces aveux significatifs :

« Aux commissions scolaires, la loi avait confié le soin de prévenir et de réprimer les manquements à l'obligation scolaire..... Presque partout, les commissions scolaires n'ont pas rempli leur tâche. C'est à peine si elles ont pu se constituer dans 14 000 communes sur 36 000. Là où elles existent, au moins théoriquement, elles ont cessé en fait de fonctionner. »

A Paris, le maire doit signaler les enfants capables d'aller à l'école ; mais les pauvres sont des nomades qui déménagent tous les trimestres ou logent dans des garnis, au jour le jour ; les municipalités ne peuvent les atteindre[2] d'aucune manière.

Pour lutter efficacement contre la tuberculose il faudrait entreprendre la lutte de plusieurs côtés à la fois :

1° par des établissements spéciaux d'éducation au grand air ;

1. Dans les grandes villes les écoles manquent ; certains enfants ne peuvent y entrer qu'après une longue attente.

2. Il faudrait réclamer à tout indigent demandant un secours du Bureau de bienfaisance ou de l'Assistance publique un certificat de l'école pour tous les enfants sains âgés de plus de 4 ans.

2° par des écoles pour enfants débiles à la mer et à la montagne ;

3° par des caravanes scolaires et des colonies de vacances.

Les frais de premier établissement devraient être faits par les pouvoirs publics ; les frais d'entretien devraient être supportés par les mutualités.

Les cotisations des enfants inscrits sur les listes de l'Assistance médicale gratuite, et celles des pupilles de l'Assistance publique devraient être payées par les municipalités[1].

Les congrès d'Hygiène scolaire ont émis le vœu que la Mutualité scolaire s'oriente dans le sens de l'hygiène préventive ; qu'une part soit réservée, à la fin de l'année, sur le boni, pour envoyer en colonies de vacances ou dans des écoles de plein air, des enfants habituellement malades et qu'il convient de soigner quand il en est temps.

Colonies de vacances. — L'enfant sain doit avoir le pas sur l'enfant incurable et sur le malade et c'est le contraire qui se produit; l'idiot ou le dément trouve toujours asile; le coxalgique, le rachitique, a beaucoup d'établissements spéciaux à sa disposition ; l'enfant sain placé dans des conditions sanitaires défectueuses n'a rien eu ou à peu près pendant longtemps. Dans nos villes, l'enfant élevé dans une école saine rentre généralement dans un taudis pour coucher, il y perd le bénéfice de sa journée. Les pouvoirs publics et la bienfaisance privée se sont émus de cet état de chose ; le premier mouvement qui s'est produit dans le but de procurer une aération suffisante aux enfants a abouti à la création de colonies de vacances.

C'est en Suisse, grâce à l'initiative du pasteur Bion que furent créées les premières colonies de vacances, en 1876.

En France, c'est un inspecteur des écoles, qui a fondé les premières dans le IXe arrondissement, en 1883. De nombreuses œuvres privées ont suivi cet exemple. En 1889, le pasteur Lorriaux avec l'œuvre des Trois semaines ; en 1890, l'œuvre des Colonies de vacances de la Chaussée du Maine[2] fondée par des femmes généreuses ; en 1891, la Clé des

1. Savoire et Cavè, Congrès de la tuberculóse, 1905. Rapport.
2. Mmes de Pressensé et d'Eichthal, Mlle Vieux.

Champs, à Montjavoult (Oise) et l'Étoile de mer, à Courseulles (Calvados) commencèrent la série des œuvres au grand air qui se sont multipliées à l'infini depuis cette époque.

Les unes, celle de la Chaussée du Maine, par exemple, recueillent des ressources par une vente, des dons et des contributions des parents ou des protecteurs. D'autres, sur le modèle du « Sou de mon Journal », demandent aux lecteurs de contribuer à l'envoi à la campagne de pupilles choisis par eux. Enfin, beaucoup de philanthropes sont amenés à fonder de petites colonies de vacances. Par exemple, Mme Fouret, en s'occupant de l'œuvre des Loyers, dans le Ve, fut entraînée à la création d'une petite colonie de 15 enfants qui fonctionne au moment des vacances.

Le placement des colons se fait au grand air, dans des familles ou dans des collectivités. Le placement familial[1], pratiqué par l'œuvre de la Chaussée du Maine (Loiret), par la Caisse des Écoles de Lyon (dans l'Ardèche), consiste à placer un ou quelques enfants chez un paysan. C'est généralement un pauvre diable, chez qui la nourriture est saine et abondante, mais le couchage médiocre et la propreté nulle.

Le placement collectif, seul admis en Angleterre, en Allemagne et en Belgique, consiste à placer ensemble dans une maison ou une tente 60 ou 80 enfants.

La caisse des écoles de la ville de Paris place collectivement les enfants. Soit dans des immeubles acquis par la municipalité : en 1911, huit arrondissements sur 20 avaient leur domaine. Soit dans des villas louées ou mises gratuitement à la disposition des colons pendant les vacances.

Le placement collectif a l'avantage d'assurer aux enfants une hygiène meilleure, mais il a l'inconvénient de coûter bien plus cher.

Les placements familiaux dans l'Ardèche, le Plateau Central et la Touraine reviennent à 1 franc par jour y compris le voyage qui est facilité par les compagnies de chemin de fer.

1. Très économique. Les Mères et les Enfants à la montagne (Montpellier, 1907) envoient les mères nourrices dans les Cévennes (Tarn, Lozère) et des enfants de 6 à 13 ans. La nourriture se compose de pain, fromage et soupe pour une pension de 15 à 20 francs. *Revue philanthropique,* 15 avril 1910, p. 650.

Les placements collectifs reviennent à 3 francs par jour à la ville de Paris.

Il y aurait cependant un excellent moyen de les rendre économiques par la réduction des frais généraux : achat des denrées en gros, utilisation des baraques Docker, comme cela se fait en Angleterre, en Amérique et en Allemagne.

Une tentative intéressante a été faite par une société végétarienne privée, l'Eos[1], dont les tentes, prêtées par le ministère de la Guerre, sont installées à Colleville-sur-Orne[2]. Les colons doivent apporter leur drap cousu en sac et leurs serviettes ; le prix de revient est égal à celui des placements familiaux les plus économiques et les résultats en sont fort supérieurs.

Les colonies municipales de Paris et des communes de la Seine auraient avantage à établir des camps : en 1910, 7583 enfants de Paris ont bénéficié de séjours à la campagne ou à la mer. Les enfants devraient être choisis parmi les plus chétifs et les plus dignes d'intérêt ; en réalité les directeurs et directrices d'écoles choisissent les plus méritants au point de vue scolaire.

Les œuvres privées admettent tous les enfants non contagieux et suppléent à l'insuffisance des colonies municipales.

En 1899 la France envoyait à la campagne 21 enfants pauvres sur 100 000 habitants.

En 1899 la Belgique	—	38 enfants pauvres sur 100 000
En 1899 l'Allemagne	—	85 enfants pauvres sur 100 000
En 1899 la Suisse	—	104 enfants pauvres sur 100 000
En 1899 l'Angleterre	—	116 enfants pauvres sur 100 000
En 1899 le Danemark	—	552 enfants pauvres sur 100 000

En 1910 la France a envoyé 186 enfants à la campagne sur 100 000 habitants.

1. Type d'une journée à l'Éos : lever à 7 heures, gant de crin et toilette, café de glands doux ou potage de riz, lavage des mains.

11 heures, déjeuner : chou au riz, épinards, confitures ou pommes, ou poires.

7 heures, dîner : Potage épais, macaroni sauce tomate, confiture ou gâteau d'avoine.

Boisson, eau et tilleul. Lotion au gant. Coucher.

2. La guerre marocaine ayant nécessité le retrait des tentes militaires, la Société a dû en 1912 acheter l'équipement nécessaire.

Le premier congrès des colonies de vacances s'est réuni du 30 septembre au 2 octobre à Paris pour inciter chacun à un nouvel effort.

En avril 1912 à Lyon eut lieu le deuxième congrès des colonies de vacances et les progrès dont il a été rendu compte doivent donner du courage.

En 1881	la France a envoyé.	3	colons.	
En 1890	—	200	—	
En 1900	—	8 216	—	(tandis que l'Allemagne
En 1902	—	14 000	—	en avait 32 000).
En 1904	—	23 316	—	
En 1905	—	26 606	—	
En 1907	—	53 411	—	
En 1910	—	72 816	—	
En 1911	Paris a procuré	1 million de jours de vacances à ses pupilles,		
	la province. .	1 million 300 000 (Delpy).		

Malgré ces progrès la France a encore beaucoup à faire ; car à Paris, où l'effort le plus considérable a été tenté, on envoie 5,12 pour 100 des enfants au grand air, tandis qu'en Danemark il en part 50 pour 100 tant à la mer qu'à la campagne.

Écoles de plein air. — Les colonies de vacances sont insuffisantes et par ce fait encombrées ; elles ont aussi l'inconvénient de durer trop peu de temps. Dans certains pays on a tenté de fortifier les enfants en faisant leur éducation au grand air.

Les écoles de plein air fonctionnent à peu près comme celle de Charlottenbourg, près Berlin[1]. Cette école dans les bois (Waldschule) fut fondée en 1904 pour recevoir de 8 heures du matin à 7 heures du soir des enfants berlinois qui la fréquentent d'avril à décembre.

En Amérique[2] les écoles de plein air fonctionnent toute l'année (Open Air School).

A Rome, depuis peu une école à mobilier portatif où les enfants passent toute l'année a été installée dans des baraquements[3].

1. Voir Allemagne, chap. 1, 2e partie, p. 266.
2. Voir Amérique, chap. 1, 2e partie, p. 273.
3. Congrès de Rome, avril 1912.

En France, près de Paris, se trouvent les écoles de Nogent, Vincennes et du Vésinet.

A Montigny-sur-Loing, M. Durot a ouvert une école de plein air dont les élèves sont internes : cette école est privée.

A Lyon la municipalité a ouvert un internat placé sur les bords de la Saône qui fonctionne l'été.

A Nantes plusieurs centaines d'enfants sont transportés quotidiennement à Doulon-les-Nantes : chacun apporte son déjeuner ; à 4 heures, le pain et le lait sont donnés à discrétion ; le retour s'effectue à 7 heures.

A Montpellier la municipalité se charge des enfants de 5 heures du matin à 2 heures de l'après-midi ; il en est de même à Besançon et à Saint-Étienne.

Grâce aux écoles de plein air l'enfant n'est pas séparé de son milieu, il n'est pas déclassé. Pour certains de ces enfants ceci n'est pas un bien. Par exemple, il est à désirer que le tuberculeux contagieux puisse éloigner ses enfants sans que l'instruction de ceux-ci en pâtisse. D'autre part certains débiles doivent séjourner à la campagne pendant toute la période scolaire.

Pour les enfants menacés de contagion ou atteints de débilité congénitale ou d'anémie il faudrait créer des écoles de mer, de forêt, de montagne. Cette éducation permanente au grand air est réalisée par l'œuvre Grancher qui place à la campagne dans des familles de villageois des pupilles sains, de parents tuberculeux, qui fréquentent l'école du pays et se mêlent à ses habitants.

Quelques institutions privées se sont ouvertes aux enfants pauvres, par exemple la maison de Beauchamp, la colonie de Champrosay, ouvertes toute l'année[1].

Depuis quelque temps des écoles payantes se sont ouvertes qui appliquent tous les principes d'hygiène.

L'école d'Aquitaine (Lamotte-Beuvron) nous paraît le type du genre le plus accessible ; car certaines d'entre elles sont fort luxueuses, par exemple les Roches ou le collège de Normandie.

1. Beauchamp est neutre. Champrosay, catholique.

Préservation individuelle.

A côté de ces mesures générales il en est de particulières destinées à empêcher ou retarder l'évolution de la tuberculose chez les individus prédisposés ou atteints de tuberculose latente.

Beaucoup d'enfants doivent apprendre à se soigner à l'école où l'image expliquée, la causerie doivent être complétées par les modèles d'écriture, les rédactions sur lesquelles l'élève réfléchit et qu'il emporte corrigés dans sa famille.

Les mesures sanitaires doivent tendre à fortifier l'organisme de l'enfant contre la maladie.

Aération. — L'aération des classes et des dortoirs doit être l'objet de l'attention du maître. Chaque heure les fenêtres des salles de cours doivent être ouvertes et les dortoirs ouverts tout le jour. Si les enfants couchent à l'école il faut assurer une aération suffisante, même la nuit.

Malheureusement les serviteurs craignent la poussière du dehors ; il faut nettoyer plus souvent et mieux quand les fenêtres sont ouvertes. Les maîtres sédentaires sont frileux. L'hiver bien souvent les prises d'air sont bouchées avec du papier et l'air n'est jamais renouvelé entre les classes.

Le chauffage des locaux ne doit pas dépasser 16 degrés ; il arrive trop souvent que les élèves séjournent dans une atmosphère méphitique et surchauffée. Les refroidissements sont nombreux, car les W.-C. sont généralement dans la cour exposés aux intempéries. Ce qui n'aurait pas d'inconvénients pour des élèves aguerris est difficile à supporter pour des enfants surchauffés.

Alimentation. — L'alimentation des enfants internes ou demi-pensionnaires doit être surveillée et critiquée de façon à fortifier l'enfant et à l'instruire de la meilleure manière de s'alimenter.

Il est nécessaire de fournir aux externes le moyen de réchauffer leurs aliments et leur interdire absolument l'alcool et les boissons spiritueuses, ce qu'il est très difficile d'obtenir en Normandie.

L'alimentation des enfants doit être proportionnée à leur taille et à leur poids plus qu'à leur âge.

La cantine scolaire gratuite doit être accordée aux plus débiles et les menus réglés pour eux; les autres n'auront rien à y perdre.

Il est déplorable que les cantines scolaires ne fonctionnent pas dans toutes les campagnes, où des enfants de 8 à 12 ans font parfois plusieurs kilomètres pour se rendre à l'école, emportant un repas froid peu agréable en hiver. Les familles indigentes parisiennes négligent d'envoyer leurs enfants à l'école, ou les y envoient tellement irrégulièrement qu'ils ne peuvent être admis à profiter de la cantine scolaire : dont les ressources sont malheureusement limitées.

Sur 2 000 enfants parisiens dont les parents sont indigents et tuberculeux, c'est-à-dire dans la plus noire misère, nous avons compté que 454 seulement bénéficiaient de la cantine scolaire.

Certains médicaments propres à fortifier l'organisme pourraient être distribués gratuitement aux débiles dans les écoles à l'heure du repas. Le Pr Grancher avait fait donner dans celles du XVe de la poudre de viande, de l'huile de foie de morue, du sirop iodo-tannique avec des résultats excellents. A Bruxelles, cette pratique est courante dans les écoles de la ville.

Actuellement Mme Coulon désire rétablir à Grenelle ce que le Pr Grancher avait institué, en y ajoutant des poudres reminéralisantes : dont un office antiberculeux est disposé à faire les frais; d'autre part une proposition a été faite aux écoles du VIIIe. Aucune suite favorable n'est donnée à ces projets à cause des susceptibilités des administrateurs et des médecins inspecteurs scolaires qui sont pourtant impuissants, car légalement ils ne sont que les surveillants de la salubrité des locaux.

Gymnastique. — L'enseignement physique est négligé à peu près partout et nos écoles sont peuplées d'enfants débiles menacés par la tuberculose auxquels un enseignement raisonné, régulier et quotidien de la gymnastique pourrait éviter une fâcheuse évolution.

Dans leurs projets Jules Ferry et Paul Bert ont voulu organiser une éducation physique rationnelle à côté de l'éducation intellectuelle et morale.

Les progrès de notre civilisation, la hâte avec laquelle nous devons vivre ont fait disparaître peu à peu les exercices physiques destinés à favoriser le développement du corps.

Il est inutile de rappeler la culture physique des Anciens, que nous imitons encore en tentant de reconstituer les jeux olympiques[1]. Plus près de nous les exercices et les jeux ont eu une place prépondérante dans la civilisation.

Le Moyen Age français a particulièrement prisé la force physique. La guerre était pour tous une obligation, et les nobles s'y entraînaient par les tournois, les joutes, les pas d'armes. Les vilains les imitaient, courant la « quintaine[2] » avec leurs chevaux de labour et une lance de bois, pratiquant la lutte corps à corps qui de nos jours a encore des amateurs.

Aux fêtes bretonnes, les jeux de toutes sortes étaient si populaires que Sir Robert Darlington en 1598 trouvait les Français trop sportifs, et ajoutait qu'en France « il y a plus de joueurs de paume que d'ivrognes en Angleterre ». Malheureusement aujourd'hui on pourrait dire exactement le contraire.

Au Moyen Age, sous des noms divers, les jeux à la mode dans notre société aisée ont été pratiqués. Le tennis était la paume, dite longue lorsqu'elle se jouait au grand air, dite courte lorsqu'elle se jouait sous des abris (tennis couvert). La soule ou choule n'était pas autre chose que notre moderne foot-ball. Le jeu de crosse devait nous revenir d'Angleterre sous le nom de golf.

En 1292, Paris comptait 13 paumiers fabricants de balles et seulement 8 libraires.

En 1363, Charles V fut obligé de défendre le jeu de paume par des édits.

En 1397, le 22 janvier, fut promulguée une ordonnance du Prévôt de Paris conçue en ces termes : « Plusieurs gens de métier et autres du petit peuple quittent leur ouvrage et leur famille pendant les jours ouvrables pour aller jouer à la paume, gaspillant leur temps et leurs biens. Il leur est enjoint de ne s'y plus livrer que le dimanche. »

1. Stockholm, 1912.
2. Sorte de tournoi antique.

Il est nécessaire de préparer l'enfant dans les écoles, à une vie de travail manuel, en lui enseignant à utiliser convenablement ses muscles, en développant régulièrement son corps. Mais il faut l'éduquer et l'entraîner en tenant compte de son état de santé. Les filles doivent être ménagées à l'époque de la puberté. Certains enfants des villes ont besoin d'apprendre à respirer. On a remarqué depuis longtemps que chez les sourds-muets l'inertie pulmonaire était souvent cause de tuberculose, Jaccoud a généralisé cette constatation en recommandant fortement aux prédisposés les exercices respiratoires (Rosenthal).

Dans tous les cas, il faut éviter le surmenage qui est tout à fait nuisible aux prédisposés qui ne doivent jamais se livrer à des exercices trop violents, et ont besoin de dormir 9 à 10 heures par nuit.

L'école et surtout l'école primaire doit comprendre dans son programme d'éducation physique, les travaux manuels destinés à rendre l'enfant habile et apte à faire un apprentissage fructueux, mais non à lui apprendre un métier. Les travaux manuels pourront aiguiller l'enfant dans une direction favorable, en développant un goût inné, ou en mettant ses forces ou ses faiblesses physiques en valeur. Pour certains chétifs un travail excessif aux champs ou à l'usine pourra être remplacé, avec un salaire équivalent grâce au choix judicieux d'un métier dont l'idée peut être donnée à une famille souvent rebelle aux idées d'hygiène.

Les exercices gymnastiques doivent être réglés de façon scientifique, surveillés par un maître compétent sachant rendre la leçon agréable, et vérifiés par les médecins scolaires. Pour éviter le surmenage, et la rendre efficace pour le développement de l'enfant la gymnastique doit être faite quotidiennement durant un temps suffisant. Les élèves ne doivent pas être trop nombreux, car le maître ne peut perdre son temps à faire de la discipline et il est mauvais pour les enfants d'attendre longtemps leur tour ou celui de leur peloton, ils se refroidissent ou se dissipent.

Jeux. — Les jeux correspondent tout à fait à la nature de l'enfant qui aime se divertir et remuer.

Le jeu est indispensable à l'enfant bien portant, il lui

permet d'acquérir des qualités d'initiative, de solidarité et de discipline; souvent il forme la volonté et modifie heureusement le caractère.

En Allemagne, en Angleterre et en Amérique, les jeux constituent le fond de l'éducation physique. Il s'est créé un grand nombre de sociétés pour l'achat de terrains et la création d'espaces de jeux[1].

A Londres en 1905 il a créé en moins de 10 mois, 4 terrains de jeux sur des emplacements coûtant 1000 francs le mètre carré. Ils comprenaient 337 terrains de cricket et 177 de foot-ball.

Il est nécessaire de créer en dehors de l'école où les espaces libres sont trop restreints, des terrains destinés à donner aux enfants des villes de l'air, de l'espace, un milieu non contaminé.

A côté du jardin d'enfants, où seront données des leçons de choses[2], il faut des espaces de récréations où les petits trouveront sous la garde de femmes, des bains de sable propre, des lacs en miniature.

Pour les grands de 6 à 14 ans, il faut ouvrir de véritables terrains de jeux (foot-ball, cricket, tennis, etc.).

Propreté. — La propreté corporelle est enseignée à l'école et surveillée dans une certaine mesure; mais la propreté ne s'enseigne que par les moyens de la réaliser et l'obligation d'être propre.

Or, comment forcer l'enfant à prendre des habitudes de propreté dans une école où il n'existe pas de brosses, de savon, d'essuie-mains. Comment obliger les enfants à être propres, si les parents ne sont pas vigilants. Le maître est obligé de se contenter d'un lavage sommaire, ne pouvant risquer d'envoyer l'enfant se laver dehors, sans essuie et au froid.

Les écoles primaires et les lycées sont à peu près aussi mal organisés les uns que les autres.

1. Pour la France voir chap. VII, 1re partie, p. 112.

2. Les jardins d'enfants ont eu un énorme succès en Suisse, en Allemagne, en Autriche, où les méthodes Froebel et Pestalozzi ont été appliquées. En Italie elles commencent à être détrônées par celle de la doctoresse Montessori inspirée par les méthodes utilisées pour les idiots à la Salpêtrière.

Il serait indispensable de posséder dans un local abrité, de l'eau en abondance, des lavabos en nombre suffisant, des brosses, du savon et des serviettes.

Actuellement la plupart des élèves arrivent sales et partent sales. Avec une organisation suffisante tout enfant malpropre pourrait être astreint à se nettoyer, il en contracterait peu à peu l'habitude : or cette habitude devient une nécessité telle que les êtres propres souffrent de ne pouvoir se laver.

Les bains ou les bains-douches sont nécessaires à la santé publique. Il est peut-être difficile de les organiser dans les écoles ; mais des bons de bains gratuits pourraient être distribués aux élèves.

Des règlements intéressants ont été établis à ce propos, mais ils ne sont pas appliqués.

Du Mesnil le 19 décembre 1892 à la commission du Conseil d'hygiène réclamait l'établissement de bains et de lavabos dans toutes les écoles publiques et privées.

Un règlement du 27 décembre 1894 prescrit à Paris dans les écoles municipales un bain-douche par semaine, nous avons interrogé à ce sujet, 2000 enfants, aucun n'avait été douché à l'école.

Les internes devraient être obligés de se laver les mains avant le repas et la bouche après. Chaque matin le nez, les yeux et les oreilles devraient être propres. Un bain de pieds par semaine et un bain complet ou un bain-douche deux fois par mois constituent vraiment le minimum des exigences.

La toilette intime des fillettes devrait être faite soigneusement sans fausse pudeur.

A l'école d'Aquitaine, les enfants passent au bain-douche le matin et le soir, ils se savonnent le soir seulement. Au début les récalcitrants, redoutant d'être enrhumés ou de se refroidir, se trouvaient dans la proportion de 40 pour 100, actuellement il ne sont que 7 à 8 pour 100.

Écoliers malades. — Certains enfants sont réellement atteints, leurs lésions sont assez sérieuses pour qu'un traitement régulier soit institué. Dans la classe bourgeoise ces enfants sont médicalement surveillés et radicalement guéris en quelques mois ou quelques années. Les enfants du peuple devraient être soignés à la campagne, dans des établissements scolaires spéciaux.

Il est singulier que les idiots de la Salpêtrière possèdent des institutrices dévouées et qu'on applique à ceux de Bicêtre des méthodes coûteuses et perfectionnées, tandis que les établissements de Brévannes, Berck, Hendaye sont à peu près privés de ressources éducatives.

Pour les enfants menacés de tuberculose les idées d'éducation de Jean-Jacques Rousseau, dans l'Émile, devraient presque toutes être mises en pratique.

« Ce qu'il faudrait pour tous ces enfants, candidats à la phtisie, déjà bacillifères, ce sont les écoles à la campagne, où la vie en plein air judicieusement associée à l'étude, guérirait la plupart d'entre eux » (Grancher).

L'INSPECTION MÉDICALE DES ÉCOLES.

Historique. — La question de l'inspection médicale des écoles s'est posée pour la première fois le 26 juin 1793 dans le projet de Lakanal qui demandait une visite des écoles chaque saison par un officier de santé capable de conseiller les maîtres au point de vue sanitaire et de diriger l'éducation physique. Ce projet fut soutenu par divers conventionnels dont Robespierre et Marie-Joseph Chénier.

L'Empire en fondant l'Université a créé les médecins de lycée : en 1830, Bourjot, le premier a parlé d'établir une fiche individuelle aux écoliers. En 1833, Guizot ordonna aux communes de veiller à la salubrité des locaux scolaires et en 1834, Orfila demanda pour les écoles deux visites médicales par mois, son projet fut adopté mais resta lettre morte parce que les crédits nécessaires ne furent jamais votés.

En 1864, Duruy établit pour les lycées une commission centrale d'hygiène et le 13 juin 1879 l'inspection médicale des écoles fut instituée à Paris; d'une façon insuffisante, du reste.

Malgré une circulaire de Jules Ferry[1] aux préfets pour les inciter à imiter Paris, rien de général ne fut entrepris.

1. 14 novembre 1879.

En réalité l'inspection médicale scolaire fut prévue par la loi du 30 octobre 1886[1], mais elle n'est pas encore réalisée, malgré les efforts de la commission permanente contre la tuberculose et la campagne du Pr Grancher.

En 1887 la loi avait précisé les conditions de l'inspection médicale scolaire et en 1893 une ordonnance avait réglé la durée d'éviction des enfants atteints de maladies contagieuses et défendu le balayage à sec. Ces divers essais législatifs ont donné lieu à différents projets.

En 1894 le Dr Jeanne de Versailles en a fait un qui tendait à fixer le choix du médecin inspecteur, parmi les praticiens, ouvrant ainsi l'école à tous les médecins traitants ; d'accord avec les conseils généraux.

Dans la loi sanitaire le législateur a laissé à la commune et au département le soin d'organiser le service : dans la pratique rien n'a été réalisé.

Le XIIIe Congrès d'hygiène (Bruxelles, le 3 septembre 1903) émit les vœux suivants sur l'inspection des écoles :

I. Que la surveillance et la salubrité des locaux soient assurées ;

II. La prophylaxie des maladies transmissibles sévèrement instituée ;

III. Qu'un contrôle périodique et fréquent de la santé des écoliers entre en fonctionnement ;

IV. Qu'une culture rationnelle de l'organisme soit assurée dans les écoles ;

V. Que l'instruction et l'éducation sanitaire de l'enfant soient réalisées et que la culture des facultés intellectuelles soit, d'accord avec le pédagogue, adaptée à la capacité individuelle.

Le 12 décembre 1904 la Commission Permanente de la tuberculose sur la demande de M. Léon Bourgeois confia un rapport au Pr Brouardel qui apporta ses conclusions en mai 1905.

Des vœux furent formulés au ministère de l'Instruction publique sur :

La salubrité des locaux et leur désinfection ;

1. Art. 9, § 70.

L'examen médical d'entrée et l'établissement d'une fiche sanitaire ;

Le régime hygiénique des élèves ;

La création d'écoles-sanatoria.

En 1908 le projet fut communiqué au Ministère des Finances et des circulaires envoyées aux préfets pour connaître les conditions dans lesquelles l'inspection pouvait être faite.

En mars 1910 une entente se fit entre les ministères de l'Instruction publique, de l'Intérieur et des Finances. Depuis cette époque des vœux émanant des congrès, de la Ligue de l'enseignement et des groupes divers ont demandé une application rapide de la loi.

En 1911[1] les rapports Buisson, pour la commission de l'Enseignement et des Beaux-Arts et Doisy, pour celle de l'Hygiène publique furent enfin déposés.

Objet. — L'inspection médicale des écoles doit servir à prévenir la contagion, c'est-à-dire à défendre la collectivité, mais elle doit aussi prévoir les affections pouvant compromettre la santé de l'enfant, dont les parents ne se soucient pas.

Il faut noter que certaines municipalités ont pris les mesures nécessaires.

Alger a institué une visite médicale dès le mois de mars 1855 ; mais le règlement fut appliqué en 1871, seulement dans les écoles maternelles. L'année suivante toutes les écoles primaires furent visitées une fois par mois pour les enfants sains, deux fois par semaine pour les malades non contagieux : un bulletin remis à l'enfant au moment du diagnostic dut être contresigné par le médecin de la famille, c'est-à-dire certainement connu des parents.

Au Havre, Jules Siegfried en créant le bureau municipal d'hygiène[2] a imposé au directeur et à ses quatre adjoints de

1. Il est juste de rappeler les protestations énergiques de M. Vaillant comme conseiller municipal, puis comme député : de 1904 à 1908 il n'a pas cessé de réclamer des écoles et des écoliers dans de bonnes conditions d'hygiène.

2. 18 mars 1879.

visiter une fois par mois les écoliers, il y en avait 18 000, chaque médecin devait donc faire 3 600 examens mensuels[1].

A Lyon en 1880 l'inspection médicale scolaire devint un des rouages du bureau d'hygiène, le service était assuré par 9 médecins, un chef de laboratoire et 4 spécialistes ; un carnet de santé fut établi et l'inspection scolaire complétée par la création d'une école de plein air au Vernay.

Nancy en 1905 a créé un service sanitaire scolaire très complet ; trois examens individuels sont faits en octobre, mars et juillet ; les médecins y divisent les enfants en trois catégories. Les enfants sains qui ne seront revus qu'au trimestre suivant ; les enfants dont la santé est défectueuse, qui seront revus mensuellement. Enfin les enfants malades qui sont exclus de l'école. Chaque enfant a une fiche sanitaire conservée à l'école. Pour les maladies contagieuses, à déclaration obligatoire, les frères et sœurs du malade sont exclus avec lui, et chacun d'eux ne peut rentrer qu'avec un bulletin de désinfection.

Bordeaux et Nantes ont aussi des services très bien organisés, surtout Bordeaux[2].

A Paris où la lutte pour la vie est âpre, l'inspection médicale des écoles a rencontré des obstacles inattendus : soit parmi les médecins praticiens, soit parmi les hommes politiques.

En 1879, Hovelacque a réclamé l'organisation de l'inspection médicale scolaire et proposé 85 médecins choisis par le Préfet de la Seine sur des listes dressées à l'élection par les médecins d'arrondissement ou de canton. Les crédits votés pour réaliser ce projet allouaient 600 francs pour examiner 20 à 25 classes !

En 1883, Levraud obtint la nomination de 126 médecins, nommés pour 3 ans par le préfet sur présentation du maire et des délégués cantonaux.

Depuis 1910 sur le rapport du Dr Guibert, les médecins

1. Au Creusot les enfants sont examinés une fois par semaine de 2 à 5 heures, il y a 70 à 80 élèves.

2. Tourcoing et la Gironde méritent aussi d'être signalés spécialement.

sont nommés au concours; 210 places ont été créées et le traitement élevé à 1 200 francs.

Fiche sanitaire. — Il est bien probable que sous peu l'examen individuel des enfants sera institué, car chaque médecin scolaire n'a plus que 1 000 écoliers à surveiller. Le rapporteur demande un examen hebdomadaire pour les enfants en surveillance et la création d'une fiche sanitaire pour tous les écoliers.

A Nice il existe déjà un carnet sanitaire pour chaque écolier; le carnet reste aux mains des familles; le médecin consigne ses observations sur un registre.

A Nancy un bulletin très bien établi a été mis en circulation depuis 1905; à Lyon, la fiche sanitaire existe depuis 1880.

La fiche sanitaire devrait exister pour chaque écolier et indiquer: l'état des parents; les maladies de l'enfant et leur évolution; son poids pris chaque trimestre; sa taille prise chaque trimestre; son périmètre thoracique pris annuellement (Woillex Guitrax); l'examen des dents (déminéralisation) et de la gorge (végétations); l'état ganglionnaire.

Mais le médecin est très occupé, il a beaucoup d'enfants à examiner. Pour diminuer sa besogne le Dr Armand Lévy a adopté un système ingénieux: en dispensant de l'examen médical tout enfant porteur d'un certificat suffisamment détaillé. Cette manière de faire qui économise le temps du médecin peut plaire davantage à certaines familles, et aux praticiens jaloux de leurs malades. Pour obtenir une fiche sanitaire au courant, il faut imposer le secret professionnel à l'instituteur qui fera les mensurations corporelles, les observations pédagogiques sur la vision et l'audition et pourra avoir connaissance des renseignements donnés par la famille sur la santé des enfants.

Le médecin inspecteur ne doit en aucun cas donner un conseil médical; mais aviser la famille en lui indiquant au besoin les consultations spéciales de dispensaires et d'hôpitaux. Pour faciliter les réponses aux parents le Dr A. Lévy a justement préconisé une lettre en deux parties séparées par un pointillé, du type suivant :

Paris, le	Paris, le
Cachet de l'école — N°	N°
M. Il résulte de l'examen médical d. . . . jeune. . . . . . . que cet enfant est atteint d'une affection. . . . . Cette affection non traitée pouvant entraîner. . . . . je vous engage vivement à le faire soigner au plus tôt, par un médecin de votre choix. Le Médecin inspecteur. N. B. — La feuille ci-jointe, signée par le médecin qui aura soigné l'enfant, devra être remise au Directeur de l'école dans un délai de.	L. . . jeune. . . . . atteint d'une affection. . . . . est venu. . . . . . . à ma consultation pour se faire soigner. Signature du médecin traitant. Cachet. (Adresse.)

Un grand nombre de maîtres ont trop d'élèves à instruire et surveiller pour avoir le loisir de s'occuper de la fiche sanitaire. Beaucoup de parents ignorants ou indifférents, paresseux ou surchargés de travail négligent toujours de conduire leur enfant à la consultation du médecin, surtout à l'hôpital ou au dispensaire où les attentes longues font perdre des heures du travail[1].

Nurses scolaires. — En Angleterre, en Amérique il existe des nurses scolaires qui suppléent à l'insuffisance des parents et secondent les maîtres.

A Londres, la Société des nurses d'écoles fondée en 1898 fut officialisée en 1900 par le « London County Council ».

La nurse scolaire anglaise est nourrie, logée et payée de 750 à 1 100 francs par an. Elle pénètre dans les familles après avoir aidé le médecin dans sa consultation ; elle peut sciemment conseiller la mère, nettoyer, soigner, observer et rapporter au médecin des renseignements utiles sur l'hérédité familiale et l'évolution du mal.

En Angleterre, la nurse a souvent le rôle de professeur d'enseignement ménager et d'hygiène dans les familles pauvres qu'elle visite. Elle voit, chez eux, tous les enfants renvoyés pour malpropreté, qui légalement sont assimilables à ceux qui manquent l'école dont les parents sont punis de

1. En Belgique la fiche sanitaire suit l'individu à l'atelier et au service militaire.

certaines peines, croissant avec le nombre des récidives.

En Amérique, les nurses scolaires existent depuis longtemps[1]. A New-York au début, la « School Nurse » ne pouvait faire son service qu'accompagnée d'un agent, son introduction dans les familles étant considérée comme une atteinte à la liberté individuelle.

Depuis 1903, le service de santé a placé des nurses dans 129 écoles de New-York pour une population enfantine de 200 000 écoliers.

Depuis 1911, chaque matin à 10 heures, le médecin scolaire fait sa visite à l'école où il examine les écoliers suspects, qui lui sont signalés par les maîtres et les nurses, en même temps que ceux qui reviennent après une absence ou une éviction; ceux qui légèrement malades ne sont pas soignés dans leur famille et ceux qui sont en traitement.

Le médecin scolaire après avoir porté un diagnostic renvoie l'enfant à ses parents avec une lettre fermée, en les priant d'appeler le médecin, ou d'aller au dispensaire ou à l'hôpital. Les parents restent libres d'accepter les soins du médecin et de la nurse scolaire. Les fiches sanitaires établies sur les écoliers restent à l'école, mais toutes les anomalies physiques ou intellectuelles sont signalées à la famille.

En somme les parents sont instruits de l'état de santé de leur enfant et peuvent choisir eux-mêmes son médecin. La nurse n'intervient que sur la demande de la famille comme le médecin scolaire.

La nurse américaine, dans les écoles les plus pauvres, a une salle spéciale où des bains peuvent être donnés, ainsi que les soins nécessités par la phtiriase, l'impetigo, la conjonctivite. Les petits pansements peuvent y être pratiqués dans des conditions de propreté parfaite. De cette manière, tous les enfants pouvant fréquenter l'école sont surveillés et soignés aussi bien que possible.

Actuellement, la nurse est la bienvenue au domicile de l'enfant: elle aide les parents inhabiles à soigner l'écolier exclu de l'école ; elle instruit les plus pauvres et les plus négligents. Cette confiance a donné aux nurses l'occasion de signaler 861

1. Antérieures à 1898.

cas de maladies contagieuses, non déclarées et non soignées en 1904 et 623 en 1905.

En Belgique, une nurse séjourne dans certaines écoles ; mais ne s'occupe que du pansement des bobos ou des plaies accidentelles, sans faire de prophylaxie antituberculeuse, ni de visites à domicile.

France. — En France, M. Jules Siegfried a créé, au Havre, en 1879, deux postes d'infirmières scolaires spécialement chargées de la destruction des parasites.

Plus tard à l'occasion d'une épidémie, les élèves d'une école d'infirmières bordelaise furent envoyées dans les écoles de Bordeaux et de Tarbes, mais d'une façon temporaire.

A Paris, après la création de l'école d'infirmières de la Salpêtrière, M. André Mesureur a envoyé des infirmières dans quelques écoles, avec des résultats excellents. Elles ont été retirées car nul crédit ne fut voté pour elles et quand l'Assistance publique demanda une rémunération pour ses pupilles, la ville la lui refusa en déclarant n'avoir aucune ressource pour une création de cette nature[1].

Cependant l'infirmière scolaire, diplômée et capable de dévouement, peut être d'une utilité primordiale. Son action dans le développement de l'hygiène publique et dans la lutte contre la tuberculose en particulier serait de tout premier ordre.

A l'école, cette infirmière pourrait aider le médecin dans sa consultation en prenant le poids ou la température des enfants et en signalant des détails sur sa santé au docteur.

En dehors des heures de la consultation elle pourrait quotidiennement inspecter le nez, les yeux, les oreilles des enfants, nettoyer les coupures, ou bobos qu'ils se font journellement, approprier les plus crasseux et les débarrasser de leurs parasites, en un mot servir de monitrice aux maîtres dans l'éducation physique[2] des élèves.

C'est l'infirmière scolaire qui pourrait prendre une fois l'an, la taille et le périmètre thoracique de l'enfant et le peser chaque trimestre.

1. Une tentative semblable avait déjà été faite par l'École d'infirmières rue Amyot.

2. Et même assister aux repas de ceux qui ont la cantine scolaire.

Les maîtres ont déjà bien à faire en donnant sur chaque élève leurs observations pédagogiques ; sur la vision, établie grâce à une échelle de lettres et de chiffres, sur l'audition par des dictées orales de mots connus.

Les directeurs d'écoles et les maîtres peuvent plus facilement que tout autre donner des renseignements au médecin sur la famille et l'état de santé des enfants, en appelant son attention sur les écoliers suspects.

En dehors de l'école, l'infirmière scolaire pourrait réaliser tout un programme d'hygiène en vérifiant à domicile, si la déclaration ou la désinfection d'une maladie infectieuse est faite ; en veillant à l'isolement du malade contagieux qui, éliminé de l'école, joue souvent dans la rue. Nombre de coquelucheux, de rougeoleux deviennent tuberculeux à cause du manque de soins durant leur maladie. Dès leur sortie de l'hôpital, les enfants dont les parents travaillent sont remis en circulation ; dangereux pour les autres, ils sont eux-mêmes en danger d'évolution tuberculeuse.

L'infirmière scolaire pourrait aussi instruire les mères, leur apprendre à détruire les poux, à soigner la gourme et l'impétigo, dont les lésions cutanées sont autant de portes ouvertes à l'inoculation du bacille de Koch [1].

Enfin l'infirmière scolaire pourrait entretenir des relations avec la mairie, les Sociétés d'assistances privées, les Fédérations d'œuvres, les Bureaux de bienfaisance, les hôpitaux et dispensaires [2], de manière à les faire intervenir en temps utile auprès des familles des enfants à assister. Les consultations de nos hôpitaux sont gratuites ; mais deviennent payantes pour les malheureux, qui sont obligés d'y attendre longtemps, de telle sorte que leurs heures de travail payé sont en partie perdues. L'infirmière scolaire pourrait suppléer la mère de famille occupée en conduisant l'enfant au spécialiste désigné par le médecin traitant, ou à la société qui l'inscrira pour un départ à la campagne ou à la mer.

1. Actuellement ni le médecin scolaire, ni le directeur de l'école ne sont avertis de la nature de la maladie des enfants qui cessent de fréquenter l'école (Netter, *Société de pédiatrie*, 12 juin 1912).

2. Voir chap. IX, 1re partie, p. 158.

Le rôle d'infirmière scolaire exige de la science, de la conscience, du tact, de l'initiative, de la décision et de l'autorité. Nous pensons que sa place est toute indiquée dans notre organisation sociale, entre le personnel enseignant si dévoué, mais surmené et la famille si fréquemment indifférente, ignorante ou négligente.

Les familles les plus indignes de surveiller la santé de leurs enfants sont souvent rebelles à toute initiative généreuse, nulle action n'est possible auprès d'elles. Il serait nécessaire de réserver les infirmières scolaires pour les inscrits au Bureau de bienfaisance, pour lesquels il existe une sanction naturelle. Les inobservances des recommandations hygiéniques devraient provoquer le retrait des secours.

La prophylaxie antituberculeuse est particulièrement bien entendue dans les écoles belges où les suspects sont vus deux fois par semaine, et soignés par des médicaments tels que l'huile de foie de morue et le sirop iodotannique.

En France il est nécessaire d'agir à l'école en faveur de la santé des enfants. Il est à souhaiter que les pouvoirs publics, les médecins et les familles accueillent favorablement des réformes sanitaires scolaires qui s'imposent.

A Berlin en 1909 les 44 médecins inspecteurs examinèrent 228 334 élèves ; en 1910, 35 865 nouveaux dont 3 290, soit 9,45 pour 100 furent éliminés, 1 345 débiles, 410 rachitiques, 159 scrofuleux, 135 tuberculeux pulmonaires.

En 1910, 42 531 écoliers contre 39 666 l'année précédente furent surveillés, dont 2 090 tuberculeux pulmonaires ou osseux, 2 013 scrofuleux.

Les prescriptions sont suivies 53 pour 100 des fois pour le nez et la gorge ; 88 pour 100 des fois pour les maladies de peau ; 84 pour 100 des fois pour les maladies des yeux ; 76 pour 100 des fois pour les oreilles.

CHAPITRE IX

DISPENSAIRES ET SANATORIA

Pour entreprendre systématiquement la lutte antituberculeuse, il faut prendre à temps des mesures thérapeutiques et prophylactiques dont l'emploi doit être simultané pour donner de sérieux résultats.

De 1900 à 1905 une lutte violente eut lieu entre les partisans des dispensaires et ceux des sanatoria. Ces temps héroïques sont passés et chacun a compris que les organisations antituberculeuses doivent s'unir autour d'une institution spécialement créée pour la lutte contre la tuberculose.

Le dispensaire bien entendu, qui peut choisir les tuberculeux, les éduquer et les diriger devrait être le nœud de la lutte. Cet organisme est monté dans le milieu à défendre, il peut y vulgariser les notions d'hygiène et de prophylaxie, dresser des plans d'action adaptés aux milieux à protéger. Le dispensaire peut enfin suivre le tuberculeux après sa cure sanatoriale et lui éviter une rechute.

En 1910 à Stockolm, Koch adversaire du dispensaire pendant longtemps a émis le désir de le voir se multiplier.

Le sanatorium assure mieux que le dispensaire une cure par l'hygiène, il permet l'application de certains traitements délicats, et c'est un admirable éducateur pour le malade, mais son action est limitée, il faut la compléter.

L'Allemagne, berceau du sanatorium, a aujourd'hui 300 dispensaires contre 80 sanatoria.

Dispensaires.

La lutte contre la tuberculose devient de plus en plus prophylactique. Le dispensaire est à la portée de tous, le malade y vient volontairement avec la certitude d'y trouver aide et protection. S'il y arrive trop tard pour lui-même il peut y amener les siens que la maladie n'a pas encore profondément touchés, et pour lesquels le dispensaire organisera une défense contre la contagion.

Objet. — Les premiers dispensaires Léon Bonnet comme les consultations des hôpitaux servaient à examiner le malade avec soin, à lui délivrer une ordonnance et quelques conseils d'hygiène ; dans certains d'entre eux à cause de la misère des malades on avait été amené à distribuer quelques médicaments.

Les résultats de ces œuvres sont nuls si on ne les complète pas par des organismes d'assistance. De tels dispensaires intéressent leur fondateur ; mais ne satisfont pas la collectivité. Les médecins de ces consultations ont été forcés de faire de l'assistance soit directement, soit par l'intermédiaire de femmes charitables.

A cause de l'honorabilité de ces dispensaires ; à côté d'eux des œuvres-réclames se sont ouvertes, destinées à lancer un produit, à faire décorer leur médecin ou à servir la cause d'un homme politique. Il suffit de les signaler pour que tous les bons esprits en saisissent les conséquences déplorables.

Les congrès internationaux, et la commission permanente au Ministère de l'Intérieur ont étudié à fond la question de lutte antituberculeuse. Leurs recherches ont abouti à la conception du Préventorium : complément nécessaire du sanatorium, pour lutter contre la contagion ; mais qui s'occupe des tuberculeux à tous les stades de la maladie. Le préventorium s'occupe de la recherche et de l'étude des foyers de tuberculose ; il cherche à obtenir la suppression de ces foyers ; par l'isolement des malades, l'éloignement des membres de la famille encore sains ; la désinfection du logis et des objets contaminés.

L'idée de généraliser les hôpitaux de tuberculeux ne paraît pas devoir faire fortune : il faut donc isoler à domicile les malades qui ne peuvent entrer ni à l'hôpital, ni au sanatorium.

C'est le rôle du dispensaire, d'où le malade isolé peut être surveillé et conseillé.

Sous le prétexte que le dispensaire ne doit être ni une consultation d'hôpital, ni un bureau de bienfaisance ; on s'est tenu à donner des conseils d'hygiène. En réalité pour attirer et surtout retenir les malades, ceci est tout à fait insuffisant. Les tuberculeux incurables doivent être attirés et surveillés à cause de leur entourage qu'il faut préserver, une assistance sociale raisonnée et le don de médicaments doivent y contribuer.

Les médecins praticiens luttent contre les dispensaires, lesquels forment une soi-disant concurrence. En réalité le dispensaire devrait être ouvert à tous. Les malades sans certificat d'indigence devraient verser une rétribution. Les médecins qui assurent à l'heure présente, gratuitement, le service des dispensaires pourraient dès lors être rémunérés. Les gens de la classe ouvrière hésitent actuellement à se faire traiter à cause de la dépense, ils pourraient trouver des soins à prix modiques dans des dispensaires sérieux où ils fréquentent sans être intimidés.

Bien entendu les malades payant un loyer élevé ne pourraient jamais être soignés à prix réduit. Pour contrôle, on pourrait demander une quittance de loyer et prendre le chiffre de 500 francs comme maximum à Paris.

Actuellement le malade ouvrier, non indigent, fréquente des cliniques, dont la moralité est souvent douteuse ; il s'y ruine et nous le voyons revenir dénué et malade à la charge de l'Assistance Publique. D'autre part beaucoup de travailleurs capables de payer 1 ou 2 francs de consultation et d'achat de médicaments fréquentent les dispensaires gratuits où la surveillance à ce point de vue est bien délicate car exiger un certificat d'indigence c'est repousser les pauvres les plus intéressants.

Si on ouvrait des dispensaires soumis à un contrôle, dont les médecins auraient un traitement fixe ; et les malades payeraient suivant leur moyens ; les premiers seraient mieux rémunérés, les seconds, mieux traités.

Historique. — En France les dispensaires de consultations furent ouverts par le Dr Léon Bonnet en 1900, le projet en avait été formé par l'Œuvre des tuberculeux adultes fondée en 1894 sans réalisation immédiate.

L'idée théorique du dispensaire antituberculeux complet fut émise pour la première fois, en France, au début de 1900 par le Dr Calmette; elle fut réalisée immédiatement par l'Œuvre des tuberculeux de Liège. C'est là que fut créée la fonction d'enquêteur ouvrier, moniteur d'hygiène.

Pour Calmette le dispensaire doit être le poste de secours du sanatorium ; il ne doit exister qu'autant qu'il peut évacuer ses clients. Il doit faire de la prophylaxie antituberculeuse en vulgarisant les mesures d'hygiène et de prophylaxie, en éduquant les malades et protégeant leur entourage. Il doit appliquer les mesures de désinfection au domicile et au linge. C'est un moyen de lutte simple et efficace.

Le préventorium Émile Roux fut ouvert à Lille en 1901 ; c'est actuellement le modèle de presque tous les dispensaires de France et de l'étranger.

Il s'occupe presque uniquement de préservation sociale : se compose d'un laboratoire où sont examinés les crachats ; d'un local de consultation où sont donnés les conseils d'hygiène, qui ne sont jamais accompagnés de médicaments ; d'une buanderie où le linge des contagieux est lavé et désinfecté ; d'un service de préservation sociale ; s'occupant des logements, des vêtements, de l'alimentation et de la propreté (bains-douches). Les enfants de tuberculeux sont placés dans des familles pour les écarter de leur milieu ; de plus, à Zuydcoote, il existe un sanatorium marin.

En 1902 s'ouvrait à Reims un dispensaire semblable ; mais sans débouché pour les malades ou les prédisposés. Cette lacune peut étonner, car le premier hôpital d'isolement fut fondé à Reims pour les écrouelleux[1]. C'est seulement en août 1910 que la municipalité rémoise a voté un crédit de 12 000 francs pour placer les malades curables dans des sanatoria.

A Marseille, le dispensaire Calmette est complété par des services d'isolement pour les tuberculeux dans les hôpitaux civils (Hôpital de la Conception), un service de désinfection des logements et des habitations à bon marché qui complètent l'organisme.

1. Hôpital Saint-Marcoul. Voir 1re partie, chap. 1, p. 5.

Les enfants atteints de tuberculose chirurgicale vont au sanatorium Jean Martin : pour les prédisposés à la tuberculose il existe un préventorium en banlieue, des œuvres scolaires et des écoles de plein air.

A Chambéry, en connexion avec le dispensaire il y a un hospice pour tuberculeux incurables, des habitations à bon marché, un service sanitaire qui classe et surveille les immeubles. L'inspection médicale des écoles est instituée ainsi que la désinfection des locaux et des livres pendant les vacances.

A Paris, il faut signaler les préventoria de la rue de Boursault fondé en 1902, et du boulevard Garibaldi en 1903.

A Bordeaux, en 1904 un dispensaire Calmette a été ouvert dans lequel on distribue de la viande de cheval crue à titre thérapeutique.

Le Havre, Nantes et Nancy se sont signalées par l'adjonction au dispensaire d'œuvres de préservation (Habitations salubres et Colonies de vacances).

Types. — Le préventorium ne doit faire que de la prophylaxie ; mais les pauvres se soucient peu de se soigner ; ils sont talonnés par les besoins matériels. Le malade indigent croit facilement que les médicaments ne lui sont pas donnés, par économie. A l'occasion des interrogatoires destinés au bureau d'hygiène le malheureux détaille ses besoins matériels, personnels et familiaux qui font naître des demandes d'assistance, inévitablement.

Le type du dispensaire d'assistance médicale est le dispensaire Jouye-Tanès, fondé par la ville de Paris, et dirigé par le Pr Richet et le Dr Héricourt[1] (1904).

Le malade y est examiné et radiographié, une enquête sociale est faite et adressée au Service du Casier sanitaire. Le tuberculeux curable est admis à profiter des salles de repos, des terrasses de cure et d'un repas quotidien[2]. On profite de son traitement pour lui enseigner la propreté par le bain-douche, la prophylaxie par l'usage du crachoir de poche : on lui prodigue les conseils et les renseignements.

1. Place Gambetta, Ménilmontant.

2. Viande crue, 100 grammes, 1 œuf, bouillon, bœuf ou légumes, pain.

Mais beaucoup de tuberculeux ne peuvent profiter d'une cure de repos parce qu'ils ne possèdent rien et qu'ils ont une famille. A côté de l'Assistance médicale, il a fallu créer pour eux une Assistance sociale.

Le dispensaire d'Assistance médicale à domicile, rue Omer Talon, appartient à l'Assistance publique, il est du type Calmette-Roux, mais les secours nécessaires sont accordés aux tuberculeux en traitement par le Bureau de bienfaisance. Un ouvrier badigeonneur désinfecte les logements, et éduque les familles. Mais les pauvres font assez mauvais accueil à ces mesures de préservation, car les secours qui leur sont attribués sont forcément restreints.

A Douai, depuis le 30 avril 1906, il existe un dispensaire d'Hygiène sociale qui comporte dans le même immeuble deux sections séparées.

L'une pour lutter contre la mortalité infantile; l'autre pour fournir aux indigents tuberculeux des secours en nature et les moyens de se préserver; c'est une véritable école d'hygiène. Le lysol en solution à 2 pour 100 y est donné gratuitement: le linge désinfecté et blanchi: mais aucun médicament n'est remis aux malades. En revanche, des secours en nature sont distribués aux tuberculeux au début : lait, viande, œufs, charbon, loyer[1].

A Nice, il n'existe rien à côté du dispensaire Calmette, mais la ville est riche et les remèdes, les aliments, la viande crue sont facilement obtenus d'œuvres privées.

A Orléans, le directeur d'un dispensaire très modeste a eu l'idée de remplacer l'enquêteur ouvrier par des dames, laïques ou religieuses de bonne volonté.

A Lyon, Arloing et Courmont ont réalisé l'union des œuvres d'assistance et d'hygiène.

Le dispensaire Calmette et la section spéciale antibercu-leuse du dispensaire général se sont associés au bureau d'Hygiène pour assurer la désinfection des locaux et les examens de laboratoire. Le bureau de Bienfaisance donne des secours aux malades ou des médicaments. La municipalité ouvre son

1. Les frais sont supportés par la municipalité et couverts par des dons privés.

École de Plein Air et 150 lits des hospices aux scrofuleux. Les œuvres privées ont accepté de s'allier aux œuvres d'assistance publique; 24 œuvres lyonnaises sont entrées dans la fédération. Il existe une filiale de l'œuvre Grancher et deux sanatoria. L'Œuvre lyonnaise des tuberculeux indigents reçoit des malades curables à Hauteville dans l'Ain. L'œuvre lyonnaise des hospices pour tuberculeux reçoit 50 femmes incurables à Francheville.

Le dispensaire est, par excellence, une œuvre de prévoyance, d'éducation et d'assainissement; il doit être aussi une œuvre d'assistance.

Les dispensaires ont beaucoup servi à la statistique. Ambroise Rendu, en 1908, faisant une proposition relative au rôle des dispensaires parisiens dans la lutte contre la tuberlose, s'est servi des comptes rendus des dispensaires autant que des chiffres du casier sanitaire pour classer les quartiers parisiens. L'Observatoire et les Buttes-Chaumont avaient moins de tuberculeux que d'autres quartiers. La tuberculose est surtout fréquente aux Gobelins, à Montmartre, Ménilmontant, Popincourt, Reuilly et Vaugirard (Conseil municipal de Paris)[1].

Nous savons, après expérience, que le dispensaire ne peut avoir la prétention de guérir les tuberculeux indigents. Il doit les empêcher de répandre leurs microbes et détruire les agents morbides autour d'eux. Rôle d'assainissement, d'éducation et de prévoyance qui peut être avantageusement complété par un rôle d'assistance. Soins urgents en cas d'hémoptysie par exemple et médicaments donnés au dispensaire.

L'assistance en nature est un moyen de ramener régulièrement des tuberculeux las, découragés, dont il est nécessaire d'assurer la surveillance dans l'intérêt de la collectivité et de la famille,

Le rôle du dispensaire devrait être continué au domicile du malade par des infirmières nombreuses et compétentes, soignant les infirmes et répandant les notions de prophylaxie: mais aussi recherchant la tuberculose chez les divers membres de la famille ou les voisins. En Angleterre, à Édimbourg

1. Comptes rendus des délibérations, 1908.

en particulier, ce mode d'assistance a donné les meilleurs résultats (District Nursing). Malheureusement les Françaises s'intéressent peu au district nursing, et dans cette branche l'action de nos sociétés de la Croix-Rouge a été à peu près nulle jusqu'à ce jour.

Synthèse. — Dans les grandes villes il serait facile d'établir un service antituberculeux complet groupé autour du dispensaire (voir Lyon). Les recherches de laboratoire pourraient être faites par le laboratoire municipal, les laboratoires hospitaliers et le bureau d'hygiène.

La désinfection des locaux assurée par le service municipal. Le linge devrait être désinfecté et blanchi par les services de l'Assistance publique.

Les enquêteurs ouvriers pourraient être remplacés par les visiteurs d'œuvres de bienfaisance et les infirmières visiteuses, par des élèves des écoles ou des associations d'infirmières.

Les secours seraient fournis par les caisses publiques et privées déjà affectées à des services de bienfaisance.

Tous ces éléments existent, mais ne sont pas coordonnés, ni associés.

L'Office antituberculeux Jacques Siegfried-Albert Robin, à l'hôpital Beaujon, s'efforce depuis 1905 de réaliser ce programme en employant les ressources déjà existantes, les fondations déjà faites, les services publics et privés en fonctionnement.

Les Œuvres de Plaisance, dont le siège est rue Vercingétorix, s'efforcent au contraire de posséder en propre chacun des éléments indispensables à la lutte.

En somme ces deux œuvres réalisent l'éducation, la préservation, la cure et l'assistance des familles tuberculeuses : l'une est réservée à un quartier (Plaisance), l'autre procure tous renseignements et appuis à quiconque. Mais pour agir efficacement il faut limiter son action : aussi les visiteurs de l'Office choisissent-ils les familles les plus socialement relevables, pour leur donner une aide effective et prolongée.

En 1910, l'Assistance publique a ouvert, rue Vaneau, le dispensaire Léon Bourgeois, où la cure, l'éducation, l'assistance devaient tenir une place égale.

Il ne semble pas que le projet soit réalisé ; peu à peu le service d'assistance a été atrophié.

Ce dispensaire possède deux expansions intéressantes : un service hospitalier urbain dans l'hôpital Laënnec, où les malades en évolution aiguë ou en traitement spécial peuvent être hospitalisés ; un service d'hospice, suburbain pour les malades ayant besoin d'une cure d'aération et de repos. C'est le sanatorium de Brévannes qui accueille dans des sections différentes les hommes, les femmes et les enfants.

En somme, depuis dix ans, le dispensaire a accompli une évolution complète ; il s'est transformé peu à peu en un organisme complexe. Il s'est adapté aux besoins de la lutte et il est devenu méconnaissable.

L'organisation de dispensaires complets est relativement facile dans les grandes villes[1], mais rencontre de grosses difficultés dans les petites villes et plus encore à la campagne. Lyon a presque réalisé le problème.

En Suède et en Hollande un service rural de ce genre a été organisé par les sociétés d'infirmières.

Les sanatoria.

Dans les dispensaires actuels tout malade reconnu tuberculeux est admis. Le sanatorium est un établissement fermé et spécialisé où les malades ne peuvent entrer qu'après une sélection faite au dispensaire ou à l'hôpital et par une commission d'admission en dernier ressort.

Dans les sanatoria gratuits la sélection est difficile mais possible. Elle est irréalisable dans les sanatoria payants, où on trouve 12 pour 100 de tuberculoses fermées ; 27 pour 100 de tuberculoses à lésions limitées sans symptômes généraux graves contre 61 pour 100 d'incurables dont les lésions étendues et profondes s'accompagnent d'une déchéance accentuée.

Lieu. — Le sanatorium doit être bien situé au point de vue climatique. Il est bon de choisir un endroit où la tempéra

1. A Dijon, ville moyenne, il fonctionne un organisme très complet depuis 1903, il a été sans cesse en intelligente transformation, ses colonies de vacances (la Clé des Champs) s'efforcent de ramener l'enfant à la terre.

ture, même basse, soit stable ; les écarts considérables entre le jour et la nuit sont nuisibles aux malades, comme les brumes et les vents du Nord.

L'altitude la plus favorable est de 1 200 mètres, mais les malades en bon état général peuvent supporter une altitude plus élevée. On a remarqué la grande rareté de la tuberculose au Mont-Saint-Bernard et à Mexico (2 000 mètres). A Davos la vertu du climat fut mise en lumière par hasard grâce à un docteur et un libraire de Bâle qui s'y guérirent.

En France les points les plus estimés sont la côte de la Méditerranée, abritée du Nord par les contreforts des Alpes-Maritimes ; la région Sud-Ouest comprise entre Arcachon et les Pyrénées. En tous lieux il est possible d'établir un sanatorium s'il est convenablement aménagé[1].

Le climat marin favorable aux tuberculoses osseuses et ganglionnaires est nuisible aux nerveux, aux arthritiques, aux phtisiques.

Direction. — Dans un tel organisme la direction doit être donnée à un médecin-directeur qui assume toute la responsabilité de la marche du sanatorium. Dans la cure de la tuberculose il ne faut ni opposition, ni conflit entre la cure et la discipline.

Le sanatorium ne vaut que « par son médecin-directeur, qui doit être un éducateur, un clinicien, un administrateur et un père de famille très bon et très ferme auprès de ses malades et de ses employés » (Guinard).

Personnel. — Le personnel médical doit être suffisant pour assurer des examens réguliers et soigneux à tous les pensionnaires ; pour cela il faut 4 à 5 médecins pour 200 malades.

En Norvège pour 100 il y en a 1,25 ; en France, 2,20 ; en Angleterre, 3,77.

Les infirmiers seront plus ou moins nombreux suivant que les malades contribuent ou non à l'entretien de la maison : la moyenne est de 25 infirmiers ou serviteurs pour 100 malades.

1. Sur la Riviera italienne. En Autriche, Abbazia et le Tyrol. En Espagne, Malaga et Valence. En Égypte et dans les îles de la Méditerranée. En Suisse, Montreux, Davos, Leysin, etc.

En Hongrie elle est de.	45	pour 100.
En France —	35,72	—
En Suisse —	19,55	—
En Hollande —	19,10	—
En République Argentine. . . .	19	—

Le prix de revient[1] du sanatorium de Bligny établi par le Dr Guinard est de 4 fr. 20 par tête et par jour :

Pour 120 lits on dépense 3 fr. 75 } de ration d'entretien.
— 250 — 3 fr. 25 }

Fonction. — La fonction curative du sanatorium passe aujourd'hui après sa fonction éducative ; durant son séjour le malade s'habitue à une discipline rigoureuse, à des règles d'hygiène qui lui permettent de ne pas s'infecter à nouveau et de ne pas contaminer son entourage. Le malade tire d'un séjour au sanatorium une éducation antituberculeuse pratique.

Le malade y est séparé de sa famille, ce qui constitue pour les enfants et les membres sains une protection efficace contre la contagion. Mais divers désavantages moraux et matériels résultent de cette séparation.

Le malade est inactif ; il vit dans des conditions de confort exceptionnelles, durant ce temps sa famille est misérable ou gênée. Au retour le malade retombe souvent dans un milieu où son absence a causé ou accru la misère ; il supporte mal ce changement au point de vue physique et moral.

Assistance. — Les directeurs de sanatoria qui s'intéressent à leurs malades ont senti le besoin de caisses d'assistance. Cependant, sur 72 sanatoria, 35 ne possèdent aucune œuvre de secours (Guinard).

En Allemagne, les caisses d'assurances allouent des subsides aux familles. En Belgique, une caisse de secours a été constituée par les dames patronesses au sanatorium de la Hulpe-Waterloo. A Liège, les familles des malades et les rescapés du sanatorium sont assistés par la Société de secours mutuels, le bureau de bienfaisance et le dispensaire antituberculeux.

1. La plupart des sanatoria sont fondés par des œuvres antituberculeuses privées : en France il n'y en a que deux municipaux. En Allemagne ils ont été bâtis sur les fonds d'assurances.

En France, le sanatorium d'Hauteville (Ain), fondé en 1900 par la famille Mangini, a des malades payants et des assistés ; ceux-ci ne versent que 2 fr. 50 par jour, mais les malades payants versent des suppléments importants qui constituent une caisse de secours pour les indigents ou les sans-travail.

Le sanatorium de Bligny, grâce à l'initiative du Dr Guinard, possède une caisse sur laquelle sont prélevées des bourses de santé. Les malades ont fondé la société « Amicale de Bligny » dont les cotisations modiques alimentent en partie la caisse de secours, qui reçoit aussi le produit de la vente des cartes postales du sanatorium et les dons généreux.

Après le Congrès de Washington, l'État de Massachusets a créé des bourses de santé (Landouzy, Compte rendu) sur le modèle de Bligny.

Après trois mois de séjour, tout malade peut adhérer à l'Amicale qui verse, dès ce moment, des secours aux familles dans la gêne, par suite du départ du chef de famille ou de la ménagère.

A Bligny, dans les sanatoria anglais et dans quelques autres sanatoria, pour préparer les malades à reprendre leur vie active, pour détruire en eux l'idée de paresse et de parasitisme, et développer leurs forces et leur résistance, on les fait travailler à la fin de leur cure. Dès qu'ils ne présentent plus de réaction fébrile, on institue un travail régulier et progressif. Nous pensons que cette méthode a des conséquences morales et matérielles heureuses, et qu'elle devrait se répandre dans tous les sanatoria.

Cure libre. — Le sanatorium est le remède à la tuberculose des villes, dont les municipalités riches ont pu élever des bâtiments spéciaux pour leurs malades. Mais la tuberculose à la campagne existe aussi, personne ne semble s'y intéresser; cependant, la maladie ravage certaines régions trop pauvres pour posséder un sanatorium.

En Amérique, en Irlande, peut-être à cause du manque de ressources, peut-être à cause de la répugnance des races anglo-saxonnes à aliéner leur liberté, la cure libre de la tuberculose a une grande vogue. Les dispositifs les plus ingénieux ont été adoptés pour organiser un coin de terrain vague en tente de cure, ou pour aménager un balcon en terrasse ou en chambre à coucher.

Savignac, de Montmorency, a montré que la cure libre à la campagne peut donner de beaux et durables résultats dans la classe moyenne. Sur 25 cas, il a obtenu 7 guérisons, soit 28 pour 100[1].

Hauteville n'en déclare que 20,07 pour 100.
Leysin — 33 —

Mais pour la classe pauvre, non surveillée par un dispensaire, fermée à tout progrès, et fort négligente, il faut des sanatoria, autant pour la cure que pour l'éducation du paysan malade. Plusieurs communes, un département tout entier pourrait contribuer à son entretien.

Pour les phtisiques, entre le sanatorium et la cure libre, il existe toutes les formes d'assistance sanatoriale.

Les maisons-sanatoria préconisées par von Unterberger sont des écoles d'hygiène pour tuberculeux désireux de se soigner chez eux, mais voulant apprendre à se soigner sous une direction médicale. Ces maisons sont répandues en Russie, à proximité des villes; les malades aisés viennent y faire un stage qui n'a qu'un but éducatif.

En Allemagne, on a préconisé le sanatorium forestier et la station forestière pour les scrofuleux et les phtisiques au début, autant que pour ceux qui ont des tuberculoses osseuses ou ganglionnaires. Les résultats obtenus dans les stations, où le séjour n'est que diurne et estival, sont réellement sans intérêt : le mal ne progresse pas, mais ne rétrocède pas non plus.

Les enfants de tuberculeux doivent être écartés dès le début du milieu familial. S'ils sont sains, il faut les mettre dans des asiles maternels, loin des poussières; mais à proximité des parents, aussi bien à la ville qu'à la campagne.

On peut aussi, faute d'asiles, placer des enfants dans des familles saines, mais en exerçant sur ces familles un contrôle constant[2].

1. Sur 25 cas il y avait 13 premiers degrés, 6 seconds, 6 troisièmes. Au sanatoria il y a peut-être moins de premiers degrés.

2. La Pouponnière de Porchefontaine. Les Nids de Porchefontaine.

Nous n'avons pas l'habitude de mettre les enfants au sanatorium, mais une crèche sanatoriale pourrait rendre des services pour les enfants des malades en traitement. Pour les enfants suspects, il en existe une en Saxe; une autre est en construction dans le Hainaut.

A Lyon et à Marseille, à proximité de la ville, il y a un préventorium, où les enfants de 4 ans à 13 ans sont reçus : au grand air. En Amérique, à Chicago en particulier, les débiles sont reçus dans les « Open Air Schools », dans la ville même, sur des terrasses.

Le dispensaire urbain peut exercer sur les enfants, dans les foyers contaminés, une surveillance utile, pour diminuer leurs chances d'infection par un envoi au moment opportun à la mer ou à la campagne.

A l'Office antituberculeux (hôpital Beaujon), nous avons ainsi surveillé, depuis sept ans, 200 enfants qui ne se sont jamais contaminés dans des milieux infectés et pauvres.

Les sanatoria marins.

Qualités de l'air marin. — Le climat maritime est étonnamment actif contre la tuberculose latente : la tuberculose osseuse et ganglionnaire.

Le soleil est un puissant agent de désinfection[1]; c'est un destructeur du bacille de Koch. Une plaque de gélose, exposée à la lumière solaire après un ensemencement de bacilles, est recouverte d'un papier non découpé en certains endroits. Après quelque temps, les cultures se sont développées sous le papier, et pas du tout dans les régions éclairées. Le dessin du papier se trouve ainsi reproduit sur la gélose.

Or, nous savons quelle intensité lumineuse il y a au bord de la mer (hâle). Grâce à elle, le bacille de Koch est touché dans sa vitalité et sa virulence au sein même de notre organisme.

L'air marin contient aussi un gaz : l'ozone, dont l'action tonique et désinfectante est bien connue[2]. Tandis qu'à Paris,

1. Héliothérapie : méthode préventive et curative de la tuberculose.
2. Il sert à la désinfection de l'eau.

on trouve 1 milligramme d'ozone par mètre cube; à Arcachon il en existe 5 milligrammes et demi. Du reste, l'air marin est comprimé; il est plus dense, c'est-à-dire que, sous le même volume, il renferme plus d'oxygène, d'iode et de brome qu'en tout autre lieu.

Enfin, il est très pur. En pleine mer, il n'existe pas de microbes; à 100 kilomètres des côtes, on en trouve de 6 à 45 par centimètre cube; à l'Observatoire de Montsouris, 1 400 par centimètre cube (Miquel).

L'air de mer est un excitant général de l'appétit, du mouvement et de l'hématose. C'est pourquoi le climat marin est néfaste aux nerveux, aux tuberculeux pulmonaires, qui se consument déjà trop vite. En revanche, le traitement marin, commencé à temps et prolongé suffisamment, est capable de guérir la majorité des lésions osseuses ou articulaires. Il rénove l'organisme des débiles, des lymphatiques et des ganglionnaires.

Une cure marine augmente beaucoup la résistance de l'organisme contre l'action du bacille de Koch.

Cette propriété du climat marin est tellement frappante, que ce sont des observateurs non prévenus qui ont provoqué son utilisation.

Historique. — En Angleterre, Russel, en 1750, avait remarqué que les populations côtières ne portaient pas d'écrouelles, tuberculose qui pullulait au centre de l'Angleterre et en France. La publication de ses remarques provoqua la création du sanatorium marin de Margate, en 1796.

En Italie celui de Viarregio fut ouvert à peu près à la même époque.

En France, à Cette en 1847, une demoiselle Hirsch ouvrit un petit sanatorium marin qui n'eut aucun retentissement.

L'Assistance publique plaçait à Groffliers, petit village près de Boulogne, quelques enfants assistés chez une nourrice; l'inspecteur avait constaté leur excellent état de santé et appris que chaque jour la nourrice la veuve Duhamel conduisait ses pupilles dans une brouette au bord de la mer. Dès 1859, une femme connue sous le nom de « Marianne toute seule » vint s'installer dans une petite maison sur la plage où les malades affluèrent.

Sur ce l'Assistance publique ouvrit en 1861 le premier sanatorium de Berck où les succès furent tels qu'en 1867 un grand hôpital de 718 lits lui fut substitué.

Ranson, conseiller municipal de Paris, en 1906, dans un rapport contre les sanatoria, ajoute que « les cures obtenues dans les deux sanatoria de Berck et d'Hendaye sont surprenantes et récompensent largement de leurs efforts le conseil municipal et l'administration hospitalière ». En 1908 la création de 300 lits nouveaux à Berck a porté à 1018 le nombre des malades hospitalisés à l'hôpital maritime.

L'initiative privée fut mise en mouvement par les idées du Dr Bergeron (1866).

Le sanatorium de Pen-Bron fondé par M. Pallu et le sanatorium d'Arcachon fondé par le Dr Armaingaud ouvrirent leurs portes vers 1887.

Actuellement la France possède :

27 sanatoria marins populaires, soit. .	7 287	lits.
3 — payants, soit. . .	405	—
Soit.	7 692	lits.

Lésions. — La tuberculose osseuse et ganglionnaire est complètement curable ; si elle n'est pas traitée elle ne tue pas, mais cause des fistules qui suppurent, sèment des bacilles partout et créent des délabrements irréparables.

Elle éclate à tous les âges ; mais le vieillard en est rarement atteint ; il trouvera place dans un asile. L'adulte atteint de tuberculose osseuse ou articulaire, dans la classe populaire, ne peut s'immobiliser un an ou deux au bord de la mer ; il est préférable de l'opérer.

La limite d'admission dans les sanatoria maritimes de l'Assistance publique est à 15 ans. L'adolescent de 15 à 20 ans qui pourrait être traité n'en trouve pas les moyens : il traîne son mal de service en service hospitalier, de consultation en consultation, jusqu'à ce que la lésion locale se soit généralisée.

Le mode de recrutement est aussi mal conçu ; l'enfant très malade part de suite, le curable attend et devient très malade à son tour ; il en résulte des dépenses plus lourdes pour des résultats moins bons.

Il est à désirer qu'un sanatorium pour tuberculeux osseux

ou articulaires âgés de 15 à 20 ans soit ouvert par l'Assistance publique et qu'il soit créé des sanatoria pour la classe moyenne.

Conclusion. — Les ressources que nous possédons pour lutter contre la tuberculose sont nombreuses; mais toujours insuffisantes[1].

En somme le sanatorium représente la plus rapide et la plus sûre des guérisons; son importance éducative est aussi grande pour les adultes que pour les enfants.

Les stations de convalescence forestières ne peuvent jamais remplacer le sanatorium; leur équipement est trop insuffisant. Naturellement le traitement au dispensaire, dit traitement ambulatoire, est encore moins efficace.

Du reste le seul inconvénient des sanatoria et des hôpitaux est de laisser rentrer dans un logis insalubre, contaminé fréquemment, un convalescent qui relève d'une maladie grave ou de longue durée[2]. Le rescapé subira des privations d'aliments, de chauffage, de vêtements, au moment où il a besoin d'air et de lumière, dans des conditions d'alimentation et d'hygiène exceptionnelles.

1. Paris compte 28 dispensaires antituberculeux contre 26 en province.

La France a 23 sanatoria populaires, soit. . . . . 1 669 lits.
— 8 — payants, soit. . . . . 549 —
— 13 établissements climatiques ou thermaux, soit. 766 —
— 7 sanatoria d'enfants, soit. . . . . 1 174 —
— 25 services hospitaliers affectés à l'isolement des tuberculeux.
— 9 foyers de l'œuvre Grancher.

L'Assistance publique compte pour Paris les sanatoria marins de Berck (Hôpital maritime et Bouville) et d'Hendaye; elle envoie des malades dans les œuvres privées (Pen-Bron, Saint-Trojean, Oléron, Banyuls, Zuydcoote, Arcachon). Pour les enfants phtisiques le pavillon Villemin à Brévannes est ouvert.

Pour les adultes il existe :

Le quartier général de Brévannes
Les quartiers spéciaux de Laënnec } Hommes et femmes.
Le service Letulle à Boucicaut
Le sanatorium Villemin (Angicourt). Hommes.
Un quartier spécial à la Rue. Femmes.

Pour Paris il existe encore des œuvres privées :

L'œuvre des sanatoriums populaires de Paris (Bligny). Hommes et femmes.
L'œuvre de Villepinte, jeunes filles tuberculeuses.
L'œuvre de Champrosay pour les prédisposés.
L'œuvre d'Ormesson pour les enfants.

2. Voir asiles de convalescence, chap. II, 1re partie, p. 95.

L'asile de convalescence offre le repos, le calme et la nourriture au convalescent hospitalier non tuberculeux. Pour le convalescent de tuberculose il faudrait un organisme analogue pour pouvoir consolider sa cure sanatoriale.

La colonie agricole a été souvent proposée pour les adultes; elle est d'une utilisation difficile.

Un ouvrier de la ville retourne difficilement aux champs. Mais les retours à la terre sont vraisemblables pour les enfants ayant été touchés par la tuberculose et qui doivent éviter les grandes villes [1].

Les filles pourraient à l'occasion de leur convalescence être initiées au ménage, aux travaux du jardin, de la basse-cour, de la laiterie, aux soins que demandent les abeilles.

Les garçons pourraient apprendre l'agriculture et l'horticulture. Bien entendu ces remarques ne s'appliquent qu'aux enfants curables et non contagieux. Les incurables doivent être traités séparément dans un hôpital ; ils sont très contagieux parce qu'ils sont indisciplinés (service d'incurables du Dr Broca).

Les adultes non tuberculeux ont des asiles au Vésinet pour les femmes, à Pontourny pour les jeunes filles, à Forges pour les infirmières et infirmiers, à Vincennes pour les hommes. Les enfants vont à Forges, la Roche-Guyon, Garches et reviennent transformés, vigoureux, solides, sains, tout à fait capables d'opposer une résistance victorieuse aux agents pathogènes.

Mais il n'existe pas encore de lieux intermédiaires entre les sanatoria et la reprise de la vie urbaine. Le Pr Grancher avait réclamé l'établissement de grands asiles où les convalescents, les débiles, les prédisposés non contagieux seraient instruits à l'air en reprenant des forces. Ce projet a été appliqué en Suède sur une grande échelle.

D'autre part le rescapé du sanatorium a tout avantage à rentrer dans une famille reposée, en bon état moral et matériel : il faut donc, tandis que le malade est isolé au sanatorium, procurer une aide suffisante à sa famille.

Enfin le rescapé prêt à reprendre une vie active doit trou-

1. Voir page 166 la Clé des Champs. Note.

ver un travail proportionné à ses forces pour éviter une rechute. Tel tuberculeux guéri redevient malade parce qu'il rentre dans un logis vide, qu'il chôme ou fait un métier pénible. C'est pourquoi la question d'assistance par le travail ou le placement est une des faces importantes de la lutte antituberculeuse.

C'est aux philanthropes, aux commerçants, aux industriels de créer un mouvement en faveur du tuberculeux guéri et de diminuer l'épouvante ou le dégoût qu'il provoque.

Le jour où le rescapé trouvera assistance régulière pour sa famille et travail approprié pour lui la question de la cure de la tuberculose sera quasi résolue (Küss).

CHAPITRE X

LUTTE CONTRE LA CONTAGION

Lutter contre le mal est bien, lutter contre sa contagion est mieux.

La moitié des humains est bacillisée, mais elle n'est pas tuberculeuse. Comme l'a exprimé Triboulet : « Il n'y a que des résistances. » Ces résistances nous devons les augmenter.

La contagion accidentelle est à peu près nulle ; nos phagocytes détruisent ou immobilisent les quelques bacilles introduits dans l'organisme. Pour que la tuberculose s'implante il faut des contacts répétés, incessants, entre l'organisme sain et le moyen de contamination.

La lutte est relativement facile, car les bacilles virulents sont rares en dehors de la zone contaminée par la toux et du local mal tenu, habité par le tuberculeux négligent et ignorant.

Le moyen de lutter contre la contagion c'est de désinfecter les matières, ou les lieux souillés, en stérilisant les bacilles de Koch mis en liberté dans les crachats et qui se sont répandus dans les locaux habités par les malades, les vêtements, linges et ustensiles dont ils ont fait usage.

Ces désinfections protègent l'entourage contre la contagion et évitent au malade une fâcheuse réinfection toujours possible.

Prophylaxie internationale.

Le bacille tuberculeux se propage sur la surface du globe par les échanges qui s'y sont établis. Il est importé par les marchandises, les animaux, les hommes surtout.

D'autre part, le bacille se développe bien mieux sur un terrain vierge, n'ayant jamais eu à lutter contre lui.

Sur la Terre de Feu, par exemple, la tuberculose fut introduite par la femme d'un pasteur anglican, elle a semé la mort comme une véritable épidémie.

Au Canada, la tuberculose était inconnue, par conséquent les mesures préventives inutiles et ignorées. Le climat tient de celui de la mer et de la montagne, l'air y est sec et pur, peu à peu beaucoup de malades y ont été attirés et la tuberculose a fait des victimes par milliers.

Au bord de la Méditerranée, il y a 20 ans, Menton était une ville maudite tant elle était contaminée. La municipalité s'est rendu compte du péril, et des mesures sanitaires ont été prises qui ont transformé la côte en une région stérilisée où la tuberculose est fort rare parmi les indigènes, malgré le grand nombre de malades de passage.

L'automobilisme par la poussière soulevée est un sport particulièrement dangereux, on a lutté contre lui par des mesures adéquates. Dans le Midi, le pavage lourd, le goudronnage, le pétrolage des routes empêchent la mise en mouvement des germes importés.

Les chemins de fer, les paquebots, surtout ceux de commerce, transportent des individus ou des animaux contaminés, avec de grandes facilités. Certaines contrées norwégiennes ne connaissent la tuberculose que depuis la construction du chemin de fer[1].

L'Angleterre et l'Amérique menacées par les paquebots luttent d'une façon systématique. Les émigrants bacillaires sont refusés à l'arrivée.

Les garnis, les hôtels, les caravansérails pour pèlerins ou émigrants sont des nids à microbes. Sur le littoral méditerranéen on a dû prendre des mesures particulières à leur égard; à Hambourg, la ville a dû parquer les émigrants; en France, le Touring-Club a été fatalement amené à s'occuper de la question du logis sain.

Les marchandises importées peuvent être dangereuses, par exemple les vieux tapis et les tentures venant des Échelles du Levant par Marseille.

Les animaux aussi peuvent être des véhicules contagieux;

1. Klaus Hansen-Bergen.

certaines mesures sont prises à leur égard. L'Italie essaie à la tuberculine les animaux venant de France.

Prophylaxie immédiate.

Le danger de contagion augmente par la diminution de là résistance de l'organisme.

Surmenage. — Le surmenage peut favoriser le développement de la maladie, nous en avons déjà dit quelques mots à propos des soldats et des écoliers.

Calmettes de Lille a publié une statistique où la tuberculose se trouve 97,48 fois pour 100 chez les surmenés.

Cette statistique présentée par la Commission permanente a frappé le Parlement qui a voté la limitation des heures de travail et la loi sur le repos hebdomadaire, lois mal appliquées malheureusement.

Il est désirable que ces comités d'hygiène et de travail se préoccupent de l'apprentissage. Neuf fois sur dix c'est le hasard qui détermine le choix des ouvriers; lorsqu'ils connaissent leur métier, ils s'aperçoivent de leur inaptitude physique à le pratiquer.

Un examen médical doit précéder le choix d'une carrière : le médecin inspecteur scolaire allemand, lors du dernier examen médical des élèves, leur indique quelles sont les carrières qui leur conviennent et celles dont il faut s'éloigner particulièrement.

Nous essayons d'appliquer cette excellente coutume à l'Office antituberculeux de l'hôpital Beaujon en guidant nos protégés dans le choix d'un métier et en surveillant la santé des débutants.

En Angleterre et en Amérique, les enfants de 12 à 14 ans ne travaillent que la demi-journée, c'est ce qu'on appelle « le demi-temps ».

De nombreuses critiques peuvent être adressées à cette méthode. Si les apprentis vont à l'école durant leurs heures de liberté ils se surmènent, s'ils restent libres ils vagabondent.

Il n'en reste pas moins vrai que les enfants en croissance supportent mal l'atelier tout le jour. Le moyen de leur donner des heures de repos et d'hygiène en les préservant moralement serait d'ouvrir des écoles sportives, dans des terrains de jeux[1].

Misère physiologique. — Tout ce qui entraîne un état de misère physiologique crée un terrain propre à l'ensemencement ou au développement de la tuberculose : l'anémie, les fièvres éruptives, la fièvre typhoïde, la grippe, la coqueluche dont nous avons déjà parlé.

Toute infection surajoutée peut aggraver une tuberculose en évolution. Le Dr Küss, d'Angicourt, rapporte qu'il a pu éviter toute épidémie depuis la fondation du sanatorium : les quelques grippes, scarlatines ou diphtéries importées du dehors qui se sont produites n'ont provoqué aucune contamination, et Küss a tout lieu de s'en féliciter à cause même de la guérison des tuberculeux du sanatorium.

Si la misère physiologique, la convalescence des maladies longues ou des infections profondes prédisposent à la tuberculose on doit être vivement frappé par une visite, dans nos hôpitaux parisiens où les anémiques, les entéritiques, les convalescents de grippe, de fièvre typhoïde, d'angine, voisinent avec des tuberculeux au dernier degré.

On peut être effrayé du danger couru par ces malheureux, affaiblis par la maladie[2].

Isolement hospitalier. — Sauf pendant l'été, les salles sont tellement pleines, qu'il faut mettre entre les lits des brancards fort bas, près desquels une chaise tient lieu de table de nuit. Le pot à lait ou à tisane, le pain et le crachoir du malade y voisinent, dans un équilibre instable à la merci du premier maladroit. Les médecins et les élèves, les infirmières bousculées par ce surcroît de malades circulent dans ces salles en hâte. Les médecins effrayés par les dangers de contamination tuberculeuse abrègent les périodes de convalescence pour l'éviter et écarter les malades en danger permanent de contamination, ce qui a le grand désavantage de

1. Un verrier de Choisy a créé pour ses apprentis un emplacement de football.

2. Il faut rendre justice aux chefs de service qui isolent leurs tuberculeux, dès que les locaux s'y prêtent. Mais dans une grande salle, cet isolement est difficile.

laisser des gens insuffisamment guéris retourner dans des logis misérables.

Bollinger a discuté le rôle de la contagion et soutenu que l'infection tuberculeuse date de l'enfance, que son éclosion est tardive, sans réinfection. « Il reste encore une opposition tenace. C'est peut-être parce que les faits cliniques ne sont encore ni assez nombreux, ni assez probants pour nous convaincre[1]. » On a, dit-on, négligé de considérer le rôle des conditions sanitaires mauvaises, pour parler de la contagion.

Dans nos hôpitaux surpeuplés, souvent archaïques, la contagion paraît évidente ; mais elle doit être favorisée par les mauvaises conditions hygiéniques qui aident aussi à l'auto-infection.

La question de l'isolement des tuberculeux à l'hôpital dans des quartiers ou dans des hospices spéciaux a fait l'objet de nombreuses discussions médicales ou sociales, on y fait aussi des objections matérielles. Mais les économies faites sur le budget de l'hygiène publique causent des dépenses considérables en se répercutant sur la santé publique.

On a ouvert plusieurs quartiers de tuberculeux dans les hôpitaux parisiens (Laënnec-Boucicaut), à propos desquels l'Assistance publique pensait rencontrer de vives oppositions dans le milieu médical ou infirmier. Ces difficultés n'ont pas paru. Les médecins s'habituent à se spécialiser dans la question de la tuberculose ; les infirmiers ne sont plus effrayés par la contagion. En fait les individus propres, se lavant fréquemment les mains et prenant la précaution de se brosser les ongles avant les repas, ne risquent pas de se contaminer[2].

La question morale reste toute entière. Beaucoup d'individus se sont élevés contre les hôpitaux de tuberculeux en les comparant aux léproseries du moyen âge.

Au fond il suffirait d'une amélioration de la disposition et de l'aération des salles hospitalières qui sont si souvent

1. Grancher et Hutinel, *Contagion. Dictionnaire Dechambre.*

2. A l'hôpital Cochin les infirmiers ont des lavabos auprès du réfectoire, ce qui est le premier progrès dans cette voie.

des logements insalubres et surpeuplés ; de la création de chambres d'isolement dans chaque service. Il faut isoler le tuberculeux à l'hôpital, mais d'autre part il faut pouvoir l'isoler chez lui, et l'instruire des dangers de la contagion, pour éviter l'encombrement des hôpitaux et la contamination des familles.

L'isolement devra toujours se réaliser hors de la famille, quand le milieu est pauvre, sale et surpeuplé. Le phtisique ignorant, mal disposé à s'isoler est un danger certain, il faut emporter la conversion des malades en les éduquant avec patience, fermeté et insistance.

Même dans une agglomération de tuberculeux crachant des bacilles, on peut supprimer le danger de contagion. Dans les sanatoria, le milieu est presque privé de bacilles, la preuve en fut faite par l'inoculation de la poussière des chambres à des cobayes.

Le Dr Guinard de Bligny laisse vivre ses enfants en contact avec ses malades, sans crainte et sans inconvénient.

Contagion. — Il est nécessaire d'acquérir la certitude que la contagion est évitable, mais il ne faut pas comme Bollinger prétendre que le terrain est le seul point intéressant et nier la contagion, qui est indubitable.

Il est démontré que l'effroyable morbidité des jeunes enfants de phtisiques est due à la contagion familiale.

D'autre part des gens avertis se défiant de certains tuberculeux d'aspect minable, ont été frappés par des contagions incompréhensibles dont ils ont trouvé la source chez des individus de bon aspect ; mais atteints de tuberculose torpide, qui peuvent semer autour d'eux des bacilles à l'occasion de poussées congestives ou de bronchites. Le Pr Landouzy en a cité des exemples dans ses cliniques. Nous connaissons des malades dangereux qui survivent à tous les membres de leur famille, entre autres une tuberculeuse qui a contaminé trois maris, dont deux étaient certainement sains, le premier nous était inconnu.

En somme, un tuberculeux peut être isolé dans une famille propre et soigneuse, la résistance à la contamination augmente dans un milieu contagieux où la contamination est réduite.

Nous avons prouvé par de nombreux exemples que l'enfant de tuberculeux éloigné quelques semaines par an, et élevé dans une famille surveillée se contamine moins que l'individu vierge de toute contagion ou depuis longtemps éloigné de son milieu[1].

La question du voisinage des maisons de cure a été discutée à la Commission permanente sur la réclamation de propriétaires qui se plaignaient du discrédit jeté sur les maisons avoisinant un sanatorium.

La commission a conclu qu'un tuberculeux libre pouvait contaminer des centaines d'individus; mais que des centaines de tuberculeux surveillés et instruits n'infectent personne. Une dépréciation reposant sur un préjugé n'est pas valable.

Brouardel a fait un rapport favorable pour la maison des tuberculeux incurables, rue Boileau et la cure de Saint-Symphorien, à Tours, lesquelles étaient attaquées en dommages et intérêts et cessation d'exercice.

A ce propos, quelques exemples frappants ont été fournis :

Au sanatorium de Falkenstein, en 10 ans, 225 personnes non tuberculeuses ont séjourné, aucune n'a été contaminée. La mortalité du village par tuberculose était de 18,9 pour 1 000, elle est tombée à 11,9.

A Goerbendorf[2] depuis 40 ans il a passé 25 000 tuberculeux, or la tuberculose est en décroissance chez les indigènes.

Au grand hôpital Londonien de Brompton, en 25 ans 15 000 tuberculeux ont été soignés, aucune nurse n'a été contaminée.

Au point de vue expérimental les poussières d'un sanatorium ont été inoculées à des cobayes ; en Amérique, à Adirondack Cottage, aucun animal n'a été tuberculisé par ces poussières.

Williams considère la contamination des nurses des hôpitaux anglais comme un fait exceptionnel.

En 1903, lors de l'établissement du dispensaire Jouye

1. Nicole Girard-Mangin et Georges Bué, *Les enfants sains de tuberculeux avérés*. Société d'Etude scientifique de la tuberculeuse, 1911.
2. Netter, *Comité d'hygiène*, 1895.

Tanès, rue de Pyrénées, Roux et Grancher votèrent affirmativement pour son ouverture. Depuis les cas de tuberculose ont beaucoup diminué dans le quartier. Autour de l'office tuberculeux de l'hôpital Beaujon les cas de tuberculose ont diminué sans cesse depuis sa création en 1905.

Par conséquent on peut lutter contre la contagion en stérilisant le malade et son atmosphère, en désinfectant son milieu et ses objets d'usage.

La contagion sera nulle dans un logis propre, où le phtisique a sa chambre et prend des précautions. Tandis que les ignorants et les rebelles sont très contagieux, un malade attentif pourra venir impunément dans un atelier ou un bureau propre.

Des mesures de propreté et d'hygiène personnelle pourront être complétées par des mesures de désinfection, appropriées aux locaux, aux ustensiles, au linge. Ces mesures écarteront définitivement les chances de contagion par inhalation.

Crachats. — La dessiccation et la dissémination des crachats tuberculeux doivent être évitées à tout prix.

Brouardel rapporte le cas d'une étude d'avoué, où le crachoir était placé à côté de la bouche de chaleur; sur 13 clercs, 11 moururent de phtisie.

Il faut empêcher que les crachats contenant des bacilles soient déposés sur le sol, car la dessiccation les transforme en poussières bacillifères volatiles capables de se déposer partout et de pénétrer dans les voies respiratoires.

Marfan rapporte que sur 22 employés d'un bureau où deux phtisiques crachaient sur le parquet il y eut 13 décès en 5 ans, le plancher fut brûlé, la salle désinfectée et durant les 3 années suivantes il n'y eut pas de nouveaux décès.

Les gouttelettes projetées par la toux doivent être rendues inoffensives, il est facile au malade d'utiliser de petits tampons d'ouate, ou des mouchoirs de papier qui devront être brûlés.

Les mesures les plus propres à éviter la contagion sont les suivantes :

Recueillir les crachats de tuberculeux pour les détruire;

Nettoyer les logis au linge humide ;

Éviter de tousser au visage et de disperser des gouttelettes de salive.

Crachoir. — La plupart des tuberculoses humaines étant dues à l'inhalation de bacilles provenant en majeure partie des crachats, il est nécessaire d'empêcher les tuberculeux de cracher sur le sol; pour cela il faut favoriser l'usage du crachoir.

Par un vice d'éducation fort général le crachoir nous apparaît comme un objet répugnant ou odieux à la vue. Il est pourtant plus malpropre d'avaler ses crachats ou de les enfermer dans un mouchoir dont la trame laisse passer les mucosités, que de cracher dans un vase clos.

Le crachoir d'appartement est celui qu'on rencontre dans les édifices publics, les gares, les musées, les grandes administrations.

Il est généralement par terre rempli de sciure de bois ou de sable, ce qui est bien propre à favoriser le passage du crachat de l'état liquide à l'état pulvérulent. Ces crachoirs sont dangereux[1] il faut les remplacer par un crachoir à portée, placé à un mètre du sol et contenant un liquide antiseptique, de manière à éviter la projection des expectorations à côté du vase et leur dessiccation. Il est bon de recouvrir ces crachoirs d'une sorte d'entonnoir renversé pour éviter le dégoût qu'en soulève la vue.

Le crachoir de lit doit être facile à manier d'une main et à stériliser. Il doit être couvert; car les mouches transportent les bacilles sur les aliments (Spillmann).

Le crachoir de poche doit être étanche et petit ; facile à ouvrir d'une main et capable de se dissimuler dans un mouchoir.

Il est toujours préférable que les crachoirs contiennent un peu de liquide ; ce qui favorise la désinfection des crachats et le nettoyage du crachoir.

Si les malades ne se décident pas à prendre un crachoir; leurs mouchoirs doivent être préservés de la dessiccation, conservés à part et désinfectés.

Les tuberculeux qui avalent leurs crachats se réinfectent par le tube digestif; il faut en prévenir les malades qui,

1. Le 5 août 1904, le Dr Héricourt parvint à les interdire dans les bureaux des P. T. T. non sans provoquer des récriminations.

sur ce point, se laissent difficilement convaincre, certains d'entre eux prétendent ne pas savoir cracher.

Il ne faut pas jeter les crachoirs tels que dans les W.-C. avec le tout à l'égout, ils pourraient polluer des eaux de boisson, il est préférable de les stériliser avant.

Asepsie du local. — La chambre du tuberculeux doit être spacieuse et strictement réservée au malade. Il faut y rechercher une asepsie permanente ; car une désinfection absolue au cours de la maladie est tout à fait inutile même à intervalles rapprochés. L'asepsie s'obtient par beaucoup de propreté et une hygiène excellente.

L'air et la lumière stérilisent les bacilles déposés par la toux. Mais il faut empêcher qu'ils ne pullulent, en évitant de cracher par terre, car trop nombreux ils sont toujours redoutables. Un tuberculeux couché crachait toujours à la même place le long d'un mur ; il fut remplacé par une femme propre, celle-ci gratta la croûte de crachats desséchés sans savoir ce dont il s'agissait, elle fut contaminée et mourut quelques mois plus tard (Mlle Chaptal).

Mais quand les bacilles sont peu nombreux ils sont détruits par la lumière solaire. En un ou deux mois leur virulence est complètement détruite.

L'aménagement de la chambre doit être tel que son asepsie soit facile à obtenir.

Les parois doivent être lavables ; c'est-à-dire lisses et imperméables ; recouvertes de peintures vernissées et claires.

Le parquet doit être mastiqué de façon à ne point garder les poussières ; un linoléum est quelquefois préférable.

Le mobilier doit être lavable, simple, et facile à nettoyer pour l'être fréquemment.

Les tapis, rideaux et tentures doivent être rejetés ; car ils servent à accumuler les poussières qui pourront se disséminer au cours des nettoyages.

Le chauffage central à la vapeur, et l'éclairage électrique ou au gaz sont préférables aux autres modes d'éclairage qui donnent de la fumée et de l'oxyde de carbone[1].

1. De tels vœux sont applicables aux sanatoria, aux hôtels, aux logements des Sociétés d'habitations à bon marché.

Le nettoyage des parois et du plancher doit se faire au linge humide ; s'il y a des résidus de nettoyage, il faut les brûler.

Asepsie des objets. — Les vêtements, souillés de poussières du dehors, ne doivent jamais être brossés dans les chambres.

Le linge du tuberculeux peut être conservé à sec dans des sacs de forte toile ; mais il est nécessaire de l'humidifier avant le triage pour éviter les poussières bacillifères. Il peut être simplement bouilli dans la lessiveuse ; car le lessivage tue les bacilles à coup sûr. Il est utile de savoir que le passage du linge sale à l'étuve rend les taches indélébiles ; par suite de la coagulation des albuminoïdes.

Il existe quelques blanchisseries modèles destinées à la désinfection du linge des tuberculeux à Cannes, à Lille, au dispensaire Calmettes ; à Paris, rue Guilleminot (œuvre des tuberculeux adultes), rue Omer Talon (dispensaire de l'A.-P.)[1].

La literie est difficile à désinfecter; il est préférable de l'exposer au soleil ou d'ouvrir largement les fenêtres au-devant d'elle suivant le temps.

Le tuberculeux et sa famille doivent être familiarisés avec les procédés de désinfection et les antiseptiques[2].

L'asepsie de la chambre peut être d'autant plus parfaite que le malade est soigneux. Il ne doit jamais tousser au visage ; les parcelles projetées par lui sont surtout dangereuses le matin quand il vide ses cavités ; c'est pourquoi il faut que les tuberculeux contagieux soient isolés dans une chambre. Le jour, les crachats contiennent peu de bacilles sauf à la dernière période.

Les patients porteurs de moustaches doivent les couper ; car des parcelles de crachats peuvent s'y dessécher (Grancher), exposer le malade à une réinfection, ou rendre son baiser particulièrement dangereux.

Déclaration obligatoire et désinfection.

Désinfection. — La désinfection a pour but de détruire les

1. Voir chap. IV, 1re partie, p. 43.
2. Voir p. 192.

germes des maladies transmissibles ou de les rendre inoffensifs. Sans elle les autres mesures de prophylaxie seraient insuffisantes.

Conformément à la loi du 15 février 1902 (art. IV, V et VII)[1] et aux termes du décret du 10 février 1903, la désinfection, obligatoire pour treize maladies, ne l'est pas pour la tuberculose. L'administration sanitaire ne procède à la désinfection des locaux ou objets contaminés par un tuberculeux que sur la demande expresse des intéressés.

A Paris, depuis le décret du 10 février 1903, la désinfection pour tuberculose pulmonaire doit être faite ; mais si le médecin la demande, la famille du malade peut la refuser[2].

L'application de la loi sur la santé publique rencontre de grands obstacles ; parce que les mesures qu'elle prescrit viennent s'imposer au foyer même. Le Français ne se plie pas volontiers à des obligations semblables ; même dans l'intérêt de la collectivité.

Dans l'application de la loi de 1902, les pouvoirs publics ont à lutter contre les médecins qui invoquent le secret médical et leur intérêt personnel et contre le public dont l'inertie et l'incrédulité sont très grandes. En réalité la désinfection est pratiquée d'une manière illusoire.

Le riche instruit fait désinfecter par une entreprise particulière, sans sanction, ni visite domiciliaire de la part de l'administration sanitaire.

Le bourgeois modeste ou le commerçant cache toute infection, car il redoute le tort que lui porte tout l'appareil de la désinfection vis-à-vis des voisins ou de la clientèle.

Le pauvre la subit, mais porte au cœur la haine de l'employé de l'hygiène, qui rend les matelas et les vêtements fripés, et qu'il considère aussi comme provocateur d'un congé, le propriétaire ne voulant pas de malades dans la maison.

Telle qu'elle est la désinfection est souvent inutile, odieuse et vexatoire : pour être efficace elle doit être faite par un personnel choisi, qui l'effectue consciencieusement et sans

1. Loi de protection de la santé publique.

2. Des carnets de bons de désinfection sont remis à tout médecin qui en fait la demande, leur envoi à la préfecture de la Seine est gratuit et anonyme.

inutile brusquerie avec des précautions pour les objets à eux confiés.

Un bon chef de poste estimé et sympathique peut devenir un véritable agent d'hygiène.

Par ailleurs l'utilité de la désinfection a été mise en évidence par l'expérience suivante :

Des crachats sont dispersés dans deux logements, l'un est soumis à la désinfection, l'autre pas. Les poussières du premier n'infectent pas un cobaye inoculé avec elles, les poussières du second le rendent tuberculeux.

Cette utilité sera vite comprise par tout le monde si la désinfection et sa vérification sont sérieusement faites ; la rébellion contre les mesures de désinfection est due en grande partie à leur mauvaise application.

Ce qui se passe à Lyon justifie la pensée de François Arago, que les paysans et les gens du peuple sont instruits et intéressés par la désinfection.

En effet dans le Rhône où le service est sérieusement et rapidement fait la désinfection a été très bien accueillie des familles[1]. Si les mairies ont très mal transmis les déclarations, si nombre de retards et d'oublis leur sont imputables, elles ont été suppléées en partie par la volonté des familles, qui venaient réclamer la désinfection.

Les 6 premiers mois, il a été prêté 63 lessiveuses et 68 sacs à linge[2].

Déclaration. — Les déclarations médicales ont sans cesse augmenté, elles ont passé de 400 en 1907 à 645 en 1908 : cependant les déclarations sont moins nombreuses que les désinfections auxquelles le public et les médecins ont recours lors même que la déclaration n'a pas été faite.

Le chiffre des déclarations médicales s'est élevé sans cesse dans toute la France :

En 1902.	27 134.
En 1908.	94 307.
En 1911.	200 000.

1. Depuis le 15 février 1908 Lyon a une auto ; deux autres postes ont des voitures. L'inspecteur départemental a 3 chefs de poste logés et payés à l'année.

2. En Seine-Inférieure l'inspecteur départemental d'hygiène publique a mis en route une voiture sanitaire capable de faire 500 désinfections par an.

Organisation. — L'organisation des services d'hygiène se fait peu à peu, de réels progrès ont été effectués :

80 départements sur 86 ont organisé des services de désinfection ;

50 villes sur 129 de plus de 20 000 habitants ont aussi des services de désinfection ;

90 villes de plus de 20 000 habitants ont organisé un bureau d'hygiène ;

21 stations thermales de plus de 2 000 habitants, sur 24, ont un bureau d'hygiène.

Des appareils ingénieux, de maniement commode existent en grand nombre. La désinfection devrait être une pratique généralisée, car les incommodités qu'elle impose valent véritablement la protection qui en résulte. Pour la tuberculose, nombre d'œuvres ou de familles pourraient la pratiquer au chevet du malade très simplement et fréquemment car les porteurs de germes restent des foyers de contagion qu'il faut étouffer.

La loi a bien des difficultés, des imperfections. La principale est de ne pas confier son exécution à un pouvoir administratif central. L'Ain n'a pas de service de désinfection, l'Hérault en fait rarement, même à l'hôpital, parce que les municipalités ont négligé de s'en préoccuper.

Dans les campagnes, il n'y a rien, pourtant il faudrait pour protéger les campagnes, entraver la circulation des tuberculeux contagieux.

Il n'existe pas de bureaux régionaux d'hygiène : les petites communes sont totalement abandonnées. Des postes sanitaires desservis par des délégués ruraux seraient cependant bien nécessaires pour assurer l'hygiène et l'éducation au village. Rechercher les malades, instruire leur famille et assurer la désinfection, voilà le rôle important d'un délégué sanitaire rural (Calmettes).

En Allemagne il existe des postes ruraux qui servent d'intermédiaires entre le médecin et le paysan, on y trouve généralement une déléguée de la Croix-Rouge[1].

Déclaration obligatoire. — La déclaration des maladies

1. Voir chap. I, 2e partie, p. 265.

contagieuses, entre autres de la tuberculose, doit-elle être faite par le médecin ? La question reste pendante. En 1909, le Congrès national d'assainissement et de salubrité de l'habitation (Paris) émit le vœu que la déclaration des maladies transmissibles soit faite par le père de famille ou subsidiairement par le médecin et que le certificat de désinfection remplace celui de déclaration pour le médecin.

Suivant nous, la déclaration doit être une obligation pour le chef de famille, comme celle d'une naissance, d'un décès, d'un accident. A son défaut elle doit être faite par le tuteur, les voisins, les patrons ; mais jamais par le médecin, lié par le secret professionnel.

Le 30 janvier 1906, le Pr Chauffard obtenait le vote suivant : « l'Académie émet le vœu qu'après tout décès par tuberculose ouverte la désinfection soit obligatoire ».

Elle devrait aussi être obligatoire après déménagement ou départ, mais dans l'application ceci est bien difficile à réaliser.

Cependant la ville de Cannes a fait un arrangement avec les propriétaires d'hôtels et de villas loués pour que cette désinfection soit effectuée après chaque départ.

Le Dr Kuss d'Angicourt vient d'apporter au Congrès de Rome[1] un excellent rapport sur ce sujet, dont voici le résumé :

1° *La déclaration de la tuberculose doit être rendue obligatoire pour tous les décès par tuberculose ; cette déclaration doit être faite par le médecin traitant à une autorité médicale sanitaire rigoureusement astreinte au secret professionnel et entraîner obligatoirement une désinfection efficace du logement, sauf dans les cas où le médecin traitant aura certifié l'inutilité de cette désinfection.*

2° La déclaration obligatoire des *malades atteints de tuberculose* (en particulier des tuberculeux pulmonaires) ne s'impose pas au même titre et de la même manière que celle des sujets atteints de maladies contagieuses aiguës. Pour diminuer les ravages directement causés par la contagion bacillaire, *ce qui importe surtout,* ce n'est pas de provoquer par la déclaration une désinfection intermittente inutilement vexatoire dans la plupart des cas, *ce qui importe surtout,* c'est de

1. 15 avril 1912.

rendre le tuberculeux inoffensif pour son entourage, en lui enseignant *d'une manière précoce* les règles de la prophylaxie anti-bacillaire et en obtenant de lui qu'il les applique consciencieusement.

a) Dans la classe pauvre, ce résultat ne peut être atteint que par l'intermédiaire de *dispensaires de prophylaxie* convenablement administrés et surveillés, fortement organisés, qui exercent d'une manière suivie, *au domicile du malade*, à l'aide de moniteurs enquêteurs, leur action éducatrice et tutélaire.

b) Dans toutes les classes de la société, la *déclaration précoce de la tuberculose au malade et au chef de famille* et l'éducation prophylactique des tuberculeux sont des *obligations impérieuses* qui incombent aux médecins traitants ; cette intervention des praticiens dans la lutte antituberculeuse a une importance capitale bien supérieure à celle de la déclaration de la tuberculose aux autorités ; il faut donc faciliter aux médecins leur tâche difficile et notamment : créer un nombre suffisant de *laboratoires officiels* où l'examen bactériologique des crachats soit fait gratuitement ; mettre à la disposition du public des *infirmiers sanitaires* qui fassent les désinfections nécessaires discrètement, sans appareils compliqués, en particulier lors des changements de domicile des tuberculeux [1].

3° Il serait utile de provoquer la *déclaration facultative de la tuberculose pulmonaire par le chef de famille*, en assurant aux tuberculeux pauvres qui auraient fait cette déclaration des avantages matériels spéciaux.

Méthodes pratiques de désinfection.

Au sanatorium la désinfection des crachats se fait par la vapeur.

A Angicourt, les crachoirs sont placés sur un plateau et portés près de l'étuve ; là on ajoute du carbonate de soude et

1. Dans les grandes villes les tuberculeux les plus dangereux sont les misérables qui logent en garni ou dans des logements dont ils sont souvent expulsés : comment les suivre dans leurs pérégrinations en désinfectant derrière eux ? Pratiquement c'est irréalisable ! Voir p. 204.

on dispose les plateaux trois quarts d'heure à l'étuve à matelas à 105°. Les crachoirs refroidis, vidés sont remis en circulation : au sanatorium de Bligny le procédé est analogue : ces méthodes sont inaccessibles aux malades soignés à domicile.

La coction du crachoir dans une casserole est répugnante[1]. Le Dr Küss préconise la désinfection à froid par le formol à la dose de 4 pour 100 en solution savonneuse alcaline[2]. Cette préparation est peu coûteuse ; si elle est disposée dans des bouteilles bien bouchées elle peut se conserver longtemps.

On peut l'utiliser pour garnir les crachoirs et les désinfecter, ou pour tremper les mouchoirs des phtisiques (20 heures).

Quand la désinfection n'a pas besoin d'être importante (gouttelettes bacillifères) on peut user de sublimé corrosif en présence de chlorure de sodium[3] (7 à 10 heures).

Il existe nombre d'autres désinfectants chimiques : le crésol, l'eau de Javel pour 50 fois son poids d'eau (linges, ustensiles, lavages) ; l'eau carbonatée très chaude (couverts, vaisselle, verrerie) ; les lessives chaudes à la cendre de bois, au carbonate de soude (linge), le sulfate de cuivre (50 grammes par litre) pour les crachats et les déjections, l'aldéhyde formique (20 grammes de la solution commerciale par litre).

Le lait de chaux fraîchement préparé pour les murs et les parquets, à la campagne, est un moyen simple toujours utilisable[4] quand il n'existe pas de service de désinfection.

A Paris et dans les grandes villes il existe un service municipal de désinfection.

A la campagne, en général il n'existe rien : le mode de désinfection le plus pratique est le suivant :

1. 10 minutes d'ébullition dans du carbonate de soude.

2.

Savon noir..	10 grammes.
Lessive de potasse.	15 centimètres cubes.
Formol du commerce à 35 pour 100..	40 —
Eau.	q. s. pour un litre.

Faire dissoudre à chaud dans un peu d'eau, compléter le volume à 900 grammes, ajouter le formol, puis la lessive de soude.

3. 1 litre d'eau ordinaire additionné d'une cuillerée à soupe de gros sel et de 20 centimètres cubes d'une solution mère de sublimé corrosif teinté de fuchsine.

4. 1 kilogramme de chaux + 500 grammes d'eau = 2 litres 200 de chaux délitée + 4 litres 400 d'eau = lait de chaux à 20 pour 100.

1° Laver et brosser tout ce qui peut être contaminé dire tement avec de l'eau de Javel ou du formol.

2° Enlever les couvertures, rideaux, vêtements trop épa pour être pénétrés par des vapeurs.

3° Disposer la chambre pour que le formaldéhyde qui n' git qu'en surface agisse librement (tirer les tiroirs, ouvr les portes des armoires).

4° Obturer les orifices : portes, fenêtres, cheminées.

5° Élever la température de la chambre à 15-20 degrés.

6° Pour obtenir du formaldéhyde on peut :

a) Évaporer du formol additionné d'eau (Trillat et Flugg c'est la méthode la plus économique.

Pour	20 mètres cubes il faut	550 c^3 de formol		+	750 c^3 d'eau.	
—	50	—	900	—	+ 1 300	—
—	100	—	1 500	—	+ 2 200	—

b) Procédé d'Evans et Russel[1].

Mettre dans un récipient quelconque (seau, baquet) pa parties égales de l'eau et du permanganate de potasse (2 grammes par mètre cube), verser sur cette bouillie autant d formol que de permanganate ; la réaction se produit au bo de 20 à 30 secondes ; il se produit un bouillonnement, un montée, des éclaboussures et le dégagement du formald hyde se produit — laisser en contact 8 à 10 heures — aér et évaporer 6 à 8 centimètres cubes d'ammoniaque par mèt cube pendant une heure.

Livres. — Les livres ne peuvent être désinfectés par ce différents procédés ; leur désinfection a cependant une grand importance, car les bibliothèques circulantes servent surtou aux malades ayant besoin de se distraire : pour les livres sco laires la désinfection doit être de règle. L'enfant fait un pât il l'efface d'un coup de langue ; il mouille son doigt pour tou ner les pages, s'il est contagieux, ses bacilles ont toutes ra sons de se répandre. Le formol n'abîme pas les livres, ma n'agit qu'en surface ; la désinfection est incomplète. Langloi conclut que chaque écolier doit posséder un livre individue

Des procédés de désinfection ont été étudiés par Mique Championnère et Berliotz ; mais Marsoulan a trouvé le plu

1. Le prix est de 5 francs pour 50 mètres cubes. Voir Küss.

économique et le plus complet, une batteuse nettoie les livres, ensuite ils sont passés à l'étuve sur des tringles, les pages en bas entr'ouverts.

Moyens prophylactiques. — Il ne faut pas prendre la désinfection pour une panacée universelle; désinfecter est bien, éviter l'infection est mieux encore, et c'est souvent facile à faire. Ne prenons qu'un exemple : en tramway pour distribuer les tickets l'employé parisien mouille son doigt malgré le manche caoutchouté dont il doit user: s'il est contaminé il propage son mal. Le système employé à Copenhague et sur certains chemins de fer suisses est à propager. Les tickets sont imprimés sur une bande roulée : chaque ticket est séparé par un pointillé facile à déchirer.

Ateliers. — Dans le milieu populaire des villes il n'y a pas d'hygiène; un ouvrier malade infecte tout et ne fait jamais désinfecter: il ignore souvent son mal ou ne le soigne pas. Pour faciliter la première déclaration volontaire du malade les dispensaires de prophylaxie sont indispensables. Ils peuvent envoyer les uns au sanatorium, faire désinfecter les autres et répandre les mesures prophylactiques (crachoir).

La surveillance du malade chez lui ne suffit pas; mais à l'école, à l'atelier et dans les bureaux il faut agir en même temps.

Le malade pauvre entre à l'hôpital un ou deux mois; dès qu'il est « remonté », il sort puis rentre à nouveau jusqu'à ce qu'il meure chez lui ou à l'hôpital après avoir contaminé la rue, le foyer et l'atelier.

La salubrité de l'atelier et de l'industrie est une condition du travail. On peut la réaliser en partie par la désinfection des locaux, par l'interdiction de communauté pour les instruments de travail et de jeux (crayons, porte-plumes, fil, cannes de verriers).

Historique. — Dès novembre 1901, la Commission du travail a fait une démarche pour enrayer la tuberculose dans les ateliers et magasins : sa proposition comporte de nombreux articles.

Le comité consultatif d'hygiène a approuvé le lavage ou le balayage humide du sol; l'usage des crachoirs hygiéniques; l'affichage des mesures de prophylaxie. De plus il a proposé que le médecin inspecteur des épidémies intervienne pour décider du sort des ouvriers ou employés tuberculeux.

Le comité consultatif des Arts et Manufactures ajouta à ces vœux la désinfection du sol; mais supprima l'obligation d'user des crachoirs et rejeta l'article relatif aux ouvriers tuberculeux.

En décembre 1903, la Commission permanente a réclamé : la propreté des locaux, le balayage humide après ou avant le travail, mais jamais pendant, l'interdiction de cracher par terre, et l'obligation d'user du crachoir hygiénique contenant une solution désinfectante, l'affichage des mesures d'hygiène et de prophylaxie antituberculeuse.

D'autre part la commission demande la création de médecins inspecteurs du travail; engagés à ne pas livrer de secrets de fabrication et chargés d'empêcher que les ouvriers tuberculeux travaillent avec les individus indemnes : l'ouvrier malade serait recueilli par une assurance-maladie et des soins lui seraient garantis [1].

Roux soutint à cette époque que le patron devait savoir qu'il employait un ouvrier malade : il fut un moment question de réclamer un certificat médical à l'entrée d'un ouvrier dans une maison. Cette proposition fut vivement repoussée. Parmi les membres de la commission l'obligation de porter un crachoir individuel parut une mesure vexatoire, destinée à un mauvais accueil; sans sanction possible pour l'ouvrier crachant par terre ou le petit patron ne fournissant pas de crachoir.

En Amérique et en Hollande, les grandes industries ont un ingénieur social, chargé du bien-être des ouvriers; il fut question d'en créer en France qui pourraient décider de l'opportunité des mesures de prophylaxie dans chaque cas particulier. C'est à ce propos qu'un enseignement antituberculeux fut introduit dans les programmes de l'école Centrale des Mines et des écoles supérieures de Commerce.

Éducation. — La question de l'enseignement fut étendue à l'armée et à la marine, où la Société de préservation mit en circulation des permissions sur lesquelles sont imprimés des conseils sanitaires antialcooliques, antituberculeux et antivénériens. Des imprimés furent distribués aux Postes et Télé-

1. La proportion de tuberculeux dans la classe populaire est si considérable dans les villes que des ateliers entiers pourraient être constitués comparables aux colonies agricoles.

graphes, dont les agents tuberculeux peuvent propager la maladie par la correspondance. Des circulaires furent envoyées aux compagnies de chemins de fer, à propos de l'entretien de leurs gares, de leurs bureaux et de leur matériel. La compagnie des wagons-lits a mis dès 1901 en circulation un service de désinfection pour les wagons du midi de la France, qui sont nettoyés au Vacuum Cleaner et désinfectés au formol.

Pour l'industrie et le commerce la question est plus délicate.

Les locaux bien éclairés et ventilés, bien installés et entretenus proprement offrent déjà un danger de contamination par le fait de l'agglomération d'employés. Que dire des ateliers à aération et ventilation imparfaites, à poussières ou à gaz délétères, à brusques changements de température ?

L'Association des Industriels de France a de suite accepté les affiches. Mais il est bien difficile de faire disparaître l'habitude de balayer à sec le matin avant l'arrivée des ouvriers qui commencent leur journée dans une atmosphère de poussières bacillifères. Les systèmes aspirateurs de poussières d'industrie ; le balayage humide effectué le soir après le départ des ouvriers furent adoptés par l'Association, qui resta cependant rebelle au port d'un crachoir individuel. Les patrons trouvaient dans cette obligation une charge pécuniaire lourde ; les contremaîtres redoutaient la mauvaise grâce ou l'ironie des ouvriers. Quelques conférences eurent lieu chez des industriels ; puis l'effort cessa et les habitudes anciennes reprirent peu à peu.

Actuellement tentatives et discussions sont oubliées. Il y a quelques ateliers où l'enseignement antituberculeux et la prophylaxie des maladies contagieuses se pratiquent avec un heureux résultat, ils sont exceptionnels.

Phobie. — Toutes les mesures prises pour lutter contre la contagion tuberculeuse ; c'est-à-dire contre l'ignorance ou le mépris du danger, ont souvent abouti à créer la tuberculophobie.

Il est évident que toutes les mesures prophylactiques tendent à faire englober les malades et les prédisposés dans la liste des réprouvés.

Kelsch a dit quelle angoisse lui créait le retour de malades irrémédiablement perdus parce qu'ils avaient été repoussés durement de l'atelier ou du magasin, dès qu'on avait appris qu'ils étaient « réformés ».

Dans les ateliers les ouvriers acceptent de travailler à côté de tousseurs et de cracheurs, mais refusent énergiquement de se trouver à côté d'un rescapé de sanatorium ou d'un camarade usant d'un crachoir. Un tuberculeux est pourtant plus dangereux sur le pavé qu'à l'atelier, où on peut l'obliger à être soigneux.

En 1906, à la Motte-Tilly, dans l'Aube, les enfants du village cessèrent de fréquenter l'école sous le prétexte que les pupilles de l'œuvre Grancher y étaient admis. Il y eut vainement une intervention du maire et du préfet : il fallut céder à la population.

En 1905, tous les tuberculeux, chez lesquels l'Office Siegfried-Robin fit désinfecter, furent mis à la porte. Par une singulière déviation de l'esprit public, on voit dans la désinfection un danger au lieu d'une défense : il faut cependant reconnaître que cet état d'esprit s'est notablement modifié depuis.

En Allemagne, quand les pouvoirs publics font désinfecter, l'Assistance publique recueille les locataires mis dehors ; la Commission permanente a vainement émis le vœu qu'il en soit de même chez nous, en cas de congé tout au moins.

En somme, les projets de prophylaxie et d'enseignement antituberculeux sont peu à peu tombés dans l'eau. Les règlements sont lettre morte à peu près partout. C'est pourquoi chacun de nous doit s'efforcer de préparer l'esprit public à l'application des règlements sanitaires.

La prophylaxie antituberculeuse sociale a fait bien plus de progrès dans ces dernières années. L'étude des causes, prédisposant à la tuberculose ou favorisant son évolution, a été suivie de l'application de quelques remèdes. Une lutte sérieuse est entreprise contre le logis insalubre et surpeuplé ; l'alimentation et l'hygiène défectueuses. Contrairement à ce qui s'est passé pour la prophylaxie individuelle; la lutte sociale, commencée au milieu des doutes et des hésitations, prend chaque jour plus d'ampleur.

CHAPITRE XI

LE LOGEMENT INSALUBRE ET SURPEUPLÉ

De tout temps le mendiant a jeté la phrase « je n'ai pas de gîte, je n'ai pas de pain », certain d'éveiller la pitié et le sentiment de l'injustice sociale chez le passant. Nous verrons comment les sociétés modernes se sont essayées à résoudre ce double problème.

A l'heure actuelle, les Municipalités, les Pouvoirs publics, la Presse étudient la question des habitations à bon marché : c'est un chapitre d'hygiène publique et de lutte antituberculeuse.

Action. — L'action de l'habitation sur l'étiologie et la propagation de la tuberculose s'exerce directement par la distribution de la lumière et de l'air et indirectement par les conditions de construction. Le chauffage mal compris, la collection des matières usées ou l'évacuation des latrines mal entendue, peuvent vicier l'air d'une habitation, anémier et intoxiquer ses locataires.

La tuberculose cause chaque année plus du cinquième du nombre des décès ; ce chiffre est applicable aux riches et aux pauvres. Mais on a été naturellement conduit à établir une statistique pour déterminer les conditions les plus favorables à son développement.

Juillerat, Noir, Louis Rénon, en France ; beaucoup de savants en Allemagne et en Angleterre ont signalé l'existence de maisons où la tuberculose sévit à l'état endémique. Le plus souvent ce sont de vieilles maisons bâties dans des rues sales, étroites, où l'air et la lumière ne peuvent pas pénétrer : les « maisons maudites » (Juillerat). Mais des statistiques françaises et allemandes ont prouvé que les maisons et les ateliers situés dans des immeubles neufs où il y a un grand nombre de locataires, où les travailleurs sont agglomérés dans un espace étroit, peuvent être aussi des foyers de tuberculose. Les maisons-casernes modernes dans les villes manufacturières, comme Marbourg et Mannheim, présentent une mortalité par tuberculose considérable.

Les enquêtes ont mis en lumière la valeur de l'encombrement dans la propagation de la tuberculose. Maintenant on peut dire que l'adjuvant de la tuberculose est non seulement le logis insalubre, mais le logis surpeuplé.

Logement insalubre.

L'homme civilisé vit dans un local clos. Un homme adulte consomme 500 litres d'air par heure, soit 12 000 litres par jour. Il rejette, par heure 18 litres de gaz carbonique, soit 432 litres par jour. Il n'est pas difficile de conclure que l'aération des chambres habitées est une question primordiale, une nécessité de vie normale.

Statistiques. — A Paris, du 1er janvier au 31 décembre 1904, sur 101 496 décès par tuberculose pulmonaire, 38 009, soit 38 pour 100, se sont produits dans 5 263 maisons, chacune comptait au moins cinq décès.

Toutes ensemble, ces maisons abritaient 426 676 personnes ; il y eut donc 8,119 décès pour 1 000.

Dans certains îlots particulièrement malsains, il y eut jusqu'à 13 décès pour 1 000.

Un programme de visites de ces maisons maudites fut établi à cette époque par les docteurs Roux et Chantemesse, d'accord avec Juillerat et Bonnier.

Du mois d'octobre 1905 au 31 décembre 1910, sur les 5 263 maisons signalées il en a été visité 2 112 qui contenaient 193 387 chambres habitées par 210 589 personnes. Sur ces chambres 11 092 étaient complètement privées d'air et de lumière.

En faisant ces statistiques Juillerat a constaté que la tuberculose diminue à mesure qu'on monte d'un étage, exception faite pour le sixième où de pauvres gens sont accumulés dans un local insuffisant et où vivent les domestiques qui se contaminent à la cuisine ou à l'office.

A Mannheim sur 329 tuberculeux :

1 vivait en sous-sol (mode d'habitation rare).
42 — en rez-de-chaussée.
78 — au premier.
77 — au second.
35 — au troisième.
5 — au quatrième.
91 — dans les mansardes [1].

Difficultés. — Le rôle du logement est très important dans l'hygiène des villes ; mais la lutte contre le taudis est bien difficile. Ce serait une révolution économique si on démolissait toutes les maisons anciennes ou non réglementaires, car le terrain dans les cités a une valeur considérable, comme partout où les agglomérations se sont accrues en hauteur plus qu'en surface.

Il n'est possible de remédier à l'insalubrité des maisons qu'en orientant convenablement les voies publiques, en augmentant la largeur des rues et des cours de façon que chaque maison reçoive le soleil jusqu'à son pied.

A la campagne, l'incurie des habitants régis par des règlements insuffisants s'ajoute au manque d'argent des caisses municipales et à l'absence de commissions d'hygiène pour surveiller l'application des lois sanitaires.

Les villages bretons sont décimés par la tuberculose ; dans beaucoup d'entre eux il existe encore des lits-armoires fort insalubres et jamais désinfectés.

Le paysan se souciepeu d'hygiène et au moment de l'application de la loi de 1902 certaines communes ont refusé d'élaborer un règlement sanitaire et d'accepter celui du préfet.

Le paysan tient à l'argent ; il n'aère pas sa maison parce qu'il redoute l'impôt des portes et fenêtres. Au moment de la mévente des vins, beaucoup de paysans du Midi bouchèrent leurs fenêtres pour diminuer leurs charges fiscales. Du reste c'est une action criminelle de mettre un impôt sur l'air et la lumière : « Le soleil luit pour tout le monde. »

« Les Hopis, tribu de l'Arizona, paraissent connaître le rôle de la lumière solaire dans l'assainissement de l'atmosphère.

1. La contamination a pu se faire ailleurs ; la tuberculose conduit à la misère ; la misère à la mansarde !

Il est interdit chez eux de construire une maison qui cache le soleil à une autre. Nous devrions imiter ces sauvages ! »

Partout on a constaté que la tuberculose se localise et se multiplie dans les logis obscurs, sans fenêtres ou situés aux étages inférieurs donnant sur des courettes ou des rues étroites : mais on y a porté peu d'attention.

Les règlements en vigueur depuis 1850 eurent fort peu d'influence sur l'hygiène des villes ; voilà pourquoi les maisons actuelles sont si souvent malsaines.

Les statistiques ne furent établies qu'à partir de 1894, moment où le casier sanitaire des maisons parisiennes fut constitué.

Casier sanitaire. — Le casier sanitaire d'une maison comporte le plan de la maison, le nombre de ses habitants, le nombre des décès, des maladies transmissibles et autres, le nombre des désinfections.

Au Havre il existe un casier sanitaire depuis 1883 ; il a surtout servi à constater que la mortalité par tuberculose y était fort élevée : 52 décès pour 10000 habitants !

Les décès sont du reste répartis suivant l'insalubrité des logis : on compte 92 décès dans le vieux quartier des Albanais contre 1 seul dans la cité ouvrière Jules Siegfried.

A Paris une loi sur les habitations insalubres, due à Jules Siegfried, fut votée le 30 novembre 1893 et le casier sanitaire fut constitué ; l'année suivante du 1er janvier 1894 au 31 décembre 1904, son directeur, M. Juillerat, a visité 1584 maisons contenant 59081 habitants ; 416 seulement étaient exemptes de tuberculose.

Une autre constatation intéressante fut faite au cours de ces recherches.

Toutes les maladies transmissibles provoquent 1,81 décès sur 1000 habitants ; la tuberculose en fournit 8,25 sur le même nombre.

De ses visites Juillerat a tiré quelques intéressantes conclusions que voici.

Les cas de tuberculose sont proportionnels à la hauteur des maisons, par rapport aux voies sur lesquelles elles sont construites.

Les étages inférieurs sont plus souvent contaminés que les

supérieurs, si on en excepte le dernier étage, lequel est habité par des domestiques ou de pauvres gens qui vivent en tas.

Les maisons où la tuberculose est endémique contaminent leurs voisines, même si celles-ci sont salubres.

Ces maisons à tuberculose sont généralement dans des rues étroites, avec des cours insuffisantes; il y manque l'air et le soleil.

A partir du congrès de 1905 beaucoup de dispensaires antituberculeux ont envoyé des fiches d'enquêtes au Casier sanitaire de Paris. Ainsi 3263 maisons ont été signalées du mois d'octobre 1905 au 31 décembre 1909 ; le service d'hygiène en a visité 1757 dans lesquelles vivaient 182452 personnes dans 165250 chambres.

Sur ces chambres il en existait 10527 sans air ni lumière: depuis cette époque 6864 ont été rendues habitables, 3663 ont cessé d'être livrées à l'habitation ou ont disparu.

Le travail du casier sanitaire a continué ; depuis 1905 jusqu'au 1er mars 1912, 886 maisons avec 89777 habitants ont été assainies.

La mortalité par tuberculose qui n'avait pas cessé de croître à Paris depuis 1904 a subi :

En 1909	une notable diminution	548	décès de moins qu'en 1908.
En 1910	—	800	—
En 1911	—	900	—

Tandis que la mortalité de la ville baissait de 4 pour 10000 habitants, la mortalité des maisons assainies baissait de 16 pour 10000 habitants.

L'action du logement sain sur la santé publique est donc indubitable.

L'opinion publique pourra beaucoup aider à l'assainissement; actuellement des locataires viennent prendre connaissance du casier sanitaire avant de faire une location. Au Havre, depuis que M. Jules Siegfried n'est plus maire, les propriétaires ont obtenu qu'on cesse de le communiquer, ce qui est une mesure à rapporter.

Bouges. — A Paris les pauvres ne se renseignent pas ; ils n'ont ni le temps, ni l'audace. Au moment des élections ils devraient voter pour ceux qui veulent leur donner des logis sains ; ils ne s'en rendent pas toujours compte. Beaucoup de locataires misérables ignorent qu'il est possible de faire assainir une habitation louée pour un bas prix. Bas prix qui n'est qu'une apparence. En réalité ce sont les bouges des Halles, de la rue Saint-Denis, de Plaisance qui rapportent le plus à leurs propriétaires qui réalisent des intérêts de 10 et 12 pour 100. Nous avons pu intervenir dans la disparition d'un immeuble de la cité Jeanne d'Arc, logeant à la semaine, sans désinfection, ni réparations ; il rapportait 18 pour 100 à sa propriétaire.

Ces bouges sont difficiles à assainir, car ce sont des constructions anciennes avec de toutes petites cours dans des rues étroites.

Cours. — Dans les maisons neuves, durant les vingt années qui ont précédé la loi de 1902, on a pu légalement établir des courettes mesurant 9 mètres carrés de surface et $1^{m},80$ de large, ou des cuisines s'ouvrent pour s'aérer et s'éclairer ! Les W.-C., les antichambres et couloirs prennent jour légalement sur des courettes de 4 mètres carrés de surface et $1^{m},60$ de large. Ce sont de véritables puits noirs, souvent empuantis de tous les détritus qui s'y accumulent, de tous les relents qui s'y concentrent.

Cuisines. — Nous venons de dire un mot des cuisines : ce sont dans beaucoup de maisons bourgeoises de véritables foyers de tuberculose ; il suffit d'y introduire le bacille pour qu'il s'y multiplie.

En effet, sauf aux étages supérieurs (5e et 6e), il y règne une obscurité permanente ; le soleil ne peut jamais y pénétrer. L'atmosphère y est pénible à supporter à cause de l'évier qui dégage de mauvaises odeurs, du fourneau qui surchauffe la pièce, de la boîte à ordures qui y séjourne et des parfums alimentaires du garde-manger.

C'est là que les fournisseurs apportent les poussières de la rue : là aussi que les chaussures et les vêtements sont brossés généralement.

La bonne est souvent immigrée de la campagne, elle séjourne dans sa cuisine, 14 à 15 heures par jour, s'y contamine ou s'y anémie. Elle remonte se coucher dans une mansarde surchauffée l'été, glaciale l'hiver : des rhumes ou des congestions de chaleur l'empêchent de se reposer et de lutter contre le bacille de Koch.

La cuisine contamine la bonne et par suite la mansarde; or la loi du 15 février 1902 prescrit que les pièces habitables devront être sur une cour de 50 mètres carrés de surface et de 6 mètres de large. Exception est faite pour les cuisines, pièces occupées d'une façon permanente où les détritus et les relents s'accumulent; les cuisines peuvent s'ouvrir sur une cour de 23 mètres carrés de surface et de 3 mètres de large.

La domestique se tuberculise, et malade laisse des bacilles dans tous les coins. A son départ on ne désinfecte que la mansarde, généralement claire, où elle a peu vécu!

De la cuisine contaminée, la tuberculose gagne l'appartement, et les riches même, s'ils ne consultent que leur propre intérêt, doivent redouter la contagion par la cuisine, dangereuse pour leurs domestiques et pour eux.

Loges. — Une autre pièce de la maison, bien rarement saine, c'est la loge du concierge.

Le concierge de la plupart des maisons parisiennes jouit pécuniairement d'un bien-être relatif dans les maisons populaires, évident dans les maisons bourgeoises. Cependant il vit dans des trous infects; si la tuberculose y pénètre une hécatombe se produit, et si la désinfection n'est pas effectuée, la tuberculose y pullule.

Nous avons vu dernièrement [1] une loge dans laquelle on peut à peine se tenir debout. L'an passé un ménage y a succombé à la tuberculose en quelques mois. Actuellement la femme du remplaçant se meurt, et son mari, un colosse, compense à dépérir; signalée de suite, cette loge est appelée à disparaître, mais il en reste beaucoup à signaler.

Du reste à Paris, beaucoup d'appartements sont insalubres. Le grand salon est magnifique, a plusieurs fenêtres; le petit salon bien éclairé, la salle à manger munie d'un bow-window, puis un long couloir conduit à des chambres ridiculement petites prenant jour sur une cour sombre.

Législation. — Sous le régime de 1850, les municipalités jouissaient de la liberté de constituer ou non une Commis-

1. 23, passage de Ménilmontant.

sion des logements insalubres. Elle n'existait presque nulle part; les intérêts d'hygiène publique étaient tenus en échec par les intérêts électoraux des conseillers municipaux, seuls chargés de décréter les mesures d'assainissement.

Depuis le 15 février 1902, chaque plainte désignant les causes d'insalubrité d'une maison donne suite à une visite suivie de prescriptions sanitaires, que la plainte émane d'une collectivité ou d'un particulier. Ces visites sont assurées à Paris, par la Commission des logements insalubres; en province, par les Commissions sanitaires[1].

Nous avons suivi l'exemple des législations étrangères en ce qui concerne la salubrité de l'habitation.

Dès 1875, en Angleterre, plusieurs lois; dont le « Public Health Act » ont décrété des mesures d'hygiène et indiqué les sanctions légales et pénales qui garantissent leur application. Les inspecteurs sanitaires ont tous droit de faire démolir une ou plusieurs maisons insalubres, avec ou sans indemnités suivant les cas.

D'autre part, de nombreuses sociétés, d'accord avec les municipalités ont construit d'énormes habitations à bon marché ; il est devenu classique de citer Liverpool en cette matière.

De telle sorte qu'en Angleterre les rues sont généralement plus larges, les maisons plus basses, les cours spacieuses. Tandis qu'à Londres il y a 8 habitants par maison, à Paris il y en a 35.

En France la loi Jules Siegfried fut votée le 30 novembre 1894, elle donnait des avantages à qui construisait des habitations à bon marché, hygiéniques. Elle a été complétée par la loi de 1902[2], élargie et amendée le 12 avril 1906.

C'est la Commission permanente de la tuberculose qui a discuté et fait voter la forme sous laquelle la loi de 1902 serait appliquée.

L'article I prescrit que le maire est tenu de prendre un règlement sanitaire municipal, déterminant les précautions à observer en vue de la prophylaxie des maladies conta-

1. Malheureusement, pour des raisons électorales, les municipalités accordent des sursis.

2. 15 février 1902, modifiée encore en 1912.

gieuses, et assurant la salubrité des maisons et de leurs dépendances.

Il est entendu que ces règlements seront établis d'après les projets du Comité consultatif d'hygiène.

Cette loi fut préparée en 1886 par une proposition de Jules Siegfried sur la santé publique, pour provoquer, surveiller et exécuter les mesures prises par l'administration.

En 1893, Lockroy fit un projet gouvernemental, de services spéciaux, dont Monod proposa la fusion avec le service des enfants assistés.

Ces projets aboutirent en 1902 à la loi qui rendit facultative l'inspection départementale d'hygiène[1] et prescrivit des mesures relatives à l'hygiène et la santé publique.

Elle n'est guère appliquée, ni au point de vue des maladies contagieuses, ni au point de vue de la désinfection. En mai 1912, Wurtz pouvait dire dans un rapport que « l'organisation de l'hygiène en France donne l'impression d'une vaste façade derrière laquelle il n'y a rien ».

La loi de 1902 eut cependant d'heureux effets en ce qui concerne la construction.

La construction des immeubles nouveaux est soumise à l'obtention d'un permis qui doit constater que toutes les conditions de salubrité sont respectées.

Dans la législation étrangère, ce permis de construire est complété par un permis d'habiter délivré après une constatation, sur la construction faite d'après le plan. Ce permis n'est délivré qu'après la disparition de toute humidité. Le permis d'habiter existe en Angleterre, aux États-Unis, en Italie et dans quelques États allemands.

En France, la première année de l'application de la loi, les propriétaires ou usufruitiers ont été appelés devant la Commission. Même lorsqu'il s'est agi d'interdire une habitation, il n'y a pas eu de récalcitrants.

Bureaux d'hygiène. — Les bureaux d'hygiène ont été fondés à la demande de la Commission permanente pour appliquer la loi. Ils doivent veiller à l'assainissement des maisons, à la surveillance des foyers contagieux. En cas de maladie conta-

1. Le département du Nord a un inspecteur départemental compétent.

gieuse, le bureau d'hygiène devra veiller à ce que les mesures de prophylaxie soient appliquées, et à la salubrité de l'immeuble contaminé. C'est ce que réalise le casier sanitaire parisien.

Les bureaux d'hygiène doivent exister dans toutes villes de 20 000 habitants et dans les stations thermales de plus de 2 000 habitants. Actuellement ils ne sont pas encore tous organisés[1].

Société d'habitations à bon marché. — L'article VI de la loi de 1902 disait que les bureaux de bienfaisance, les hospices, les hôpitaux pourraient avec l'autorisation préfectorale employer une fraction de leur patrimoine ne pouvant en excéder le cinquième, soit à la construction d'habitations à bon marché, soit en prêts à des sociétés constituées dans ce but. Ces prêts ne peuvent excéder les deux tiers du capital total.

Ces mesures favorisent la création de sociétés philanthropiques privées pour la construction d'habitations à bon marché[2].

Les modifications à la loi de 1902, promulguées le 12 avril 1906, ont encore augmenté les privilèges des sociétés en leur donnant des avantages directs : dont certaines immunités fiscales, durant 12 ans ; et la faculté de concours financiers de l'Assistance publique et de la Caisse des dépôts et consignations.

A ces modifications, on a joint la création du Comité supérieur des habitations à bon marché composé de 45 membres et siégeant à Paris. Dans les départements : des comités de patronage le suppléent.

En 1907 à Lyon le congrès de l'Alliance sociale émit le vœu que :

« Chaque fois qu'une opération de voirie urbaine ayant pour but l'élargissement des voies existantes ou la création de voies nouvelles nécessite des démolitions d'immeubles, les municipalités votent, dans la proportion des ressources destinées à cette opération, un tant pour cent pour l'acquisi-

1. Voir chapitre x, 1re partie, p. 190.
2. Bureau central, 4, rue Lavoisier, où la liste est établie.

tion de terrains inaliénables destinés à être loués pour la construction, par des sociétés d'habitations économiques, de logements populaires ; et propose de stipuler que cette somme sera jusqu'à son emploi définitif déposée à la Caisse des dépôts et consignations avec mention de son affectation spéciale. »

Mutualités. — Il serait particulièrement intéressant que les mutualités sacrifient une partie de leur avoir à la construction de logis salubres pour les mutualistes.

Un capital prélevé sur les fonds de réserve pourrait servir à contruire une série de maisons. Un prêt hypothécaire pourrait être fait sur la première série permettant d'en bâtir une seconde série. Ces maisons seraient louées à mesure aux sociétaires pour amortir le capital et payer les intérêts. Souvent les économies médico-pharmaceutiques iraient grossir le capital de réserve[1].

Les grands établissements financiers pourraient s'intéresser à la construction des habitations à bon marché, si un revenu net de 3 pour 100 était garanti par les départements ou les communes aux actionnaires.

Il est difficile pour l'Assistance publique et les municipalités chargées des indigents de mettre à la porte ceux qui ne paient pas ; pour éviter la critique ou le ridicule elles préfèrent prêter des capitaux que de construire elles-mêmes. Car toutes les sociétés d'habitations à bon marché sont ennuyées par les mauvais payeurs.

Il n'y a pas de sanctions contre les maisons insalubres ; comment les désigner au public ; la Commission permanente avait pensé munir les maisons saines d'une plaque indicatrice ; mais cette motion fut repoussée par les élus soucieux de leurs électeurs.

Le bon logis.

Les prisonniers sont souvent des dégénérés alcooliques, phtisiques ou tuberculeux latents, en état de dépression

1. Le système de location-vente serait dans ce cas le meilleur, le locataire devient propriétaire en 20 ans malgré les prix modérés (4 pour 100 du capital à Lyon, 5 à Paris).

morale ; mais surtout ils manquent d'hygiène, d'air et de lumière.

Malgré la propreté de la cellule, il suffit d'une réclusion cellulaire de 9 mois pour que le prisonnier devienne tuberculeux (Baer)[1].

La désinfection régulière de la prison ne fait pas diminuer la mortalité des prisonniers[2]. L'homme n'est pas apte à vivre enfermé.

Un bon logis est le contraire d'une prison. Il est bien aéré, éclairé, la chaleur et l'eau s'y obtiennent facilement.

Aération. — Le bon logis est bien aéré. Les maisonnettes isolées, baignées de soleil en sont le type idéal.

Dans les villes il faut supprimer les longs couloirs, malsains, obscurs, qui établissent de dangereuses promiscuités entre les habitants d'un même étage. Il faut établir des escaliers bien aérés, balayés par les courants d'air qui ne conserveront aucun bacille.

Les fenêtres donneront sur de larges cours ; car les courettes empoisonnent au lieu d'assainir.

Dans les pièces les cheminées sont utiles, car elles créent, surtout avec du feu, un appel d'air continu dans la pièce.

Le logis sera facile à chauffer ; le chauffage central à vapeur à basse pression est le meilleur ; mais n'importe quel calorifère sera utile pour les pièces habitées et pour chauffer des séchoirs à linge sous les combles[3].

Lumière. — La lumière doit entrer à flots, par de larges fenêtres exposées au soleil durant le jour, le soir la maison doit être éclairée à l'électricité ou au gaz, il est dans ce cas nécessaire d'y établir des compteurs individuels.

Eau. — L'eau doit être en abondance dans la maison[4] ; à la disposition de toutes les ménagères et à tous les instants. Si les robinets sont rares ; s'il faut changer d'étage ; monter ou descendre dans la cour, les ménagères seront sales. Il en

1. Baer, *Société de médecine interne de Berlin*, février 1890.
2. F. Wolff de Reiboldsgrün, *Congrès de médecine interne de Leipzig*, avril 1892.
3. Anticipations. Wells.
4. A Paris il arrive 680 000 mètres cubes d'eau par jour, soit 244 litres par tête et par jour.

sera de même si l'eau est ouverte à des heures déterminées[1] qui ne correspondront jamais avec les heures de liberté de tous les locataires.

Mais la propreté coûte cher, et il règne un antagonisme continuel entre le propriétaire et le locataire[2].

Il faudrait l'eau dans chaque logement sur un évier avec écoulement; mais les frais d'installation sont élevés ; le locataire peu soucieux des intérêts de la collectivité laisse l'eau couler pour rafraîchir la boisson. Le remède aux excès serait le compteur individuel à la charge du locataire ou de moitié avec lui.

Il serait très intéressant de mettre l'eau à portée des locataires pour des bains. Le grand bain à domicile est coûteux et long. Le bain-douche est économique et facile à prendre : c'est lui qu'on doit installer dans les habitations populaires.

Ordures ménagères. — Les ordures ménagères résultent des produits des nettoyages, des débris alimentaires et des cendres.

Chaque locataire en produit environ 600 grammes par jour ; sur cette quantité il y a 25 à 30 pour 100 de matières putrescibles, des germes saprophytes, ou pathogènes peu nocifs et des poussières vulgaires. Leur enlèvement est une question de propreté.

Il faut autant que possible en réduire les manipulations. Divers projets ont été présentés.

Il a été question de leur évacuation par l'égout, d'une canalisation pneumatique et de leur incinération dans la maison.

Dans les maisons de la Société philanthropique et des Logements populaires hygiéniques, les ordures ménagères sont conduites au rez-de-chaussée dans une boîte, par une trémie ; le seul inconvénient à ce système est la difficulté de le nettoyer.

Bien entendu les ordures ménagères devraient être

1. Le Pr Landouzy rapporte qu'une fillette qui lavait ses petits frères tous les jours remettait l'eau dans le broc, car il fallait descendre deux étages pour en changer.

2. Un locataire d'habitation à bon marché tranquille et régulier ouvrait le gros robinet de la cour le soir à 10 heures et le fermait le matin à 4 heures, en sortant. « Pour embêter le capital ! »

recueillies dans des récipients couverts, et transportées dans des véhicules clos; ceci est inconnu en France; mais appliqué en Angleterre, en Allemagne et en Suisse.

A Paris, un arrêté du préfet de la Seine du 22 juin 1904 (article 5) ordonne que les boîtes à ordures soient déposées extérieurement ou intérieurement une heure au moins avant l'heure d'enlèvement réglementaire ; 6 heures et demie en été, 7 heures en hiver. Ainsi le concierge qui place sa boîte ouverte sous le porche, à 10 heures du soir, se conforme au règlement. Les réclamations directes au propriétaire peuvent seules empêcher ces coutumes nauséabondes et malpropres.

Dans l'intérêt de la santé publique il est à désirer que le chiffonnage qui disperse les poussières soit interdit, de même que la singulière habitude de lancer à bras tendus sur de hautes voitures qui débordent, les boîtes à ordures parisiennes.

Le règlement du 22 juin 1904 déclare que pour trois pièces habitables il faut un water-closet, un poste d'eau et un vidoir. Malheureusement ce règlement est un obstacle pour les sociétés philanthropiques d'habitations à bon marché, car la dépense d'eau devient formidable et les water-closet mal tenus communiquent une atmosphère méphitique au logement. Les législateurs ne savent pas à quel point les gens du peuple ignorent les intérêts généraux et la propreté[1].

Linge. — La question de lessivage du linge est une des plus importantes des questions ouvrières, plusieurs solutions se présentent à l'esprit. Il semble que la lessive individuelle se faisant au sous-sol, et le séchage aux combles soit la plus populaire ; les hygiénistes préconisent plutôt la lessive collective, le linge étant emporté dans des sacs au dehors[2] et désinfecté.

Agrément. — Le logement lui-même doit comporter une cuisine séparée des chambres; les parois et le plancher doivent être lavables. Il serait utile que les fenêtres soient susceptibles de recevoir des fleurs; car un intérieur plaisant

1. Boulevard Bessières, 17, les W.-C. sont en dehors du logement et surveillés par le gérant et le médecin.

2. Voir chap. IV, 1re partie, p. 43.

retient son locataire. En 1901, Mme Chalamet a fait un concours de fenêtres fleuries. En Belgique, en Hollande, en Angleterre une caisse toute plantée est donnée à quiconque en fait la demande.

La cour de l'immeuble doit être spacieuse, elle aura avantage à être remplacée par un jardin pour les enfants et complétée par une remise à voiture et à bicyclettes.

Conclusions. — La maison populaire parfaite devrait être bâtie suivant toutes les règles de l'hygiène, pour cela il faut que l'autorisation de construire soit complétée par celle d'habiter (Gautiez[1]).

Elle devrait avoir un lavoir-séchoir, des bains-douches, une coopérative de consommation, une société de secours mutuels, une salle de réunion avec bibliothèque.

Enfin comme l'a dit Millerand[2] le titre d'habitations hygiéniques et économiques doit être substitué à celui d'habitations à bon marché qui donne l'idée de charité et d'aumône.

Vœux. — « L'hygiène exige un cube d'air défini, des conditions de logement normales, mais le taux des loyers mis en rapport avec le salaire marque la limite que les conditions économiques tracent à l'application de l'hygiène » (Denis, au congrès de Bruxelles).

Le Congrès de 1905 avait formulé des vœux encore incomplètement réalisés soutenus par la Commission permanente.

1° Supprimer l'impôt des portes et fenêtres et encourager l'ouverture de larges baies.

2° Établir un carnet sanitaire de chaque maison après une enquête approfondie.

3° Donner aux Pouvoirs publics le droit d'exproprier les immeubles dangereux.

4° Orienter convenablement les maisons et y amener des réserves d'air et de lumière.

5° Désinfecter régulièrement les maisons hygiéniques, économiques, populaires.

6° Ne tolérer ni les cours couvertes, ni l'habitation des pièces ne pouvant être éclairées à la lumière naturelle.

1. Congrès d'Agen, 1909.
2. Congrès de l'Alliance sociale. Lyon, 1907.

Pour réaliser ce programme sans léser gravement les intérêts des constructeurs il faut des ingénieurs et des architectes capables de construire des maisons salubres.

Jadis les architectes devaient songer à la meilleure utilisation de la surface à bâtir et à l'aspect artistique de la maison.

Aujourd'hui ils sont obligés de concilier tout cela avec les règlements d'hygiène, dont ils doivent être instruits sur les bancs de l'école, tout en apprenant les méthodes pratiques pour les réaliser. Il est plus simple d'instruire l'architecte au cours de ses études professionnelles que de l'obliger ensuite à combler les lacunes de son instruction.

En Angleterre, il existe des diplômes spéciaux pour les ingénieurs et architectes sanitaires.

En France, depuis 50 ans Trélat donne à l'école spéciale d'architecture le certificat d'architecte salubriste, Léon Eyrolles a suivi l'exemple à l'école spéciale des travaux publics.

En 1903, la Commission permanente a émis le vœu que, dans tous les établissements publics préparant à la construction de l'habitation, soient institués des cours d'hygiène, sanctionnés par une épreuve obligatoire.

Un programme fut arrêté pour l'école des Beaux-Arts, des Ponts et chaussées, des Mines, des Arts et Manufactures, d'Application du génie ainsi que pour les écoles régionales d'architecture. Le programme n'est pas encore réalisé d'une façon louable.

Le logis surpeuplé.

Il ne faut pas croire l'hygiène populaire réalisée uniquement par la création de logements salubres.

La question se complique du fait que les familles pauvres et nombreuses ne peuvent se loger, elles sont réduites à vivre dans des locaux inlouables à d'autres, logements sans air, ni lumière, rez-de-chaussée humides, écuries ou hangars.

A Paris, il y a 50 321 logements d'une pièce qui reçoivent 178 000 personnes, plus de 3 par pièce.

Le cube d'air exigé par le règlement sanitaire est de 16 mètres cubes, le cube d'air d'un logement ouvrier équivaut rarement à 9 mètres cubes par personne.

Les loyers sont trop élevés, plus un ouvrier a de charges familiales moins il lui reste d'argent pour se loger.

A Paris, les logements de prix moyens se louent 125 francs par pièce, sauf dans quelques maisons où des philanthropes aidés des Pouvoirs publics ont pu établir des loyers à 80 francs la pièce habitable.

Dans le XIVe arrondissement		le loyer égale le 7e du salaire.
		le cube d'air par personne est de 8^{mc},97.
— XVe	—	loyer = 1/8 du salaire.
		cube d'air = 11^{mc},42.
— XIXe	—	loyer = 1/9 du salaire.
		cube d'air = 9^{mc},73.
— XXe	—	loyer = 1/8 du salaire.
		cube d'air = 10^{mc},35.

Surpeuplement. — Personnellement nous connaissons rue des Moines une famille composée du père, de la mère et de sept enfants qui couchent sur 3 lits dans une pièce louée 190 francs.

Cité Jeanne d'Arc, dans une chambre d'un loyer de 175 francs, 6 personnes couchent dans un grand lit. La mère ne se couchant qu'après le départ du père, pour le travail. Le reste du temps elle dort accoudée sur la table.

A Nancy, sur 62 ménages vivants dans une seule pièce il y en a :

9 de 6 personnes.
6 de 5 —
4 de 4 —
7 de 3 —
8 de 2 —

Lemoine a établi que sur 165 agriculteurs tuberculeux

37 pour 100 logeaient dans la même chambre que leur famille.
8 — 100 dans le même lit.

A Berlin, sur 1 868 ouvriers tuberculeux enquêtés par Kohn en 1902, 208 vivaient dans une seule pièce avec plus de quatre personnes.

A Manheim sur 529 tuberculeux

263 logent avec plus de 7 personnes.
101 dans le même lit que plusieurs personnes.

Paris a un rang satisfaisant dans la liste des villes surpeuplées, la moitié de ses habitants est bien logée. A Callas il n'y en a qu'un quart. A Luna un cinquième seulement dans de bonnes conditions.

Les familles qui vivent en logis surpeuplé, sont de :

74 pour 100	de la population totale	à Bucharest.
46 — 100	—	à Saint-Pétersbourg.
40 — 100	—	à Luna.
35 à 31 — 100	—	à Moscou. à Newcastle. à Sunderland.

De la statistique de Bertillon il ressort qu'à Paris il existe 332 000 habitants logés dans des pièces surpeuplées, 23 000 ménages de 3 à 10 personnes n'ont que 2 pièces.

Le garni, logement particulièrement insalubre à cause de sa malpropreté, et surpeuplé à cause de sa cherté augmente tous les jours à Paris :

En 1907 il y avait. . . 671 garnis.
En 1911 il y en avait. . 4 600.

Le logement ouvrier n'a jamais de pièce de réunion et le règlement sanitaire fournit une arme légale aux propriétaires contre les familles nombreuses, indigentes qui ne savent plus où s'abriter. En effet, le règlement, pour réaliser un progrès économique et social, prescrit qu'il doit y avoir tant de pièces pour tant de personnes, tant de water-closet, tant de mètres cubes d'air. Les pauvres avec de nombreux enfants n'ont jamais un salaire suffisant pour se loger suivant la loi.

Certaines Sociétés d'habitations à bon marché choisissent leurs locataires parmi les pauvres à familles nombreuses (logements populaires hygiéniques qui exigent au moins 3 enfants, logements économiques pour familles nombreuses, etc.).

Certains groupements subventionnent les familles, par exemple, la Société des logements des familles nombreuses, à Levallois-Perret. Le baron M.-G. Verberkinoes, à Clichy, a introduit dans ses engagements en 1911 une clause par laquelle après un an de séjour tout locataire payant moins de 600 francs de loyer aura droit à la remise d'un demi-terme chaque fois que sa femme accouchera.

Ateliers. — La question de surpeuplement se pose pour les logis-ateliers, qui sont les plus malsains.

Des ouvriers s'entassent aux étages inférieurs ou supérieurs, supportant l'émanation des courettes, des cabinets d'aisances et des plombs affectés à la masse des locataires de la maison. Ces ouvriers vivent la fenêtre fermée, craignant le froid, au milieu d'une atmosphère chargée de l'odeur des matériaux, des travailleurs et de la cuisine, avec une moyenne de 6 mètres cubes d'air pour respirer.

A ce propos la Commission permanente a demandé pour l'inspecteur du travail le droit de franchir le seuil de l'atelier familial dont les membres sont surmenés et vivent d'une façon insalubre (Sweeting System).

Les ateliers sont souvent surpeuplés et insalubres, tels locaux qui ne sont pas jugés bons pour l'habitation sont jugés bons pour le travail, ils ignorent les rayons solaires et sont tout le jour éclairés au gaz.

Même dans un atelier bien aéré, l'ouverture des fenêtres est difficile à cause des ouvriers placés à leur voisinage ; il faut donc assurer un renouvellement permanent de l'air (Bon Marché)[1] difficile à établir.

Casernes. — Les casernes sont un autre type des logis surpeuplés. Les ravages de la tuberculose y sont en raison directe du nombre d'hommes présents. Il faudrait limiter le nombre de soldats par bâtiment. Au 48e d'infanterie les tuberculeux étaient au nombre de 13 à 17 pour 100 ; on augmenta l'effectif de 400 hommes et le pourcentage est monté à 19-23 pour 100.

L'agglomération des individus en chambrées est favorable à la tuberculose.

Landouzy a établi que sur les infirmiers en chambres il y avait 16,11 tuberculeux pour 100 et sur ceux qui vivent en dortoirs, 33,25.

La réglementation de l'hygiène des locaux, des théâtres et des salles de réunion, des édifices du culte et des administrations serait aussi utile, quoique les individus n'y séjournent que temporairement.

1. N. Girard-Mangin, Union pour la vérité. Les débitrices du Bon Marché.

Danger. — Le logement surpeuplé par raison d'économie est de tous ceux dont nous avons parlé, le plus dangereux ; il l'est peut-être plus que le logement sans air.

Le danger qui menace l'habitant d'un logis surpeuplé, même salubre, est considérable, car la tuberculose devient grave seulement par des contaminations répétées (supertuberculisation de Plamot), qui sont inévitables quand les individus sains et les malades vivent les uns sur les autres.

C'est à l'agglomération des ateliers que sont dues les tuberculoses latentes, qui dans certains groupes ouvriers se trouvent 100 fois sur 100.

Le logis insalubre et surpeuplé a un double intérêt dans la propagation de la tuberculose par son importance considérable dans le développement de l'alcoolisme.

« Des hommes confinés du matin au soir dans les ateliers ont le besoin, le travail quotidien achevé, de se retrouver avec leurs semblables, d'échanger leurs idées. Le riche réunit sa société chez lui, va au cercle ou chez d'autres, en société. Le pauvre, surtout dans les grandes villes, est moins bien partagé. Le foyer de la plupart des ouvriers pauvres offre bien trop peu d'attraits et de confort pour inviter à une réunion intime avec des camarades.

« Dans les conditions actuelles, le père entraîne ses amis au cabaret et le fils suit son exemple. Tant qu'on n'aura pas amélioré les conditions sociales, qui, dans la plupart des cas, poussent l'ouvrier au cabaret, on n'arrivera pas à bannir l'eau-de-vie de ce monde[1]. »

De nos jours il s'est fait un énorme progrès au point de vue sanitaire ; les sociétés d'habitations à bon marché se sont multipliées pour assainir. Des sociétés comme le Touring-Club, la société de Préservation ont fait effort pour créer une éducation sanitaire. Cette action serait complétée par l'établissement d'une fête de santé ainsi que le demandait le Pr Landouzy en 1909, fête qui aurait lieu chaque année en mai, en l'honneur du foyer, du berceau, de la maison salubre et du jardin[2].

1. Lettre d'un ouvrier anglais.
2. Congrès de l'assainissement et de la salubrité de l'habitation.

Le jardin et les espaces libres.

Le jardin complète l'habitation salubre : c'est un espace libre. Si les statistiques constatent que la tuberculose est plus répandue aux Épinettes, à Plaisance, à Grenelle, à Javel qu'à la Madeleine ou aux Champs-Élysées, nous devons reconnaître l'influence des espaces libres. On a failli mettre un impôt sur les jardins de Paris qui constituent des réserves d'air aux habitations voisines. Le jardin urbain est un « luxe humanitaire ».

Population. — Paris voit sans cesse croître sa population ; 650 000 habitants en 1800, 1 000 000 en 1850 et 3 500 000 en 1905 y compris sa banlieue directe. La ville est surpeuplée.

Par hectare	New-York a. .	943 habitants 6.
—	Londres a. . .	1 031 habitants 5.
—	Paris a. . . .	1 354 habitants 7.

Tandis que Londres a 1 168 hectares de jardins, Berlin 411 hectares, Paris n'en a que 214.

Depuis 1879, Paris a perdu les deux tiers de ses jardins. A cette époque la ville avait une superficie de 3 390 hectares, sur lesquels existaient 391 hectares de jardins, soit un dixième ; actuellement sur la même surface il n'en reste plus que 137 hectares, soit un trentième.

D'autre part, comme l'administration s'occupe de taxer les jardins particuliers, ils disparaissent.

Chaque Parisien a pour se promener (en 1911) dans le premier arrondissement, $6^{m^2},65$; dans les deuxième, dixième et treizième arrondissements, $0^{m^2},05$; ce qui fait une moyenne de $0^{m^2},84$ par habitant.

Cependant la mortalité est proportionnelle à la surface libre ; elle est

De 10 pour	1 000	dans le	VIIIe	où chaque habitant joint de	$2^{mq},21$.
De 24,5	— 1 000	—	XIIIe	— .	$0^{mq},05$.

Dans les arrondissements pauvres en espaces libres, si on en excepte le IIe où le trafic occupe beaucoup d'immeubles et où il y a peu d'indigents, la mortalité dépasse 20 pour 1 000.

Espaces libres. — C'est une lutte continuelle entre les hygiénistes et les marchands de biens à propos des espaces libres.

En 1907 Augustin Rey[1] obtint un vote favorable sur « ce que les pouvoirs publics, à la suite d'une enquête générale dans toutes les villes françaises de plus de 20 000 habitants, dressent la liste des espaces libres actuels appartenant aux administrations publiques, et, par mesures législatives, déclarent ces espaces inaliénables et ne pouvant servir à édifier des constructions ».

La Société française des espaces libres et terrains de jeux[2] a réagi vivement contre la disparition des espaces libres.

Au Conseil municipal, Ambroise Rendu a déposé un rapport tendant à concéder à la Société française 1 000 mètres carrés de terrain pour 1 franc par an à charge d'y aménager un jardin public populaire avec un centre d'attractions pour les enfants et adolescents. Un espace réservé aux petits : Kinderspielplatz, comme il en existe en Allemagne depuis 30 ans, et un espace pour les sports.

La conclusion d'Ambroise Rendu tend à établir dans les deuxième, troisième, dixième et treizième arrondissements des jardins pour jeux d'enfants dans les terrains de la Ville.

En juillet 1908, cinquante députés dont Jules Siegfried, Ribot, Denys-Cochin et Sembat ont déposé une proposition de loi concernant les fortifications de la ville de Paris et les espaces libres de l'agglomération parisienne.

A l'étranger, il y a eu des mouvements importants. Quand Vienne a désaffecté ses fortifications, la municipalité a créé de belles avenues avec des parcs, le « Ring ». A Cologne, à Anvers, il en a été de même (Cours). A New-York on a dépensé 26 millions pour planter et ouvrir des trouées dans la vieille cité ; à Boston 166 millions pour l'achat de milliers d'hectares de parcs et terrains de jeux.

Jardins. — A Paris une discussion continue sur la remise des fortifications par l'État à la Ville de Paris. Elle a dans l'histoire de nombreux précédents, car, pour des raisons d'esthétique, certains terrains ont été donnés à condition.

1. *Alliance d'hygiène sociale.* Lyon, 1907.
2. Jules Siegfried et d'Estournelles de Constant.

Dans notre siècle il doit y avoir des servitudes hygiéniques, comme il y eut des servitudes esthétiques jadis.

En 1777, Louis XVI a donné l'Étoile de Chaillot à la Ville (Place de l'Étoile), sous condition de n'y point bâtir en dehors de certaines règles.

En 1828, Charles X fit de même pour les Champs-Élysées et la place de la Concorde.

Napoléon III influencé par sa connaissance de l'hygiène en Angleterre a fait effectuer par Haussmann et Alphand des voies larges et des parcs ; « les squares sont les poumons de Paris, » disait Alphand.

En 1852, Napoléon remettait à la Ville le bois de Boulogne et le 24 juillet 1860, le bois de Vincennes, à charge de n'y point bâtir, sauf quelques hectares de la périphérie.

Ces exemples doivent augmenter la volonté de nous attacher à défendre nos parcs et nos fortifications, cette ceinture d'air entre la ville et les faubourgs surpeuplés.

Jardins ouvriers. — La valeur hygiénique des parcs est considérable. Mais l'ouvrier préfèrera toujours à la promenade publique le lopin de terre sur lequel il est maître. D'où l'intérêt de développer les jardins ouvriers.

En Allemagne on désigne sous le nom de « Gartenlauben[1] » les parcelles de terrain mises, moyennant un faible loyer, à la disposition des ouvriers des villes par les municipalités ou les sociétés privées. Ils y cultivent des jardins potagers. Ils y construisent de petites maisons, certaines sont habitables durant les mois d'été.

Ces parcelles ont de 200 à 300 mètres carrés et sont groupés aux abords des villes. Ils sont souvent la solution d'une question morale et financière. L'ouvrier qui s'occupe de la culture de son jardin ne fréquente pas le cabaret et le rapport en légumes améliore les conditions matérielles de la famille. 150 mètres carrés de jardin rapportent 80 francs de légumes ; c'est beaucoup pour un ménage ouvrier.

En Allemagne, toutes les villes industrielles ont des Gartenlauben ; les sociétés locales se sont fédérées et forment une vaste ligue nationale qui groupe 30 000 jardins ouvriers.

1. Voir Croix Rouge allemande, chap. 1, 2e partie.

Or cette idée du jardin ouvrier est née dans les régions minières. Jadis l'extraction du charbon était saisonnière ; le mineur était en même temps un agriculteur.

Les compagnies minières ont essayé de maintenir l'usage de cultiver un jardinet.

La compagnie des mines de Lens a bâti 6 000 maisons avec jardins ; le jardinier en chef passe de temps en temps, mais régulièrement, pour donner des conseils.

Les œuvres des jardins ouvriers se sont constituées à Sedan en 1891, où Mme Hervieu a donné à ses assistés, un coin de terre et des graines, au lieu d'une aumône.

Cette tentative eut un si grand succès qu'en 1893 une première société était fondée.

En 1903, 260 familles en bénéficiaient ; 1 500 habitants possédaient 22 hectares rapportant 6 401 francs.

En 1898, en France, il existait 45 œuvres avec 2 000 jardins.

En octobre 1903, en France, il existait 134 œuvres avec 6 592 jardins.

En novembre 1906, en France, il existait 229 œuvres avec 11 547 jardins couvrant 330 hectares.

Le IIe Congrès international des Jardins ouvriers s'est tenu en novembre 1906. Tous les rapports démontrent que le jardin ouvrier contribue beaucoup à l'assainissement des villes, en créant autour d'elles des espaces libres et au repeuplement des campagnes ; car l'ouvrier qui a cultivé son jardin fait plus volontiers un retour à la terre. Le jardin ouvrier contribue aussi à l'extinction du paupérisme, en apportant chez le travailleur de l'aisance, de la santé, une occupation saine qui lui facilite la lutte contre les habitudes alcooliques.

Lille qui a commencé tard son œuvre du jardin ouvrier donne peut-être le modèle le plus complet de cet effort. Ses fortifications l'enserrent, mais les trains électriques compensent par leur rapidité et leur bon marché cet inconvénient.

La Société des jardins ouvriers lilloise a une action triple ; elle en exploite directement ; elle favorise la création de groupes indépendants ; et donne des prix aux individus qu'ils soient ou non membres de la société pour les meilleures cultures. Ainsi l'action collective et l'action individuelle sont encouragées par elle.

Créée en 1906 la société avait l'année suivante 150 jardins, de 45 300 mètres carrés (300 mètres carrés chaque) ; en 1912 elle possède 200 jardins de plus.

La location est nulle la première année pour compenser la mise en culture ; elle est de 8 francs pour les années suivantes : L'œuvre a eu le plus vif succès, pour une vacance il se produit 10 demandes.

L'action de ces jardins est considérable dans une famille. Le jardinage fait du bien à l'ouvrier, occupe la ménagère ; procure de l'air et un supplément d'excellente nourriture à toute la famille.

En somme il faut désirer que les sociétés des Jardins ouvriers se répandent partout.

Les Mutualités pourraient louer des terrains communaux, qui seraient répartis pour la culture entre tous les mutualistes : maisons salubres et jardins ouvriers ne doivent pas rester du domaine des sociétés philanthropiques ; mais se constituer grâce à l'effort des ouvriers eux-mêmes : les mutualistes doivent donner l'exemple.

CHAPITRE XII

L'ALIMENTATION

Son rôle dans la propagation de la tuberculose.

Au point de vue de la propagation de la tuberculose il est intéressant de savoir si la viande et le lait sont des agents de contagion : ce fait a été fort discuté.

Actuellement, malgré les affirmations de Koch et de Schütz sur la non-identité des bacilles animaux et des bacilles humains, la plupart des pays civilisés ont pris des mesures préventives à cet égard.

Lait. — Depuis 1901 un grand nombre de recherches ont établi que de toutes les variétés de bacilles tuberculeux le bacille bovin est le plus virulent pour toutes les espèces de mammifères (veau, cobaye, etc.), pourquoi y aurait-il exception pour l'homme ?

De nombreuses expériences ont été faites sur ce sujet.

Nocard a nourri des singes avec du lait de vaches tuberculeuses (mammites tuberculeuses); l'un mourut en deux mois, l'autre en six de tuberculose des voies digestives.

Gratia[1] a donné à trois singes, de trois à cinq repas de lait contenant des bacilles ; ils sont tous morts en 126 jours en moyenne, de tuberculose intestinale.

C'est un fait expérimental, que le singe est particulièrement sensible aux maladies spéciales à l'homme (fièvre typhoïde, syphilis, chancre mou), il reste donc de grandes probabilités en faveur de la contagion des humains par le lait.

Behring et Röhmer; Schweinitz et Schroder ont apporté des résultats analogues.

1. Congrès d'hygiène de Bruxelles, 1903.

D'autre part certaines observations statistiques viennent appuyer fortement cette théorie.

La tuberculose a progressivement augmenté au Japon, depuis que le lait de vache y est consommé. Les coutumes nationales avaient proscrit le lait de vache de la consommation : son usage s'est répandu par les Européens.

Les porcs nourris de laitages sont plus fréquemment tuberculeux que ceux nourris de grains.

Aux États-Unis, ils sont nourris de grains : 0,0004 pour 100 sont tuberculeux.

En Danemark, ils sont nourris de petit lait : 15[1] pour 100 sont tuberculeux.

A Dantzig, ils sont nourris de petit lait : 60 à 70 pour 100 sont tuberculeux.

On peut tirer la même conclusion des expériences faites pour prouver que la tuberculose d'ingestion est plus fréquente chez les porcs, les veaux et les bovidés adultes en raison de l'alimentation par des produits de laiterie ou du lait cru contaminé. Les animaux qui mangent dans des auges souillées par des sujets malades[2] se contaminent entre eux, même s'ils sont d'espèces différentes.

En Angleterre Thome-Thome a constaté sur une statistique établie depuis 1850 que la mortalité générale par tuberculose a diminué de 45 pour 100.

Celle des enfants jusqu'à un an a augmenté de 27 pour 100.

Or les enfants sont actuellement plus fréquemment alimentés au lait de vache qu'autrefois.

Viandes. — Pour les viandes de bœuf et de porc les expériences sont très différentes.

Nocard, Mac Fadyan, Galtier et Leclainche ont vainement essayé de tuberculiser des animaux par l'ingestion de viandes tuberculeuses.

Nocard a injecté à des cobayes de l'extrait de muscles tuberculeux, un seul est devenu malade sur un lot de 21.

1. Le gouvernement a maintenant interdit ce mode d'élevage qui est remplacé par celui au maïs.

2. Le nombre des porcs tuberculeux présenté aux abattoirs de la Villette, de Vaugirard et d'Aubervilliers, a décuplé en 5 ans. La plupart de ces porcs sont de provenance hollandaise, où on nourrit porcs et volailles avec du petit lait. Les volailles hollandaises sont souvent tuberculeuses aussi.

Le muscle des animaux ne contient pas de bacilles ; mais ce sont les souillures qui sont à redouter.

Souillures provenant des poussières : les viandes à l'étal, dans nos rues étroites, sont exposées aux poussières de la rue projetées par les voitures et aux poussières provenant des tapis et des chiffons secoués par les fenêtres.

Souillures provenant des matières viscérales ou ganglionnaires des animaux sacrifiés. Ceux dont la tuberculose est généralisée à tout l'organisme sont plus dangereux que les autres.

Fréquence et consommation. — En somme il faut éviter d'user des laits contaminés et des viandes souillées : mais la tuberculose des animaux de boucherie est-elle fréquente ?

La fréquence de la tuberculose des porcs et des bovidés varie beaucoup suivant les régions.

Chez le bœuf elle est extrêmement fréquente ; elle varie suivant les régions de 15 à 50 pour 100.

Nocard et Leclainche ont établi par leurs recherches les chiffres suivants :

En Beauce et en Brie.	25	malades pour	100.
Dans les Pyrénées — . .	50	—	100.

Martel a trouvé chez les nourrisseurs :

De la Seine — . .	45	—	100.

En Allemagne et en Angleterre la tuberculose des bovidés croît constamment.

D'une manière générale les bêtes au pâturage sont plus souvent saines ; mais celles qui vivent dans les étables sont rarement indemnes : naturellement plus les étables sont peuplées plus elles sont contaminées, les bêtes comme les gens ont besoin d'air.

Chez le porc la tuberculose est relativement rare en France ; mais elle est très fréquente en Allemagne.

La chair du porc n'est pas dangereuse ; mais en charcuterie on utilise des débris de viscères préparés au sel et ne subissant guère de cuisson : ils sont très dangereux.

Les viandes de boucherie sont, au contraire, consommées

cuites ; et ne sont dangereuses que par exception (viande crue hachée). La viande bien cuite est purifiée radicalement, tous les germes dont elle peut être souillée étant détruits par la chaleur puisqu'ils sont déposés à la surface.

La viande des animaux tuberculeux est conditionnellement propre à l'alimentation ; mais dépréciée par l'épluchage qu'on doit lui faire subir.

L'épluchage qui consiste à enlever les lésions localisées, ou la stérilisation par la chaleur, eau ou vapeur d'eau, à l'abattoir même, suffisent à rendre la viande comestible sans danger.

La stérilisation par la vapeur est utilisée en Belgique, en Hollande, en Suisse.

En Allemagne la viande suspecte est cuite dans l'eau bouillante, ou par la vapeur sous pression, puis débitée à bas prix à l'abattoir même.

Pour éviter l'emploi de ces viandes par les restaurateurs, capables de tromper leurs clients sur la qualité de la marchandise, elles sont vendues par quantités infimes, deux kilogrammes au maximum à des particuliers.

En France quand on a voulu appliquer de telles mesures, elles ont été impossibles, pour de multiples raisons dont la plus importante est l'insuffisance des installations dans les abattoirs. Il faut y joindre une violente opposition des bouchers, qui, à Troyes, ont pu faire échouer une tentative intéressante.

Enfin pour beaucoup de Français cette viande stérilisée est répugnante. Il faut cependant signaler qu'à Roubaix, la viande cuite à l'abattoir est bien vendue au public, avec un bénéfice pour le vendeur. A Paris, un boucher en gros a sollicité l'installation d'un autoclave à la Villette.

Il est regrettable que cette stérilisation des viandes grasses ne se généralise pas en France, où il se perd chaque année beaucoup de viandes qui pourraient alimenter la classe pauvre une fois stérilisées.

Actuellement beaucoup de viandes souillées sont mises dans le commerce à bas prix, et sont achetées par les plus pauvres consommateurs.

Le règlement du 28 septembre 1896 ordonne la saisie des

viandes tuberculeuses ; et la loi des Finances du 30 mars 1902 a réglé la question de l'indemnité au propriétaire de la viande saisie. Mais cette indemnité n'est pas importante ; puis elle peut être mal répartie.

Les propriétaires dirigent les animaux suspects vers des tueries non inspectées, ou les abattent sur place (tueries particulières ou de village).

La viande souillée de bacilles est consommée sur place par la famille, les voisins, ou revendue dans des boucheries locales. Parfois elle est revendue à vil prix à des industriels qui dirigent le bétail malade vivant ou mort au voisinage des villes où il pénètre en fraude sous la forme de viandes foraines[1], ou de saucisse et jambon.

La viande foraine entre pour une grosse part dans l'alimentation des villes : car nombre de bouchers de province gardent les morceaux de 2e et 3e catégories et expédient à la ville les morceaux de premier choix.

La viande foraine, ainsi que les salaisons étrangères, ne devrait être acceptée que là où elle peut être bien examinée par un service compétent[2].

Inspection. — Une bonne inspection des viandes exige un personnel nombreux. Aux Halles il n'existe qu'un contrôle hâtif, à cause de l'importance du trafic dans un court laps de temps.

En 1902 on avait sacrifié à Berlin 1 591 302 bêtes sous la surveillance de 112 vétérinaires ou surveillants.

A Paris on avait la même année sacrifié 3 009 482 bêtes sous le contrôle de 45 vétérinaires ou surveillants.

La Commission Permanente de la tuberculose a demandé : que toute ville de 3 000 habitants soit munie d'un abattoir surveillé ; que les villages constituent des syndicats de communes pour bâtir des abattoirs surveillés ou établir une surveillance sur des tueries privées autorisées.

En Belgique depuis 1891 on a mis en pratique le projet français Bouley-Nocard qui consiste à nommer dans les vil-

1. On appelle viandes foraines celles qui se vendent en morceaux séparés.

2. Le Conseil général de la Marne a vivement réclamé une bonne inspection, en général on se préoccupe peu de la question.

lages un expert assermenté, faute de vétérinaire, pour contrôler les viandes mises en circulation.

En Allemagne, l'inspection sanitaire des viandes est généralisée[1].

Mais en réalité l'ingestion des viandes présente peu de danger si leur cuisson est suffisante ; même s'il s'agit de viandes souillées.

Lait. — L'ingestion de lait cru contaminé est beaucoup plus redoutable. Les Européens considèrent le lait comme un aliment indispensable tout au moins pour les enfants, si bien que la consommation en est fort grande : au point que pour son transport il a été créé des organismes spéciaux, des trains rapides; ainsi le lait de Berlin est fourni en grande partie par le Danemark[2].

Le lait est souvent consommé cru, dans beaucoup de régions ; de plus il est l'aliment habituel ou exclusif des malades et des enfants : catégories d'individus particulièrement faciles à contaminer.

La présence du bacille de Koch est presque constante dans le lait des vaches atteintes de lésions mammaires tuberculeuses[3], de plus certaines bêtes d'apparence saine ont du lait virulent (Kempner et Rabinowich, Moussu, etc.).

Bien entendu ce lait contaminé peut être consommé sans danger s'il est bouilli.

Pour lutter contre la contagion par le lait il faut surveiller les vaches ou le lait. Il serait en réalité bien plus logique et plus facile de surveiller les vaches productrices, que le lait qui se mélange et se répand à l'infini. Malheureusement le paysan

1. Depuis le 1er avril 1907 l'équarrissage de Berlin est à Blankenfeld, il a coûté 1 million et demi de francs. Aux abattoirs, les vétérinaires inspectent le wagon, pour 1 animal suspect tout le wagon est mis en quarantaine. Le marché aux bestiaux est à Friedrichsfeld, un immense domaine sillonné par des lignes de chemin de fer ; les unes amènent les animaux, les autres partent pour les divers points de l'empire. Le marché est divisé en 5 sections ; une pour les bêtes à corne, une pour la race ovine, une pour les volailles, une pour les porcs. C'est la plus grande avec celle des oies : 28 000 oies russes sont vendues chaque jour à Berlin.

2. Le lait est doublement surveillé quand il est d'origine danoise grâce à l'arbitrage industriel obligatoire pratiqué par les Danois.

3. Nocard, Galtier, Hirschberger, Gebhart, Rabinowich, Kempner.

fait toutes les difficultés possibles à l'inspection du bétail.

Comme en bien d'autres points l'éducation joue un grand rôle dans la question de la tuberculose des bovidés.

Les élèves des écoles vétérinaires devraient nécessairement savoir inspecter le lait: cette obligation existe en Allemagne depuis 1901.

Une propagande active devrait être entreprise sur les dangers du lait cru, par voie d'affiches par exemple. Surtout au village, cette éducation populaire serait utile, là où il n'est pas possible de surveiller les vaches dont le lait est employé à la consommation familiale et circule librement.

Le contrôle des étables et l'épreuve qui consiste à piquer la vache, avec de la tuberculine[1], pour établir un diagnostic, devraient être institués partout.

Mais ce contrôle sera vain tant qu'il n'y a pas de moyen d'éliminer le bétail malade et de crédit pour indemniser le paysan. Du reste le paysan n'acceptera l'épreuve de la tuberculine que si le service est gratuit, si les vaches ne souffrent nullement de l'injection et qu'aucun dérangement ne lui soit donné.

Cependant la tuberculose des bovidés est une source de déceptions et de pertes pour le paysan en causant chez ses bêtes des avortements, la stérilité, la difficulté d'engraissement, sans parler de la mortalité (vaches pommelières) et des pertes survenues à cause des saisies de viande[2]. Malgré tout cela le paysan comprend difficilement qu'une vache tuberculeuse est un danger pour tout le troupeau qu'elle contamine et ne se résout pas à la sacrifier.

Stérilisation. — La stérilisation des laits suspects est actuellement le mode habituel préconisé par tous les médecins pour lutter contre la contagion. Le lait stérilisé par pasteurisation ou par ébullition garde toutes ses propriétés nutritives et n'a pas d'inconvénients.

Il est utile de savoir que le lait du commerce provenant d'un grand nombre de vaches dont le lait est mélangé est moins dangereux que le lait d'une seule vache contaminée.

1. Voir chap. II, 1re partie, p. 96.
2. Vallée.

En effet dans le premier cas les bacilles sont très dilués; dans le second leur existence est certaine et leur ingestion répétée, ce sont de bonnes conditions de la contamination.

Étranger. — A l'étranger des mesures générales contre la tuberculose par ingestion ont été prises.

A Copenhague le lait est surveillé depuis 1890, la pasteurisation est obligatoire depuis 1898.

En Allemagne les règlements danois ont été copiés dans le duché de Bade, le Schleswig-Holstein, à Francfort-sur-l'Oder, à Berlin.

En Hollande il en est de même.

En Italie les règlements du 3 août 1890 et du 3 février 1901 établissent une rigoureuse surveillance du lait. En Italie les vaches tuberculeuses sont nombreuses à cause de l'habitude séculaire de les laisser sans cesse à l'étable, où on vient les abreuver.

En Suède et en Norvège, un certificat de tuberculinisation est nécessaire pour que le lait soit livré à la consommation. Ce certificat est délivré gratuitement [1].

Des mesures nombreuses et diverses ont été prises en Belgique, en Angleterre, en Suisse et aux Etats-Unis.

En France, les laitiers ont fait une obstruction systématique aux mesures sanitaires et les laitiers sont des industriels puissants.

Vallée et Villejean ont établi qu'au 31 décembre 1901 la France possédait 8 millions de vaches, fournissant 78 millions d'hectolitres de lait, ce qui provoque pour 1 200 millions de trafic.

Un service d'inspection organisé par les villes de Nice et de Cannes dut céder devant l'obstruction des laitiers. A Paris une réaction se dessine.

Le 12 décembre 1901 à Stockholm, von Behring de Marbourg apportait un bovo-vaccin dont l'action fut contrôlée à Melun par Vallée et utilisée chez l'archiduc Frédéric d'Autriche et le roi Louis de Bavière. L'espoir de préserver les animaux sains de la tuberculose a été arrêté par des détails de technique.

1. Le bétail malade est abattu.

Beurres et fromages. — Les beurres et fromages sont peu dangereux, parce qu'on n'en fait pas des ingestions répétées et aussi parce que la plupart des bacilles restent dans le petit lait, qui fut si longtemps la cause de la contamination des porcs danois et allemands.

*
* *

En somme avec quelques précautions il est possible d'éviter l'introduction en trop grand nombre des bacilles dans l'organisme sain.

La notion à répandre c'est que la tuberculose bovine est transmissible par le lait virulent de vache tuberculeuse. L'ébullition assure l'innocuité des laits contaminés.

L'alimentation hygiénique.

Une alimentation bien comprise peut préparer l'organisme humain à résister à l'action des bacilles qui y pénètrent. Cette préparation corroborera utilement les mesures de prophylaxie.

Ration alimentaire. — La ration alimentaire varie avec chaque catégorie sociale. Le manœuvre, la modiste ou le bureaucrate ne doivent pas être nourris de même façon. Il y a bien des réformes à faire dans les régimes alimentaires. Contrairement aux autres réformes, celle du régime est économique. C'est du reste fréquemment, dans toutes les classes de la société, un obstacle à sa réalisation.

Toute ration alimentaire comprend : une ration d'entretien, suffisante pour fournir le combustible nécessaire aux dépenses quotidiennes de l'organisme : une ration de travail, qui compense les pertes de l'organisme, effectuant un travail physique : une ration d'accroissement, nécessaire aux enfants et aux adolescents en voie de croissance, aux femmes en gestation et aux nourrices.

Aliments. — Les aliments capables de fournir l'énergie nécessaire à l'organisme sont de trois sortes : les albumines, les graisses et les hydrates de carbone.

Les albumines existent surtout dans les œufs, et dans la chair animale. Mais il en existe une certaine quantité dans le lait, le pain, les farines, les fruits et les légumes secs.

Certains légumes secs (pois, lentilles) renferment plus d'albumine que la viande et leur prix est plus modeste.

Du reste les végétaux suffisent à une alimentation complète. Ils sont plus riches en eau, moins chargés de poisons et provoquent dans le tube digestif, un minimum de fermentations et de déchets toxiques. Ils sont aussi fort économiques.

Albumines. — Les albumines les plus chères sont celles des œufs. Le prix de la chair animale varie de 2 fr. 50 (filet) à 0 fr. 80 (bas-morceaux), c'est le pot-au-feu, le plat le plus économique comportant de la viande.

Paris consomme par an 235 millions de kilogrammes de viande (boucherie, charcuterie, volailles, gibiers). Depuis 1903 la consommation de la viande de cheval et de la volaille a augmenté, ainsi que celle du porc qui a l'avantage, pour les gens occupés au dehors, de se vendre toute préparée.

La viande de boucherie se vend moins, surtout le pot-au-feu et les ragoûts : on fait plus de rôtis qu'autrefois.

Le prix de la viande est très élevé parce que les intermédiaires gagnent beaucoup.

Par exemple un bœuf de 500 kilogrammes coûte 400 francs plus 156 francs chez l'intermédiaire, qui serait supprimé par des abattoirs agricoles.

La cherté de la viande pourrait diminuer avec des règlements douaniers et sanitaires meilleurs, par l'importation du bétail colonial, mais surtout par l'application des méthodes de réfrigération.

Le froid permet de suppléer à des productions locales défectueuses par le transport des viandes prises dans des régions du globe plus riches et très éloignées ; comme l'a dit Siegfried, ce serait un grand bénéfice pour la population ouvrière si on introduisait directement en France des viandes frigorifiées.

Actuellement, une société privée a un entrepôt frigorifique aux Halles.

L'intendance militaire a fait établir des appareils frigorifiques à la Villette[1].

1. Les rations nécessaires à 100 000 hommes en pieds = 105 wagons ;

A l'étranger, on a fait beaucoup d'efforts pour utiliser le froid à la conservation des viandes.

En Allemagne, c'est une obligation de mettre la viande à réfrigérer, l'armée peut être alimentée 200 jours avec la réserve.

Londres reçoit des saucissons du fleuve Amour, de la Sibérie Orientale, des lapins d'Australie (de 624000 la consommation a passé à 1 444000).

Aux États-Unis en 1911, dans 558 frigorifiques étaient pour 3 milliards de dollars, soit 175 francs de provisions par habitant.

Graisses. — Les graisses sont les huiles, le saindoux, le lard. Le beurre est une des plus chères. L'œuf renferme des graisses phosphorées utiles à certains malades.

Hydrates de carbone. — Les hydrates de carbone contenus dans le lait, les végétaux, sont des féculents et des sucres.

Ration. — Un homme de 60 kilogrammes doit consommer par jour :

120 grammes d'albumines correspondant à 300 grammes de viande.
80 — de graisses correspondant à 150 grammes de lard ou beurre.
350 — d'hydrates de carbone correspondant à 400 grammes de sucre.

Cette ration produit 2 700 calories [1], soit 45 calories environ par kilogramme. Cette ration suffit à un homme valide; un adulte alité n'a besoin que de 40 calories par kilogramme.

La quantité d'aliments varie d'une catégorie sociale à l'autre; leur nature diffère aussi. Un bourgeois consomme 1 partie de graisse contre 3 à 4 parties d'hydrates de carbone; un pauvre consomme 1 partie de graisse contre 8 à 10 parties d'hydrates de carbone, moins onéreux que les graisses.

L'ouvrier, qui utilise surtout ses forces physiques, a besoin de sa santé; plus que tout autre, il est livré aux hasards de routines malsaines, et le travailleur mal nourri subit plus que quiconque une déchéance physiologique.

Les vices de l'alimentation populaire, à la ville comme à la campagne, tiennent aux habitudes défectueuses, aux préjugés et à la limitation de la dépense.

congelés 4 à 5 wagons, il y a aussi l'avantage de voir disparaître les épizooties, le transport des fourrages, les ravitaillements tardifs, les bêtes fatiguées.

1. Calorie : quantité de chaleur nécessaire pour élever de 1° la température d'un kilogramme d'eau.

Cette dernière raison est la moins valable, car l'ouvrier a toujours trop de viande et d'alcool, pas assez de légumes, de pâtes, ni de féculents. Il prend ses repas à de mauvaises heures.

Pour 3 francs par jour, un charpentier peut suivre le régime suivant :

Pain, 520 grammes ; viande, 200 grammes ; légumes frais, 200 grammes ; pommes de terre, 500 grammes ; ou légumes secs, 150 grammes ; sucre, 80 grammes ; lait, 300 grammes ; beurre, 40 grammes ; fromage, 40 grammes ; riz, 30 grammes ; fruits, 200 grammes ; vin, 1 litre ; café, 1 tasse.

Ces proportions doivent être modifiées pour des sédentaires ou des ouvriers modérés, des ouvrières ou des employées.

L'alimentation des travailleurs à Paris a été étudiée par Landouzy et Labbé; ils l'ont qualifiée à juste titre de « dispendieuse, irraisonnée, insuffisante et insalubre ».

Sur un salaire moyen de 5 francs, un homme dépense pour son alimentation 2 fr. 90, dont 1 fr. 90 d'alcool et 1 franc de nourriture solide.

Sur un salaire moyen de 2 fr. 50, une femme dépense pour son alimentation 1 fr. 25, dont la presque totalité se compose de crudités, de charcuterie et de café.

D'une manière générale, si les femmes mangent trop de crudités, les hommes prennent trop d'alcool et de viande; sauf la garniture de son plat de légumes, l'ouvrier ne mange ni riz, ni lentilles, ni pois, ni haricots, ni pâtes alimentaires.

Végétariens. — A l'hôpital, le régime lacto-végétarien est honni des gens du peuple, qui accusent l'Assistance Publique de lésinerie; ils se croient mis à une diète qui ruinera leur santé.

C'est un préjugé car les végétariens sont très fréquemment des types de vigueur et d'endurance.

Durant la guerre navale russo-japonaise, les marins japonais, si résistants, recevaient par jour :

360 grammes de riz.
180 — d'orge écrasée.
90 — de légumes secs ou 450 grammes de légumes frais.
40 — de sucre.
180 — de biscuit.
240 — de pain.

plus un peu de viande ou de poisson séché, du thé et de l'orge grillée.

Les Turcs, célèbres par leur force, se nourrissent surtout de pilaf (riz), de figues et de limonades sucrées.

Les équipes de Piémontais, qui creusent les tunnels entre la France et l'Italie, mangent de la bouillie de maïs et fournissent un travail très pénible.

A l'Eos, colonie de vacances végétarienne, les enfants engraissent plus que dans les autres colonies de vacances.

Le sucre est une grosse source d'énergie; c'est grâce à lui que le muscle fabrique du glycogène, dont la combustion produira l'énergie mécanique nécessaire à la contraction.

Or, l'ouvrier parisien n'hésitera pas entre du sucre et un petit verre; il croit le sucre inutile, aliment de luxe bon pour les bourgeois : il n'en use guère que dans son café. Dans la journée, pour se rafraîchir, il boit du vin, mais jamais de sirop ni de limonade.

Les femmes usent peu de confitures et de pâtisseries; elles préfèrent les vinaigrettes[1].

La notion qu'on peut se faire du muscle avec des pois cassés et du sucre, au lieu de beefsteak et d'alcool, n'entrera pas de sitôt dans la tête du travailleur et de sa ménagère. Les conseils qu'on leur donne sur l'alimentation leur apparaissent comme une arme de la bourgeoisie contre eux.

Préparation des aliments. — Les aliments profitent plus à la nutrition quand ils sont de goût agréable et présentés à la température favorable. Des mets chauds et agréables au goût excitent l'appétit. Mais l'ouvrière n'est pas une bonne ménagère. Son mari est un surmené sans appétit, qui très souvent désirerait des plats bien accommodés, et ne les obtient pas d'elle.

Dans notre population ouvrière, le ménage est mal tenu en général, et la table mal organisée. La ménagère n'a jamais été préparée à son rôle de mère de famille; souvent, elle est écrasée par un travail trop dur pour elle : sa fatigue est une excuse à toutes les négligences. L'ouvrière n'a pas le temps de préparer des mets qui sont très économiques et très nutritifs ; mais exigent, pour être agréables et assimilables, d'être

1. Les femmes ayant des salaires de famine ne peuvent en réalité jamais se bien nourrir.

longuement préparés et bien cuits. C'est le cas des pâtes alimentaires et des légumes secs. C'est aussi celui des entremets. Pour que les ouvriers mangent du sucre, il faut leur conseiller les infusions chaudes sucrées en assez grandes quantités (lait, café, café au lait, thé, tisanes diverses). A Paris, on débite un gâteau très nourrissant, le flan, dont une tranche est plus nutritive que des pommes de terre frites pour une dépense équivalente.

En tous pays, il existe une farine, très nourrissante, qui fait la base de l'alimentation populaire : le blé en France, le maïs en Italie, Espagne et Turquie; l'avoine en Écosse, le riz en Orient, la pomme de terre en Bretagne.

Pour obvier aux inconvénients des conditions de vie populaires, il faut multiplier les restaurants économiques et de tempérance, les restaurants coopératifs, les coopératives de consommation de manière à faciliter l'achat d'une nourriture saine.

D'autre part, il faut lutter contre le préjugé de l'alcool et de la viande, et répandre l'usage des pâtes et des légumes secs, c'est-à-dire faire l'éducation alimentaire du peuple.

Par exemple, actuellement la ménagère achète de la charcuterie, qui provoque la soif et aide à la consommation d'une quantité plus grande de vin ou d'alcool. La charcuterie est indigeste et préparée avec des viandes ou des viscères de porc qui risquent d'être contaminés, leur cuisson étant insuffisante, puisqu'on les conserve par la salaison ou l'enfumage.

Modèles[1]. — Pour pouvoir donner des conseils il est utile de posséder quelques menus du type ci-dessous :

Matin : Lait. Chocolat ou café au lait avec pain et beurre, ou soupe (pour résister au froid et à la fatigue, il faut manger le matin).

Déjeuner : Un plat de viande,
un plat de légumes,
un entremets,
boisson : infusion sucrée.

Dîner : Une soupe,
un plat de légumes ou de pâtes,
un entremets,
boisson : infusion sucrée.

Il faut connaître aussi le menu d'un ouvrier parisien et son emploi du temps, pour les discuter :

1. Landouzy et Marcel Labbé.

Lever à 4 heures.
A 5 heures et demie : tasse de café et un petit verre.
A midi : Apéritif.
A 1 heure : Viande ou poisson,
un légume,
3 sous de pain,
une chopine et un café avec petit verre.
Tout le jour : Bière, vin, eau.
A 8 heures et demie, dîner : Charcuterie,
2 fois par semaine la soupe,
une chopine.

Soit :

2 litres de vin à 0 fr. 40.	0 fr. 80
2 litres de bière à 0 fr. 20.	0 40
2 verres d'eau-de-vie à 0 fr. 20. . . .	0 40
1 apéritif à.	0 30
TOTAL.	1 fr. 90

Menu d'une ouvrière parisienne et son emploi du temps :

Lever à 6 heures.
A 7 heures : Une tasse de lait ou de café sous un porche.
A midi : Côtelette ou saucisse trois fois par semaine,
pommes de terre frites ou salade,
bonbons anglais ou une glace.
Le soir à 8 heures et demie : 1 tablette de chocolat ou une sardine,
2 sous de pain, un verre de vin,
le lundi en extra des cornichons ou une salade.

Éducation. — Dans cette question de l'alimentation populaire, il ne faut pas méconnaître l'importance du salaire quotidien ; mais faire une large part à l'ignorance et la routine, la négligence, la paresse et les préjugés.

L'éducation alimentaire fait complètement défaut. Il est bien inattendu que les éleveurs réglementent les régimes de leurs bêtes ; les campagnards celui de leurs porcs et de leurs veaux et que la ration alimentaire humaine soit à ce point négligée. Dans l'armée, par exemple, il y a 5 types de rations suivant les espèces de chevaux ; il n'y en a qu'un pour les cavaliers et les fantassins.

L'Alimentation du tuberculeux.

Une bonne alimentation préparera la défense contre la tuberculose, mais le tuberculeux avéré est-il justiciable d'une alimentation particulière ?

Viande crue. — Depuis les travaux de Richet et Héricourt, expérimentant sur des chiens, l'emploi de la viande crue hachée s'est généralisé.

D'après Philip d'Édimbourg, son emploi systématique entraîne une amélioration générale de la tuberculose.

A l'occasion de ce traitement l'usage de la viande de cheval s'est généralisé. Cette viande est moins savoureuse et moins tendre ; mais hachée ou cuite, bien difficile à reconnaître. Elle est bien plus économique et a l'avantage de ne pas contenir de tænia.

En 1866, Decroix, vétérinaire principal de l'armée, a essayé en vain de faire entrer la viande de cheval dans l'alimentation.

En 1880, elle fut utilisée pour les tuberculeux mis au régime de la viande crue.

Depuis cette époque son usage s'est beaucoup répandu : en 1903, on tuait 30 000 chevaux à la Villette, en 1911, 60 000 chevaux furent abattus à Paris.

Le département de la Seine compte 700 boucheries hippophagiques, il y en a 50 à Bordeaux, Marseille, Toulouse, Reims, Lille.

En Allemagne, en 1904, 120 000 chevaux ont été abattus ; en 1905, 180 000.

Partout la consommation de cette viande est en progression.

Recalcification. — Une autre méthode dont nous avons indiqué l'historique[1] se base pour le traitement de la tuberculose sur la nutrition du malade ; c'est la recalcification de Ferrier ou la reminéralisation de Robin[2].

Cette méthode est basée sur le fait que les tuberculeux se déminéralisent, et qu'il faut s'opposer à cette déminéralisation, en fournissant des minéraux à un organisme déjà déminéralisé. D'après les auteurs pour lutter contre la décalcification il faut lutter contre les acides capables de déplacer les minéraux ; ces acides peuvent être produits par des fermentations stomacales ou intestinales, d'où l'importance des

1. Voir chap. VI, 1re partie, p. 88-89.

2. Les stations climatiques pour tuberculeux ont un air très chargé en bicarbonate de chaux (Berck, Cannes, Alger).

entérites et des dyspepsies dans l'évolution de la tuberculose. Ou bien ces acides peuvent être absorbés dans les aliments ou les médicaments, d'où l'importance de l'alimentation chez les tuberculeux.

Il semble que cette action des acides soit depuis longtemps interprétée de cette manière. Nicolas Andry, en 1741, rapporte : « quelques jeunes personnes, pour se procurer une taille dégagée, mettent du vinaigre dans tous leurs aliments, et en boivent même quelquefois. Ce remède est extrêmement dangereux, et le moindre mal qu'il puisse produire, c'est de rendre pulmonique. »

Au XVIIIe siècle, Desault, de Bordeaux, écrit qu' « une jeune demoiselle fort riche, pour se faire maigrir, ayant bu pendant plus d'un mois un petit verre de vinaigre, mourut subitement. A l'ouverture du cadavre on trouva tous les lobes du poumon remplis de tubercules ».

Suralimentation. — Enfin on a cru pouvoir guérir la tuberculose par la suralimentation. Cette méthode a souvent abouti à la surintoxication (Landouzy) et son succès est actuellement bien compromis.

Nous en trouvons une première trace dans Descartes ; lequel écrit que « la phtisie peut être guérie en faisant prendre à celui qui en est atteint, une heure avant les autres aliments, deux jaunes d'œufs peu cuits, saupoudrés de soufre, et, avec cela, une gorgée de vin qui n'ait aucune âpreté ».

Dans la pratique si on augmente l'effet digestif chez des individus dont la résistance générale est diminuée apparaissent des troubles gastriques, de la diarrhée ; parfois même de l'albumine. Quelquefois le malade tombe dans un état neurasthénique, par intoxication. Le foie fatigué par l'élimination des bacilles, des toxines et des résidus alimentaires, parfois même par l'alcool et les essences ne peut éliminer les déchets de la suralimentation ; le malade s'empoisonne.

D'autres fois, après une période de suralimentation, des congestions pulmonaires se produisent, des hémoptysies apparaissent.

Il est donc nécessaire que le médecin règle l'alimentation du tuberculeux sur l'état de son tube digestif.

CHAPITRE XIII

LES BOISSONS. — L'ALCOOLISME

La dépense de l'ouvrier en boissons alcooliques est considérable. Cependant l'eau pure fraîche est de toutes les boissons la plus rafraîchissante ; son innocuité est absolue.

Historique. — Au moyen âge les médecins préconisaient le vin, et Pétrarque ami de l'eau leur répondait : « nos estomacs n'éructeront plus, ils ne brûleront plus, ils ne se gonfleront plus, ils se reposeront ; ils feront ce que faisaient les estomacs des anciens, avant que l'usage du vin fût connu » et Pétrarque cite ces paroles d'un sien ami : « Le vin m'avait enchaîné et ruiné, l'eau m'a délivré et restauré. »

Les livres bibliques ont proclamé les funestes effets du vin : « A qui dira-t-on malheur ? Au père de qui dira-t-on malheur ? Pour qui seront les querelles ? Pour qui les rougeurs et l'obscurcissement des yeux ? Sinon pour ceux qui passent leur temps à boire du vin et qui mettent leur plaisir à vider les coupes ? Ne regardez point le vin lorsqu'il paraît clair, lorsque sa couleur brille dans le verre. Il entre agréablement, mais il mord à la fin comme un serpent et il répand son venin comme un basilic[1]. »

Les Anciens ne cherchaient qu'à empêcher l'ivrogne de souffrir par l'alcool sans en mépriser l'usage. Dioscoride, parmi les boissons alcooliques, ne proscrit que l'absinthe, qui est aussi considérée comme un poison dans le livre saint : « Le troisième ange sonna de la trompette et une grande étoile, ardente comme un flambeau, tomba du ciel sur la troisième partie des fleuves et sur les sources des eaux.

1. Proverbes, XXIII, 29-35.

Cette étoile s'appelait absinthe, et la troisième partie des eaux ayant été changée en absinthe, un grand nombre d'hommes mourut pour en avoir bu, parce qu'elles étaient devenues amères[1]. »

Les anciens avaient nombre de remèdes contre l'ivresse. Galien conseille de mélanger du vin à des aromates[2] pour l'éviter : Dioscoride prescrit un mélange d'amandes amères, de noyaux de pêche, de houblon et de crocus.

Les femmes seules essayèrent de provoquer chez leurs époux le dégoût du vin parce qu'elles étaient les seules à souffrir de leur ivresse. Certains remèdes avaient la réputation de guérir les ivrognes. En voici quelques-uns : l'eau des fontaines de l'Arcadie, le vin où une anguille a été noyée, les œufs de hibou[3]. Ne pouvant toujours réussir à les empêcher de boire, les femmes grecques, pour préserver leurs maris des funestes effets du vin, leur suspendaient une améthyste au cou. Cette coutume a subsisté à travers les siècles. Au Musée régional de Reims, il existe une améthyste qui fut un talisman contre l'ivrognerie, du XIIe au XVIIIe siècle.

Mais, jusqu'au VIe siècle, les mesures prises contre l'ivrognerie furent individuelles ; la première loi fut établie en Angleterre dans un couvent : c'est le canon de Saint Gildas qui condamne les moines ivres à se coucher sans souper. Au VIIe siècle, Théodore de Canterbury étendit son action aux laïques, dont l'ivresse fut punie de 15 jours de prison à partir de cette époque.

Pendant longtemps les ivrognes furent frappés de sanctions qui les ridiculisaient. A Newcastle-on-Tyne et à Nuremberg, ils devaient se promener dans la ville encerclés dans un tonneau vide.

En Angleterre, jusqu'au début du XIXe siècle, les ivrognes, les femmes surtout furent punis de leur délit par la « plongée », qui consistait à placer l'individu sur une claie ou un tabouret et à le plonger dans une rivière ou une mare.

En France, en 1536, le chancelier Antoine du Bourg pu-

1. Apocalypse de Saint-Jean, VIII, 10, 11.
2. Gingembre, poivre, épices et fromage furent aussi conseillés.
3. Albert Le Grand (De Animalia) préconise les excréments de lion.

blia un édit par lequel l'ivrogne devait être puni de prison la première fois, battu de verges la seconde, battu en public la troisième. A la quatrième récidive, il avait les oreilles coupées, était frappé d'infamie et de bannissement « et s'il advient que, par ébriété, les dits ivrognes commettent aucun mauvais cas, ne leur sera pour cette occasion pardonné, mais seront punis de la peine due audit délit, et davantage pour ladite ébriété ..... » Contrairement à nos mœurs actuelles, le législateur de cette époque considérait l'ébriété comme une aggravation de la faute.

En 1560, à Toulouse, les législateurs s'inspirant des livres saints qui annoncent que « l'ouvrier sujet au vin ne deviendra jamais riche[1] » prennent une mesure énergique et radicale en déclarant que les domiciliés en ville trouvés au cabaret seront mis au pilori avec les considérants suivants.

« Et ce, afin de bailler exemple et d'intimider les autres ..... chose, grandement profitable parce que les artisans ..... dépensent en un repas, tout ce qu'ils ont gagné en une semaine ..... ainsi sont toujours pauvres et souffreteux; ..... et enfin, aduient qu'ils mendient misérablement ou s'en vont à l'hopital. »

Cet exemple énergique ne pourrait être suivi de nos jours sans causer une révolution.

Nos législateurs se refusent à limiter les cabarets; cependant il y a des précédents sur lesquels ils devraient s'appuyer. En 1629, sur 60 cabarets, 30 furent fermés : cette mesure provoqua une émeute, mais fut maintenue un certain temps.

Malgré tout, depuis que « Noé ayant planté une vigne et ayant bu du vin, s'enivra et parut nu dans sa tente » les efforts des législateurs et des moralistes sont restés à peu près vains.

Préjugés et vérités. — Actuellement nos ouvriers les plus sobres sont convaincus que le vin est une boisson hygiénique, qui donne de la force. Pour beaucoup l'alcool est aussi la boisson qui procure l'illusion et l'oubli. « Donnez à ceux qui sont affligés une liqueur capable de les enivrer et du vin à ceux qui sont dans l'amertume du cœur; qu'ils boivent et qu'ils oublient leur pauvreté et qu'ils perdent pour jamais la

1. Ecclésiaste, XIX, 2.

mémoire de leurs douleurs[1] » voilà ce que conseillent les livres saints qui ont eu sur ce point une influence.

A cause de ce passé, de ces habitudes traditionnelles, il n'est pas possible d'exiger une abstinence complète ; une campagne immodérée se heurte à des coutumes ancestrales, à des préjugés nombreux, qu'il faut déraciner un à un avec patience et persévérance. Le vin, la bière, le cidre en quantité modérée ne sont pas nuisibles et doivent être tolérés. Mais il faut apprendre aux buveurs que ce sont des boissons alcooliques. Le vin renferme environ 8 pour 100 d'alcool ; c'est-à-dire 80 grammes d'alcool par litre ou 8 petits verres.

La fameuse phrase de Duclaux : « l'alcool est un aliment » s'explique par le fait que l'alcool à faible dose est brûlé dans l'organisme et transformé en énergie comme n'importe quelle matière alimentaire.

Mais à haute dose, l'excès passe dans le sang, et exerce une action toxique sur l'organisme tout entier. La dose toxique varie avec l'âge, le métier, la santé. L'individu dont les reins et le foie sont sains est mieux organisé pour éliminer l'alcool, il s'intoxiquera moins facilement.

Dans certaines régions, dans certains milieux l'alcool passe pour un fortifiant. L'enfant consomme sa part de ce breuvage. Certaines mères arrivent à la consultation hospitalière avec un enfant de 18 mois qui boit du vin et prend chaque jour un « canard[2] ».

En Normandie, les enfants emportent à l'école une fiole d'eau-de-vie. Les maîtres la confisquent et en répandent le contenu sur le sol pour ne pas être accusés de rapt à leur profit.

Un enfant ne devrait jamais toucher au vin jusqu'à 7 ans et rarement jusqu'à 15. Un ouvrier peut boire un litre de vin, ou 2 à 3 litres de bière ou de cidre : mais il faut insister auprès de lui sur le fait que boire du vin n'est pas une nécessité, mais un luxe.

Les apéritifs et les liqueurs fortes doivent être proscrits de la consommation ; ils sont un véritable poison pour tous les organismes vivants.

1. Proverbes, XXXI, 6, 7.
2. Sucre trempé dans l'alcool.

Consommation. — Dans tous les pays civilisés l'alcoolisme sévit, au point qu'un économiste put écrire que plus un peuple se livre à l'alcool plus il est civilisé !

Une statistique de la consommation de la bière a été faite dans plusieurs pays, voici cette consommation par tête d'habitant, elle est parfois formidable.

Bavière. . . .	240 litres.	Alsace.	98 litres.
Belgique. . . .	221 —	Autriche. . . .	80 —
Wurtemberg. . .	169 —	Suède.	56 —
Baden.	158 —	Hollande. . . .	38 —
Angleterre. . .	152 —	France.	32 —
Prusse.	125 —	Hongrie. . . .	11 —
Saxe.	118 —	Russie.	5 —
Danemark. . . .	104 —	Italie.	2 —

Certaines villes allemandes tiennent la tête de la liste :

Munich avec. . . .	570 litres par tête.
Francfort avec. . .	432 —
Berlin avec. . . .	200 —

En Angleterre John Burns a lu à la Chambre des Communes une lettre d'un banquier du Nord de l'Angleterre sur ce fait. Les salaires sortant des banques le vendredi sont de 50 à 60 000 livres, dont les débitants rapportent le lundi 12 à 16 000 livres !

La statistique officielle anglaise calcule que l'alcoolisme coûte bon an mal an au pays un milliard 515 millions 500 000 francs.

En France les statistiques sont tout aussi effrayantes. D'après Joseph Reinach, la consommation a sans cesse augmenté depuis 60 ans.

En 1850	les Français consommaient	1 litre 1/2 d'alcool	par tête et par an.
En 1871	—	2 — 1/2	—
En 1876	—	3 —	—

Actuellement la statistique faite pour les villes de plus de 30 000 habitants dénonce une consommation par tête de :

12 litres 01 au Havre.	4 litres 49 à Paris.
11 — 99 à Rouen.	4 — 31 à Marseille.
11 — 30 à Boulogne-sur-Mer.	1 — 30 à Carcassonne.
10 — 15 à Caen.	0 — 99 à Béziers.
9 — 12 à Calais.	

C'est en Normandie (Brunon), en Flandre et en Bretagne[1] que l'alcool est consommé en plus grande quantité. Dans les ports les chiffres sont exagérés par le fait que l'alcool n'est pas bu uniquement par les habitants.

Actuellement l'alcoolisme gagne toutes les régions : en pays Basque où l'eau était l'unique boisson, l'absinthe se répand avec rapidité.

A Bussang, le Dr Baros a fait une statistique intéressante. Dans le pays les bûcherons boivent l'alcool au verre : la race est abâtardie à l'extrême et les délits indignes causés par l'alcool sont fréquents. En 1906 il y eut 36 décès dont 14 chez des alcooliques ; soit 40 pour 100. Il existe dans le pays 6 tissages et une usine ; les salaires pour 2 500 à 2 700 habitants s'élèvent de 600 à 700 000 francs par an ; malgré cela en 1901 il y avait 182 indigents officiellement inscrits au Bureau de Bienfaisance, en 1903 il y en avait 242, un dixième de la population.

Mais en revanche le percepteur recevait en 1905, 65 000 francs de droits d'entrée ; et en 1907, 34 497 francs pour un exercice de six mois !

Dans le Centre de la France, où l'alcoolisme n'existait pas, il se répand peu à peu. Dans le Berry, le Bourbonnais et le Nivernais, l'alcool gagne la campagne par l'épicier qui échange contre du savon, de l'huile, etc., de l'eau-de-vie de marc qu'il vient revendre en fraude aux cabaretiers de Moulins. Il vend en sus, de l'absinthe et du rhum aux paysans : sur lesquels il fait ainsi double bénéfice. C'est un fraudeur des droits qui met l'alcool à portée des petites bourses et c'est un colporteur d'alcool[2].

« L'alcool est nuisible » est une affirmation dont la démonstration est bien difficile à faire aux masses.

Le travailleur le compare à l'aliment qui donne de la force lentement, progressivement et préfère l'alcool qui cause une excitation immédiate qu'il est facile de prendre pour de la force. Pour l'ouvrier l'alcool rafraîchit et réchauffe tour à

1. A Pleherel (cap Frehel), un témoin digne de foi nous écrit qu'il est courant de voir un homme boire son litre d'alcool à 45° dans la journée.

2. 1908, Bruel, chirurgien des hôpitaux de Moulins.

tour : il nourrit et stimule, c'est un aliment indispensable. La lutte contre l'alcoolisme est difficile à conduire ; car l'alcool rapporte beaucoup au Trésor[1]. En 1906, l'impôt sur les alcools a rapporté 360 442 000 francs, l'impôt sur les vermouths et vins de liqueurs 15 500 000 francs.

Absinthe. — L'absinthe est actuellement en grande vogue. En 1884, la France en consommait 49 335 hectolitres ; en 1894, 125 078 hectolitres ; en 1904, 207 929 hectolitres, c'est-à-dire plus que tout le reste du Monde ! La consommation de l'absinthe est 9 fois plus grande qu'en 1870 (Schmidt, 1906) ; Il s'en consommait 7 000 hectolitres en 1873 ; il s'en consomme 230 000 en 1911 (de Lamarzelle).

La Belgique en a dès 1906 prohibé la fabrication et la vente, la Suisse également dans les cantons de Vaud et de Zug.

Il y a 30 ans, Claude, sénateur des Vosges, avait déjà entrepris une campagne contre l'absinthe que son successeur Schmidt, député des Vosges, continue.

En 1906, le 8 juin, à la Société médicale des Hôpitaux, le Dr Jacquet a déposé un rapport qui « invite les pouvoirs publics à interdire la fabrication et la vente de cette liqueur » ; il fut soutenu par Renon qui s'écria : « les vrais morticoles, ce sont les distributeurs d'absinthe ; ce sont eux qui tuent le peuple pour en vivre ».

Le 14 juillet 1906, le Congrès de Nancy, se basant sur les chiffres du rapport Jacquet a demandé que : « la vente de l'absinthe soit interdite en France et dans les colonies françaises ». La Seine-Inférieure, si éprouvée par l'alcoolisme, demanda que la fabrication, la vente et la circulation de l'absinthe soient interdites. Mais six assemblées départementales seulement se prononcèrent catégoriquement pour l'interdiction ; ce sont le Cher, la Meuse, la Saône-et-Loire, l'Ariège, la Creuse et l'Eure-et-Loir.

En 1907, Caillaux, ministre des finances, a déclaré qu'il devait se montrer hostile au point de vue fiscal à l'interdiction immédiate de l'absinthe, mais pour résoudre cette question, il proposait de doubler la licence des marchands de vin. Cette proposition a suscité en juillet 1908 un meeting de

1. Voir ci-dessus Bussang.

6000 « mastroquets » présidé par MM. Georges Berry, Desplas, l'amiral Bienaimé, Marguery, Pugliesi-Conti et Maurice Barrès. Ce dernier avait pourtant écrit « Au service de l'Allemagne ! »

En Bavière où le privilège des bouilleurs de cru a été supprimé, une prime à l'alcool industriel a été établie ; cet alcool est employé pour l'éclairage dans les établissements de l'État : casernes, hôpitaux, petites gares.

Marin, député de l'Est, a fait valoir que le syndicat des marchands de vins devrait désirer dans son propre intérêt la prohibition de l'absinthe, qui n'entraînerait pas la diminution du nombre des buveurs. L'absinthique se tue vite, il deviendrait buveur de vin, ce qui tue plus lentement et plus cher ! Le syndicat devrait surtout désirer la limitation des débits de boisson, qui assure un privilège aux gens déjà établis.

Débits. — Malheureusement, les petits débitants sont à la merci des gros distillateurs qui avancent aux pauvres de quoi acheter un fonds, à charge de se fournir chez le commanditaire. Et les producteurs d'alcool ont tout intérêt à augmenter le nombre des cabarets et la production libre.

C'est pour flatter les passions et les vices du peuple et préserver les intérêts des gros distillateurs que la Chambre a rejeté le projet de limitation des débits de boissons et conservé le privilège des bouilleurs de cru.

Cependant, depuis 1907, il existe un groupe parlementaire antialcoolique qui n'a pu créer une majorité. Comme l'a dit Féré : « quand les législateurs sont des émanations du cabaret, on ne peut guère espérer qu'ils entreprennent quelque chose contre lui. »

Cependant, le mal est grand : en 1879, il existait 354000 débits en France ; en 1912, il y en a 480000 ; de 1909 à 1911, on a autorisé l'ouverture de 6000 cabarets.

Paris seul en compte 30000, soit 1 pour 100 habitants ; Brest, dans une rue qui descend à l'Arsenal, a 200 maisons dont 100 débits.

Quelques tentatives isolées ont été faites ; le Conseil général de la Marne a voté la limitation des débits de boisson en rappelant que la loi du 17 juillet 1910 permet aux maires de les limiter.

A Lyon, Augagneur, bénéficiant de la même loi, a interdit la vente des boissons alcooliques à moins de 200 mètres des établissements municipaux : écoles, mairies ou églises.

Malheureusement tous les autres départements se sont abstenus de telles mesures. Les conseils généraux de la Charente et de la Charente-Inférieure ont voté la détaxe des eaux-de-vie de vin et de fruits en 1906. L'un des présidents était un médecin, ex-président du conseil[1].

Alcool et tuberculose.

Il fallait exposer toute la question avant d'aborder l'étude du rôle de l'alcool dans l'évolution et la dissémination de la tuberculose, à laquelle Duclaux a fait le plus grand tort en écrivant « d'un tonneau d'alcool vous ne tirerez pas un bacille de Koch », phrase qui a servi de devise à tous les adversaires de la lutte anti-alcoolique et contre laquelle il faut sans cesse recommencer à se défendre.

Pour tout clinicien expérimenté non seulement « l'alcool fait le lit de la tuberculose », comme l'a exprimé de façon pittoresque le Pr Landouzy, mais les tuberculeux sont fréquemment de bons buveurs et de mauvais mangeurs ; l'alcool qu'ils absorbent rend leur maladie complètement incurable ; l'alcool prépare et parachève l'œuvre de la tuberculose.

Des affirmations ne suffisent pas : pour démontrer et convaincre il faut apporter des expériences et des faits.

Expériences. — Au point de vue expérimental il est démontré que l'alcool est un poison nuisible aux cellules de notre organisme qu'il met en état d'infériorité vis-à-vis des bacilles pathogènes.

Les expériences de Taav, Laitinen, Labbé démontrent que l'alcool paralyse les phagocytes, dont nous connaissons le rôle actif dans la destruction des microbes de l'organisme. Leurs expériences sur les lapins et les cobayes montrèrent combien le pouvoir de résistance de ces animaux à la maladie peut être diminué par de petites doses d'alcool[2].

1. M. Combes.

2. Rapport de Taav, Laitinen, d'Helsingfors, au congrès de Stockholm, juillet 1907.

Le Dr Féré a soumis des œufs de poule aux vapeurs d'absinthe ; il a obtenu 63 monstres et 21 germes de déchet pour 100.

Ayant réalisé la même expérience avec l'alcool éthylique, il a obtenu 21 monstres et 16 germes de déchet pour 100.

Ces expériences expliquent l'hérédité des alcooliques et d'après elles il est aisé de prévoir que les alcools seront d'excellents agents de déchéance.

Achard a réalisé une expérience démonstrative de l'influence de l'alcool dans l'évolution de la tuberculose.

Six cobayes de même poids et de même nature furent inoculés avec des bacilles tuberculeux.

Trois d'entre eux reçurent de l'alcool : l'un en injection sous-cutanée, le second en inhalation, le troisième par ingestion. Les témoins furent mis dans les mêmes conditions d'existence et de nourriture, mais ne reçurent pas d'alcool.

Les cobayes alcooliques moururent dans un délai de 45 à 60 jours : les autres eurent une survie de 120 à 150 jours.

On peut en conclure que l'alcool a une influence nocive indubitable sur les êtres tuberculisés. Les alcools aromatisés, absinthe, mélisse, vulnéraire, sont particulièrement toxiques à cause des essences qu'ils renferment.

Clinique. — Jacquet et Triboulet ont établi un maximum de mortalité de 20 à 40 ans, en pleine force de l'âge, et ont invoqué l'action de l'alcool pour l'expliquer.

Courmont, sur 1000 malades, a vu 442 alcooliques, dont 200 étaient tuberculeux.

Landouzy a trouvé que la mortalité des blanchisseurs par tuberculose portait surtout sur les hommes et sur les adultes mâles de 35 à 40 ans à cause de leur alcoolisme[1].

Beaucoup de gens prétendent que la tuberculose est fonction des logis malsains, du travail excessif et des bas salaires.

Or, la statistique de Limoges montre que les ouvriers décorateurs, mieux payés et moins surmenés, mais buveurs : deviennent tuberculeux en raison directe de leur salaire. Tandis que les porcelainières sont atteintes en raison inverse. L'action de l'alcool saute aux yeux.

1. Voir chap. IV, 1re partie, Influences professionnelles, p. 44.

Actuellement le logement et le salaire sont meilleurs qu'autrefois et la tuberculose a augmenté ; on a grand peine à enrayer sa marche.

Dans les écoles de Paris[1] les fillettes sont plus souvent tuberculeuses que les garçons. Au contraire plus tard les femmes à petit salaire, subissant les charges de la maternité, de l'allaitement, qui payaient autrefois un plus lourd tribut à la tuberculose, meurent moins et sont moins souvent atteintes que les hommes. Dans toutes les régions où l'alcool n'entre pas en jeu, les statistiques sont inverses[2].

La nourriture saine et l'aération continue ne suffisent pas à enrayer les effets de l'alcool.

Brunon, de Rouen, a trouvé une formidable mortalité par tuberculose dans les familles des riches fermiers normands; Cruvelli, de Melbourne, parmi les fils des familles anglaises d'Australie les plus aisées.

Jacquet a vu passer dans son service, du 1er janvier 1899 au 1er novembre, 19 marchands de vin ou garçons de café ; 9 étaient tuberculeux.

Statistiques. — Du reste les statistiques prouvent que la mortalité des débitants est considérable, c'est-à-dire que l'alcool diminue leur résistance.

A Paris la mortalité sur 1000 adultes mâles de 30 à 49 ans est de 36,1[3] ; celle de 1000 cabaretiers du même âge est de 46,9.

1. Voir chap. VIII, 1re partie, La tuberculose à l'école, p. 121.

2. Dans les pays sans alcool la mortalité féminine est plus élevée, voici une statistique intéressante établie par une ligue scandinave d'abstinents, sur des individus ne consommant pas d'alcool.

HOMMES	FEMMES	AGES
4,7 pour 100	4,8 pour 100	Moins d'un an
29 —	34 —	De 1 à 15 ans
67 —	70 —	De 15 à 30 ans
32 —	37 —	De 30 à 60 ans
3,9 —	4,4 —	De 60 ans et plus

3. Et tous les adultes mâles ne sont pas sobres !

En Grande-Bretagne :

De 1880 à 1882	sur 64 641 adultes il y eut. . . .	1 000 décès.
—	sur le même nombre de débitants. .	1 521 —
De 1890 à 1892	sur 61 215 adultes il y eut. . . .	1 000 —
—	sur le même nombre de débitants. .	1 642 —
De 1900 à 1902	sur 71 005 adultes il y eut. . . .	1 000 —
—	sur les débitants..	1 669 —

En Suisse :

Sur 1 000 adultes mâles il meurt. . . .	7,30	tuberculeux.
Sur 1 000 cabaretiers il en meurt. . . .	14,19	—

Une statistique anglaise est encore plus frappante : sur 1000 adultes voici le chiffre des décès par tuberculose pulmonaire dans différentes professions :

Clergymen.	67.	Garçons de cabarets (districts agricoles). . . .	352.
Cultivateurs.	79.	Garçons de cabarets (districts industriels). . .	357.
Médecins..	105.	Manouvrier (Londres).. .	384.
Maîtres d'écoles.. . . .	111.	Marchands ambulants. . .	443.
Pêcheurs..	114.	Cabaretiers de Londres. .	448.
Cabaretiers (districts industriels)..	314.	Garçons de cabarets (Londres).	607.
Musiciens ambulants. . .	322.		
Ouvriers des docks.. . .	325.		

La phtisie tue seulement 105 médecins exposés à la contagion contre 607 garçons de cabaret.

Dans toutes ces statistiques il y a une cause d'erreur qui augmenterait encore l'écart ; c'est d'une part l'intempérance des gens à opposer aux cabaretiers et quelques cas de tempérance chez ces derniers !

Aux colonies presque tous les décès sont dus à la tuberculose associée à la dysenterie.

Aux Indes anglaises :

Sur 22 000 abstinents la mortalité a été de.	72	pour 1 000.
Sur 50 000 buveurs non abstinents la mortalité a été de.	95	— 1 000.

A Togo (colonie allemande), d'après Meurert, Ziemann, Arning et Robert Koch, les Allemands gardent leurs habitudes de buveurs de bière et de plus adoptent le whisky anglais et l'absinthe française.

La mortalité y est de 32 pour 100 décès plus élevée que

celle des officiers des Indes anglaises et de 54 pour 100 décès plus élevée que celle des fonctionnaires des Indes anglaises.

Aux Indes hollandaises, d'après van Geers, sur 49684 femmes d'officiers la mortalité est de 59 pour 100 décès plus faible que celle des hommes du même âge, plus faible même que celle des femmes d'officiers de la mère patrie[1].

Les fonctionnaires sobres ont 22 pour 100 de décès en moins qu'en Hollande.

Au contraire les officiers ont 2,89 décès pour 100 de plus que dans leur patrie[1].

L'expérimentation et les statistiques de tous les pays viennent appuyer la théorie que l'alcool en diminuant la résistance de l'individu le désarme vis-à-vis de la tuberculose.

Économie. — L'alcoolisme a des répercussions économiques qui aident aussi à l'éclosion de la tuberculose.

En effet si un chef de famille ouvrier est alcoolique, l'argent de son salaire qui devrait être utilisé pour loger et nourrir sa famille est dépensé pour s'intoxiquer sans profit. S'il ne se contamine pas par le bacille de Koch, il chômera plus souvent à cause de son vice. Dépensant plus et gagnant moins la famille tombera dans la misère, la femme pour maintenir la famille devra se surmener et malgré cela les enfants subiront des privations.

« Vivre de façon malsaine et prendre de l'alcool, c'est faire coup double sur sa santé », c'est aussi engager les siens sur le chemin de la tuberculose, que le surmenage et les privations développeront.

Travail de la femme. — Le travail de la femme et de l'enfant est une des causes les plus certaines de l'alcoolisme du mari.

Quand la femme travaille, le logis est mal tenu.

Le cabaret sollicite l'homme quand la femme travaille au dehors. L'enfant est gardé par la voisine, mis à la crèche,

1. Les officiers sont buveurs. Aux Philippines le bureau de la santé publique fait distribuer des notices dont un des avis est « les stimulants alcooliques ne sont pas nécessaires, n'écoutez pas sur ce point les avis contraires des vieux coloniaux ».

à la maternelle, à l'école communale loin de la mère. A 12 ou 13 ans il entre en apprentissage.

L'enseignement antialcoolique donné à l'école et déjà battu en brèche par l'exemple du père, s'oublie totalement quand à l'atelier l'apprenti entend prôner les bienfaits de l'alcool par la parole et par l'exemple.

Dans nos ateliers français il y a :

2 055	enfants de moins de 13 ans.	
164 527	—	de 13 à 16 ans.
131 840	—	de 16 à 18 ans.

On emploie de préférence les jeunes gens pour les payer moins cher.

Il faut lutter contre l'atelier pour la femme, contre l'atelier pour l'enfant au-dessous de 16 ans, à cet âge il aurait de meilleures et de plus solides habitudes et sa santé serait plus robuste.

Difficultés. — La lutte contre l'alcool est liée à la lutte antituberculeuse. Des deux côtés il faut que les particuliers interviennent. Car il a été prouvé par le dernier vote de la Chambre que notre politique économique est commandée par de gros industriels, des distillateurs, des cabaretiers.

Il en est paraît-il de même en Belgique, où l'absinthe a été frappée d'interdiction, mais où le genièvre, l'alcool national, peut se fabriquer et se vendre en toute liberté[1].

D'autre part l'impôt direct et indirect sur l'alcool produit des centaines de millions, nécessaires paraît-il pour payer des canons et des cuirassés. L'armement national se paie par l'œuvre de déchéance et de mort ! Est-ce un bon calcul?

Aux colonies, par amour de lucre autant que pour équilibrer le budget, on vend de l'alcool aux indigènes. Pour les rémunérer ou stimuler leur bonne volonté on leur donne de l'alcool. Nous préparons ainsi la déchéance de populations que nous devrions sauvegarder, et qui sont nécessaires à la vie même de nos colonies.

1. A Dresde une brasserie prit le titre de « Bier Sanatorium », une Société de tempérance et la municipalité intentèrent des poursuites : les juges donnèrent raison au brasseur. Il ne faut pas se plaindre que de la France !

Partout l'action privée doit se produire d'autant plus activement que les pouvoirs publics sont plus inertes.

L'exemple est peut-être le meilleur moyen d'action. A Paris, il existe plusieurs restaurants antialcooliques, celui de l'avenue Ledru-Rolin (Dr Legrain), celui de la rue des Écoles sont les plus anciens, il y en a encore trop peu. Le Havre en possédait 6 il y a cinq ans et quelques cantines antialcooliques se trouvaient sur le port.

En Angleterre les restaurants antialcooliques sont aussi nombreux que d'autres.

Pays scandinaves. — En Suède, au XIe Congrès international contre l'alcoolisme (Stockholm, juillet 1907), Landouzy et Labbé conclurent leur rapport en disant que l'alcool est un aliment-condiment dont l'emploi est licite au point de vue physiologique, dans une alimentation rationnelle, autant que son mésusage est contremandé.

Ces conclusions firent éclater des tempêtes de protestations et des jugements sévères sur l'immoralité des Français, les membres du congrès étant des abstinents qui veulent interdire l'alcool et le vin d'une façon absolue.

Les pays scandinaves ont entrepris une lutte très active contre l'alcoolisme et ils ont obtenu des résultats sérieux.

En France :

En 1860 on buvait 2 litres d'alcool par an et par habitant.
En 1904 on en buvait 15 litres.

En Danemark :

En 1860 on buvait 6 litres d'alcool par tête annuellement.
En 1904 on en boit 2 litres.

En Norvège on a appliqué le système de Gothembourg.

Les débitants sont fermés du samedi au lundi, la consommation d'alcool a baissé d'une façon considérable.

En 1833	on consommait	16	litres d'alcool par an et	par habitant.
En 1860	—	8	—	—
En 1875	—	6	—	—

Il est bien certain que les populations scandinaves sont plus facilement disciplinées que les nôtres, mais là-bas les meneurs socialistes et les pouvoirs publics contribuent à la lutte antialcoolique.

Au moment de la grève de 1909, à Stockholm, on vit tous les grévistes pêcher à la ligne faute de pouvoir aller discuter au cabaret. Un arrêté avait prohibé la vente des boissons alcooliques durant la grève.

En Suède, le système de Gothembourg a été adopté. Il ne fonctionne pas selon les vœux du législateur, parce que les passions humaines peuvent vicier toutes les bonnes choses. Les résultats obtenus sont cependant appréciables.

L'État possède le monopole de la vente de l'alcool qu'il concède à une société fermière, qui doit se soumettre à certaines exigences.

La société doit réduire le nombre des débits au strict minimum fixé par la loi et ne doit réaliser aucun bénéfice sur la vente de l'alcool, mais seulement sur les aliments et les boissons hygiéniques (soda). Ces bénéfices doivent être partagés entre l'État, la commune, le tenancier et les actionnaires qui, en aucun cas, ne touchent plus de 5 pour 100.

Les débits sont propres et confortables, leurs heures de fermeture et d'ouverture soigneusement réglées.

Le client ne doit jamais recevoir plus de 2 verres d'alcool et il est tenu de manger en les consommant.

Les ivrognes ne doivent en aucun cas être servis et des soins obligatoires doivent leur être donnés.

Dans la pratique, le grand estaminet concédé à un hôtel échappe à tout contrôle.

Le petit restaurant a obtenu de délivrer deux verres d'alcool plus la bière et les liqueurs; mais l'absinthe est donnée pure dans de petits verres, comme une liqueur. Tout y compris les aliments est très cher, fort heureusement du reste, car les abstinents se nourrissent ailleurs, toute tentation est écartée.

Dans le débit populaire, le tenancier verse l'alcool sans grand souci du contrôle, qui est plus mal fait qu'ailleurs autant à cause du grand nombre de débits qu'à cause de leur situation et de leurs habitués. L'ivrogne ou l'alcoolique touche aux aliments du bout des lèvres et se contente de boire.

Quand il est ivre, il n'est pas soigné, mais expulsé.

Le système fonctionne mal ; mais le Dr Legrain a constaté que le peuple devient malgré tout abstinent, parce qu'il est « révolté de se sentir exploité par le capital ». Finalement le système a donné un bon résultat.

Allemagne. — En Allemagne, l'action a été à peu près nulle, la statistique de Berlin est fort démonstrative à ce sujet.

Le budget de la ville est grevé par l'alcool de 6 millions et demi de marks.

En 1905 ont été arrêtés pour ivresse 5 486 hommes et 560 femmes.

La statistique englobant les femmes et les enfants nous a appris qu'un Berlinois consomme 214 litres 81 de bière, 9^{kgr},59 de vin, 12^{kgr},09 d'eau-de-vie, la dépense d'un Berlinois en alcool est de 100 marks 85, son revenu de 713 marks 88 : le septième de son revenu passe dans sa boisson.

En 1905, il existait à Berlin 15 941 cabarets, c'est-à-dire 1 pour 128 habitants, sur ses 24 493 maisons cela équivalait à 1 débit sur 2 maisons. Quelques débits sont de véritables villes, le Rheingold à 4 000 places[1] !

Perse. — Dans notre siècle l'alcoolisme a sévi dans des pays où il était totalement inconnu, par exemple, en Perse.

Chardin raconte qu'en 1765 seuls les grands personnages buvaient du vin.

Actuellement malgré le Coran, il n'y a plus que les femmes du peuple et les gens de la campagne qui ne boivent pas : pour ces derniers tout récipient ayant contenu du vin est souillé.

Dans les villes l'alcoolisme est en progrès, à Téhéran il se consomme 5 000 bouteilles d'eau-de-vie par jour, pour 250 000 habitants. Dans la haute société on boit du vin et du cognac, mais l'alcool tend à remplacer le vin.

L'alcool vient de Russie, de France et de Grèce d'une part. De l'autre, à cause des droits élevés qui frappent l'alcool, les Arméniens, les Guaches et les Israélites en fabri-

1. A Munich, l'alcoolisme règne parmi les adultes et les enfants. A l'École de Commerce il n'y a que 15 pour 100 d'abstinents, 24,9 de buveurs accidentels, 55,3 de buveurs d'alcool une ou deux fois par jour.

quent et en vendent en cachette. Ils distillent du marc de raisin à 55-60 degrés et vendent l'eau-de-vie aux Musulmans qui boivent chez eux après le coucher du soleil. Sauf dans quelques coins du nord de la Perse le débit est inconnu : on boit chez soi.

Cette progression de l'alcoolisme en Perse est parallèle à l'accroissement des cas de tuberculose.

Des expériences, des statistiques et des exemples cités on peut conclure que l'alcool domine la résistance de l'individu, et menace l'avenir de la famille puisque les enfants d'alcooliques sont moins vigoureux que d'autres.

Avec l'argent sacrifié pour l'alcool, l'ouvrier pourrait se procurer une nourriture saine, un logis confortable, et des distractions honnêtes. L'amour du foyer se développerait chez tous les membres de la famille[1].

1. En Suisse, le canton de Vaud et de Genève donnèrent l'exemple et des lois prohibitives de la fabrication et de la vente de l'absinthe furent réclamées par un référendum populaire. Des indemnités partielles fixées par un arrêté fédéral furent distribuées.

En Russie, il y a une recrudescence de l'alcoolisme. Dans la province d'Orel en 1906 on a dépensé 16 250 000 francs d'alcool, soit 2 500 000 de plus qu'en 1905.

Une Société internationale des médecins abstinents a groupé au congrès de Stockholm, en 1907, les sociétés d'Angleterre, d'Allemagne, de Danemark et de Suède. Le bureau international est à Lausanne.

DEUXIÈME PARTIE

LA LUTTE ANTITUBERCULEUSE A L'ÉTRANGER

Depuis trente ans tous les États civilisés ont agi contre la tuberculose selon leur propre caractère. Les mesures prises dans chacun d'eux ne varient guère que dans l'application : car elles ont été prises au cours des congrès internationaux et discutées en commun. A côté des pouvoirs publics, des individus ou des groupes ont essayé de former des armes contre le fléau ; cette action privée a plus d'originalité que l'action publique, les femmes y ont joué un très grand rôle.

L'action féminine s'est produite soit isolément comme en Irlande ; soit par les Sociétés, dites de la Croix Rouge, comme en Allemagne, et en Amérique ; soit grâce aux Sociétés de Charité comme en Angleterre, en Écosse et dans les Pays Scandinaves ; soit par des groupements féminins tels que le Conseil national des femmes comme en Irlande. Mais, partout où la lutte a été sérieuse il s'est fait une alliance étroite entre les différents promoteurs du mouvement antituberculeux.

CHAPITRE I

LES CROIX ROUGES

Les sociétés, dites de la Croix Rouge, à cause de leur emblème (croix de Genève), ont été fondées par la Convention de Genève, en 1864, pour prendre soin des malades et des blessés en temps de guerre ; c'est-à-dire pour une action toute pacifique.

En temps de paix les infirmières de la Croix Rouge doivent s'exercer dans la pratique des soins aux blessés et aux malades ; dans notre pays, elles s'en sont tenues à cette pratique stricte jusqu'à présent.

Ailleurs, en Allemagne, aux États-Unis, les sociétés de la Croix Rouge se sont intéressées à la lutte antituberculeuse, se ralliant ainsi à l'idée moderne de la prévention.

Les services rendus à la patrie par ces sociétés seront d'autant plus féconds, que leurs statuts seront modernisés et que leurs moyens d'action : réserves d'argent et de matériel, serviront à soigner au début des maladies telles que la tuberculose. Des milliers de vies humaines en danger seront économisées le jour où les Croix Rouges entreprendront la lutte antituberculeuse. Les infirmières destinées à s'occuper de prophylaxie devraient connaître les soins aux malades et la pratique de l'hygiène ; elles seraient instruites en temps de paix des soins à donner aux convalescents et aux tuberculeux.

En 1902 fut fondée l'Association internationale antituberculeuse, dont l'emblème est une double croix rouge proposée au Congrès par un Français, le Dr Sersiron.

Cette association a pour but de lutter contre la maladie et la misère et de pourvoir aux améliorations de la santé publique et des conditions sociales. La lutte contre le fléau tuberculeux lui a de suite offert un vaste champ d'action.

Les « Croix Rouges », secours aux blessés militaires, se réunissent en congrès international tous les cinq ans ; en 1907 le congrès s'est tenu à Londres. La double Croix Rouge, organisatrice d'une lutte vive et actuelle, fait une conférence internationale chaque année. En 1907 la conférence de Vienne se mit d'accord avec le congrès de Londres pour décider de la double action des Croix Rouges dans la guerre et dans la paix ; leur coopération à la lutte antituberculeuse fut décidée à Londres et agréée à Vienne.

Allemagne.

En Allemagne, il y a une coopération étroite et très fructueuse pour la lutte antituberculeuse entre les deux sociétés. Mais cette collaboration a précédé de longtemps le vote des congrès de Londres et de Vienne (1907).

Historique. — En 1895[1] sous la présidence de la princesse de Hohenloë fut fondée la Croix Rouge antituberculeuse au sein même de la société mère : pour combattre systématiquement la tuberculose en utilisant les ressources de la société militaire dont les tentes et le matériel devaient être remis, dans la mesure du possible, au service des blessés en cas de guerre.

Le président du Comité central de la Croix Rouge, von Knësebeck, était un partisan enthousiaste de cette adaptation de la Société. Il fut très soutenu par l'impératrice Augusta : avec laquelle il se mit d'accord pour tenter de provoquer une levée en masse contre l'ennemi du peuple, la tuberculose. Augusta, fondatrice et protectrice de la Croix Rouge allemande, fit tomber toutes les oppositions du comité dont chaque membre est actuellement d'avis que ce fut une variation heureuse de l'action de la société. Les plus sceptiques se sont convertis.

Depuis cette époque un système complet s'est constitué par la formation successive de 13 branches de la société qui prennent part à la lutte antituberculeuse.

1. Le 19 décembre.

Dès 1895, la section des Sanatoria, obtint du Comité central, à titre de prêt, du matériel de guerre pour la création et le fonctionnement du sanatorium populaire de Grabowsee, ouvert le 25 avril 1896 dans 27 baraques transportables qui, depuis, ont été remplacées par des constructions.

En mai 1897 la Croix Rouge fit une entente légale avec l'office impérial des assurances. En Allemagne l'assurance ouvrière constitue le secours légal, forcément rigide et réglementé[1] ; c'est la bienfaisance privée qui doit suppléer à ses insuffisances. La puissante Croix Rouge devait être appelée à lui prêter son concours : elle en avait les moyens grâce à son organisation.

La Croix-Rouge a une équipe nombreuse et bien dressée de sœurs actives en temps de paix, à la ville et à la campagne. Ces sœurs se sont engagées à assurer la lutte prophylactique et l'assistance dans les cures d'air et dispensaires. En échange les assurances se sont engagées à fournir les subsides correspondants. Par ailleurs, l'assurance a aidé matériellement la Croix-Rouge, en payant des pensions dans ses établissements pour des assurés malades.

En mai 1902, à la VIIe conférence internationale des Sociétés de la Croix-Rouge, à Saint-Pétersbourg, la question de l'activité des infirmières en temps de paix fut mise à l'ordre du jour et traitée par le Comité central allemand qui, à la suite du Congrès, abandonna à la section des sanatoria pour marquer son approbation le produit de deux loteries en espèces.

Depuis cette époque les comités d'hommes et ceux de femmes s'entendent pour étendre l'action antituberculeuse et le mouvement n'a pas cessé de s'accentuer.

1. Contrairement à l'opinion générale, les assurances obligatoires allemandes n'ont pas diminué les charges de l'Assistance publique qui ont augmenté plus rapidement que la population dans la plupart des grandes villes : de 1900 à 1909, la population de Berlin a augmenté de 13,79 pour 100, la population assistée de 24,77 pour 100, et les dépenses d'assistance de 44,27 pour 100 ; à Munich, les augmentations ont été, pendant la même période, de 14,74, 77,63 et 84,17 ; à Leipzig, de 18,76, 17,85 et 140,27 ; à Breslau, de 19,82, 22,10 et 58,49 ; à Francfort-sur-le-Mein, de 28,83, 36,51 et 122,93 ; à Nuremberg, de 22,77, 60,53 et 87,34 ; à Dusseldorf, de 7,74, 9,81 et 90,09 pour 100. Mais l'assistance a été faite de façon éclairée.

La section des sanatoria devient peu à peu indépendante. Elle reste cantonnée dans la lutte contre la tuberculose, sans que le Comité central la juge plus inutile qu'une autre, au contraire il pense que son action prophylactique prépare une armée saine et forte.

En temps de guerre ses établissements resteront spécialisés, ils constitueront des refuges pour les soldats tuberculeux tombés dès les premières fatigues de la guerre; leur isolement immédiat évitera à leurs camarades une contamination plus dangereuse dans une période de surmenage où les maladies et les blessures sont fréquentes.

Actuellement il n'y a presque pas de domaine dans l'hygiène sociale où la Croix-Rouge ne pénètre avec succès. Il reste cependant à désirer que toutes les institutions créées au sein de la Société soient concentrées, ce qui est aisé, car il n'existe pas d'antagonisme entre les infirmières. En effet, toutes ont considéré comme inutile de végéter dans des exercices de pansements ou de soins aux seuls blessés et se sont instruites de la même façon que celles qui ont créé des établissements pour les soins aux malades; aux tuberculeux en particulier. Elles se contentent d'apprendre la théorie et la pratique de l'hygiène quand elles appartiennent à des sections qui doivent se réserver pour la guerre.

Fondations. — En 1896, à titre d'essai, s'ouvrait le sanatorium de Grabowsee, dont les 27 baraques servirent à réaliser dans les pays plats du nord de l'Allemagne la cure, qui réussissait dans les hautes altitudes.

Du 20 mars au 1er avril, les baraques furent installées, cinq semaines plus tard elles renfermaient 30 malades. L'expérience fut concluante; en 1902, trois pavillons avaient été bâtis sur l'emplacement du campement.

En février 1910, une maison de repos pour 52 officiers malades ou convalescents fut ouverte dans le Taunus, à Falkenstein, à la place du sanatorium Dettweiler.

De 1897 à 1909, la Croix-Rouge a dépensé plus de 120 000 marks en bourses de malades, le surplus des dépenses a été payé par les assurances, les protecteurs ou les familles.

En 1899, la Croix-Rouge obtint de placer dans les gares,

les administrations, les brasseries, les bateaux[1], des troncs en fer-blanc marqués d'une croix rouge tachée d'une étoile blanche portant l'inscription « Pfennig pour les sanatoria ».

En Saxe s'ouvrit un sanatorium de femmes : à Cassel, en Saxe-Weimar une cure de travail et une colonie rurale. A Bade, les médecins de la Croix-Rouge se mirent à la disposition des administrateurs de l'État et de la Municipalité.

Des fondations diverses sont venues compléter ces créations, dont quatre sanatoria pour enfants. A Hohenlychen, en 1902, on recevait 100 enfants dans des baraques Docker. Au sanatoria Victoria-Louise, le Pr Pannwitz en recevait autant.

Ces deux maisons sont complétées par une école qui a trois classes d'une heure d'enseignement par jour.

En 1904, les maladies des os et des articulations étaient accueillies à l'asile Cécile.

En 1906, un asile pour les femmes et les enfants des sous-officiers s'ouvrit sur la Baltique avec 30 lits ; en 1908 ce chiffre avait crû jusqu'à 46.

A la même époque une colonie agricole, commémorative de la reine Louise, ouvrit ses portes aux garçons et aux filles sortant d'un sanatorium, les enfants y apprennent un métier sain.

Depuis 1904, des colonies de vacances pour enfants tuberculeux furent créées par la Croix-Rouge ; en 1907, 36 enfants y furent admis, ce nombre a augmenté sans cesse depuis.

Cures d'air. — Les stations de cure d'air forment une des plus importantes créations de la Croix-Rouge.

A Berlin, sur 7 stations, 4 lui appartiennent. Depuis 1899[2], elle a eu à sa charge dans ses baraques Docker 160 000 journées de présence.

Les femmes peuvent y amener leurs enfants : les garçons et les filles y sont admis de 3 à 14 ans.

La première année il y eut 315 pupilles durant un total de 12 327 journées ; en 1909 il y eut 1 332 pupilles durant un total de 55 628 journées.

1. America Line (Hamburg).
2. Jusqu'à 1909.

Voici l'emploi du temps à la cure d'air :

- 8 heures, arrivée. — Douche. — Petit déjeuner (soupe au lait et petit pain).
- Une demi-heure de chaise longue suivie d'exercices respiratoires.
- Culture d'un jardin et jeux en plein air.
- Repas de midi (légumes et viande).
- Une heure et demie de repos suivie de travail.
- Collation de pain et de lait suivie de jeux et de rondes.
- Repas du soir (soupe au lait et tartines beurrées). — Chant et retour à la maison.

La Croix-Rouge a fait aussi œuvre de préservation antituberculeuse et antialcoolique en créant beaucoup de jardins ouvriers, sans redouter de s'éloigner de son véritable but. En 1909, elle possédait 1 700 jardins de 250 à 300 mètres carrés, la section comprenait 10 000 membres.

Assistance. — Une section spéciale a créé des bureaux d'assistance pour venir en aide aux malades sortant du sanarium et aux familles de ceux qui y sont soignés.

Chaque bureau d'assistance comporte une infirmière, un médecin-secrétaire et un trésorier.

Le rôle des membres du bureau est de dépister et de combattre la tuberculose dès le début chez les membres de la famille des malades. De donner des secours en argent ou en nature (loyer, prêt ou don, aliments, linge, vêtements, ustensiles ou instruments de travail), de donner des conseils d'hygiène et de prophylaxie.

Cette assistance commence peu de temps après l'admission du malade au sanatorium et se prolonge durant le temps de son séjour.

Dans les villages où il n'y a pas de bureau d'assistance les secours venant du Comité central sont répartis par une association affiliée, le pasteur ou le curé.

Les frais des bureaux d'assistance sont couverts par les sommes recueillies dans les troncs et les bénéfices d'un hôtel bâti par la Croix-Rouge, près du sanatorium de Hohenlychen, pour recevoir les familles des malades.

Les assurances provinciales, la caisse de secours en cas de

maladie, la bienfaisance privée subventionnent les bureaux d'assistance.

L'assistance en argent ou en nature a été complétée par le travail qui fonctionne de la façon suivante.

Le malade, prêt à sortir du sanatorium, adresse une demande de travail au bureau central, elle est annotée par le médecin qui ajoute les remarques utiles sur l'état dudit malade. Le placement pourra donc se faire en connaissance de cause, et les malades placés resteront sous le contrôle médical des médecins de la Croix-Rouge.

En 1901 sur 42 sans travail 30 ont été pourvus.

Charlottenburg. — Depuis 1902 fonctionne à Charlottenburg un organisme assez complet qui comporte :

1) une station de cure de 40 lits à Westend.

2) une école en plein bois qui reçoit 240 externes, d'avril à décembre[1] (enfants débiles).

3) une cantine qui fournit une cuisine de régime, pour le repas de midi, aux ouvriers chétifs.

4) un bureau d'assistance qui aide plus de 1 500 familles.

Le médecin donne par jour environ 30 consultations et des conseils : il est en même temps directeur du bureau d'assistance aux tuberculeux. Au moment de la consultation il peut donner des bons de lait: le bureau en met 1 500 litres par an à sa disposition. Des bons de viande ou de repas à la cantine et des bons de cure d'air.

Le médecin prend part aux conseils du bureau de bienfaisance où il a un droit de demande.

Les visites à domicile sont faites par quatre sœurs qui suppléent le médecin. Elles font 40 visites par jour.

1. L'école est dans le bois, installée dans des baraques Docker ; deux pour les classes, une pour les usages domestiques (cuisine, office, dortoir du personnel, pièce de la surveillante, bains-douches). Les enfants arrivent à 8 heures par le tramway, mangent une soupe et du pain blanc ; à 10 heures, un quart de litre de lait avec une tartine de pain noir beurré ; à midi, un plat de légumes ou des pâtes et 100 grammes de viande ; à 3 heures et demie un quart de litre de lait, du pain noir, des confitures ou de la marmelade ; à 6 heures, une soupe, des pruneaux et du cacao.

En 90 jours, 122 enfants ont coûté 8 903 francs. L'organisation première avait valu 26 000 francs.

Les résultats physiques et intellectuels sont surprenants.

Ces sœurs infirmières sont instruites des soins aux malades ; du ménage et de la cuisine ; des soins aux enfants et des premiers symptômes de la tuberculose. Elles font ainsi du dépistage, de la prophylaxie et de l'hygiène.

Ressources. — Pour faire fonctionner tous ces organismes, il faut un personnel instruit, nombreux et de l'argent.

Au point de vue financier : les inquiétudes du début étaient justifiées, car le crédit était nul ; au bout de 10 ans il avait atteint annuellement 200 000 marks.

Au point de vue du personnel : on a voulu adjoindre aux infirmières professionnelles des auxiliaires. Le Pr Pannwitz a créé à Hohenlychen une école pour 20 jeunes filles de bonne famille qui viennent y apprendre en 6 mois, les soins et l'hygiène du ménage et des enfants.

La Croix-Rouge n'est pas restée isolée dans son action ; elle a formé des alliances ; suscité des bonnes volontés.

A Francfort-sur-le-Mein elle s'est alliée à la municipalité ; à la fédération des œuvres privées ; à la caisse de secours locale pour fonder deux stations de cure d'air en plein bois. A Mulhouse une école forestière est ouverte dans les mêmes conditions.

En Allemagne, grâce à ses médecins entraînés ; ses garde-malades et surtout ses sœurs infirmières ; par son esprit d'initiative la Croix-Rouge constitue le centre de l'action antituberculeuse.

Formations étrangères à la Croix-Rouge. — A Berlin, la femme du premier bourgmestre est à la tête des institutions charitables, mais c'est Clara Birnbaum qui a entrepris la lutte contre la tuberculose.

La Croix-Rouge a surtout agi pour organiser des groupements antituberculeux.

Des sociétés charitables fondées par l'église ou dans un but social interviennent au domicile des assistés et découvrent ainsi nombre de tuberculeux, ce qui les a mêlées indirectement à la lutte.

Berlin compte 1 000 sociétés avec 7 000 visiteuses ; dont 4 000 de bonne volonté et 3 000 salariées, dont 800 femmes de ménage.

Certaines sociétés secourent à domicile : leurs garde-malades sont absolument ignorantes des lois de l'hygiène. Leur assistance en nature consiste en vivres, combustibles, etc.; depuis 30 ans elles distribuent du lait et des recommandations hygiéniques qui ne sont jamais lues.

D'autres sociétés éloignent de son milieu, le membre de la famille qui a besoin d'assistance. Plaçant les adultes qui se trouvent en dehors de la compétence des pouvoirs publics et de la Croix-Rouge ; ou faisant alliance avec ceux-ci pour des placements onéreux.

Ces sociétés interviennent surtout dans le placement des enfants ; soit à la campagne en nourrice, soit à la ville durant la journée pour ne pas les laisser sans surveillance. Les crèches manquent, les écoles enfantines suffisent à peine, ainsi que les écoles maternelles. Partout il y a de l'encombrement : on compte 40 nourrissons au lieu de 10 pour une gardienne ; et 60 enfants au lieu de 20 dans les écoles.

Ces sociétés charitables se chargent aussi des enfants abandonnés par immoralité ou misère.

Enfin il existe des conseils centraux analogues à nos fédérations d'œuvres ; où les représentants des diverses sociétés se rencontrent avec ceux de la Croix-Rouge et des pouvoirs publics.

A la campagne il n'y a pas grand chose, la population rurale est trop éparpillée, on y trouve cependant quelques nurses sortant des écoles ou des hôpitaux des grandes villes.

Au point de vue antituberculeux il existe dans la prophylaxie d'énormes lacunes ; parce que la Croix-Rouge ne s'occupe que des familles des tuberculeux avérés.

L'enseignement de la propreté et de l'hygiène est seulement théorique ; il n'y a ni lavabos, ni essuie-mains dans les écoles.

Aucune société ne s'occupe des enfants sortis de l'école ; il n'y a pas de patronages post-scolaires.

Il n'existe que deux sociétés préoccupées du placement des apprentis, 2000 seulement sont examinés sur 100 000 placés chaque année. L'inspecteur scolaire conseille un métier à l'enfant au moment de son dernier examen médical. Mais à Berlin il existe seulement 44 médecins inspecteurs ; en 1909, ils durent examiner 228 344 élèves ; soit 5 192 chacun.

Pouvoirs publics. — Les pouvoirs publics ont servi l'effort de l'initiative privée : l'Exposition internationale de Dresde, de mai à octobre 1911, a été une grande manifestation d'hygiène [1].

Il a été créé des organismes importants. L'Office impérial d'hygiène du 28 novembre 1875 est chargé d'étudier et d'apprécier les mesures sanitaires proposées par les législateurs.

L'Institut Royal pour les maladies contagieuses ressemble à notre Institut Pasteur ; il date de 1890-1891.

L'Institut d'hygiène de l'Université de Berlin forme des médecins hygiénistes qui sont des fonctionnaires sanitaires.

Prusse. — Par arrêté du 9 juillet 1907, la Prusse a organisé une lutte systématique, car le nombre des décès était considérable, en 1910 il y en eut 60 479 par tuberculose.

Cependant depuis 1908 la mortalité a diminué de 2,841 en 1909, et de 3,92 en 1910.

La mortalité chez les enfants très jeunes a un peu diminué depuis 1901.

Armement. — L'armement antituberculeux allemand est très important :

98 sanatoria populaires comptant 9 222 lits dont 5872 d'hommes, 2 958 de femmes, 392 d'hommes et de femmes.

35 sanatoria privés comptant 2 118 lits.
17 — d'enfants soit 650 lits.
67 — de scrofuleux soit 6 092 lits.
4 — pour lupiques.
12 maisons particulières.
2 colonies rurales.
3 écoles forestières.
67 établissements de convalescence en forêt.
117 bureaux de renseignements et d'assistance.
90 comités.

Amérique du Nord.

États-Unis. — Aux États-Unis, la législation est favorable à la lutte antituberculeuse ; malgré cela le rôle de l'assistance publique est infime à côté de celui de la bienfaisance privée.

1. La section populaire (der Mensch) présentait un intérêt nouveau et puissant, cette exposition était typique.

Après le Congrès de Vienne et le rapport de Pannwitz sur la Croix-Rouge allemande, la Croix-Rouge américaine prit immédiatement le parti de lutter activement.

Depuis cette époque elle impose par ses statuts, à tous ses membres, de prendre part à la lutte antituberculeuse.

Généralités. — Un comité d'études fut créé qui décida que pour garder toute son indépendance d'action au moment d'une catastrophe nationale (guerre ou tremblement de terre) elle fournirait surtout des fonds pour créer des galeries de cure (day-camp) dont toute l'administration serait laissée au comité local antituberculeux. A défaut duquel, elle créerait un comité spécial de lutte antituberculeuse.

Quel que soit le comité d'organisation, dans toutes les villes où il s'est créé un groupe antituberculeux, le comité municipal et les institutions privées de nurses visiteuses furent sollicités.

Washington. — C'est à Boston que le premier comité fut constitué. Mais le modèle le plus complet des organisations américaines est le day camp de Washington (Section de Colombie).

La Croix-Rouge a obtenu de la municipalité un terrain sur le territoire de l'hôpital pour tuberculeux, elle y a construit et aménagé des locaux, la nourriture est fournie à forfait par l'hôpital, et les médecins de la Cité s'occupent des malades. La Croix-Rouge entretient les malades et le personnel.

A cause du climat rigoureux, le camp est en réalité un cottage dont une aile est réservée aux blancs et une autre aux hommes de couleur.

A cause de la proximité de l'hôpital il n'y a pas de cheftaine « soignante », ce qui donne la journée du malade externe à 4 fr. 60 (46 cents). Depuis 1910, le cottage est ouvert pendant la nuit aux prédisposés à la tuberculose qui travaillent durant la journée.

Schenectady. — Le premier camp proprement dit fut ouvert en juin 1908 à Schenectady. Il a été placé à proximité de la ville pour avoir des communications rapides et économiques et jouir de la distribution d'eau et d'électricité, mais il est isolé par de grands espaces libres.

Il comprend deux constructions en bois pour le service,

une tente réfectoire et quatre tentes hôpital, deux pour les externes, deux pour les internes. Les deux sexes y sont reçus dans des tentes séparées.

Une nurse superintendante, de service le jour et doublée par une auxiliaire la nuit, une aide et une cuisinière, elles constituent tout le personnel.

Le camp était primitivement destiné aux tuberculeux valides capables d'aller et venir, mais actuellement on y reçoit aussi des malades couchés. Les premiers sont externes. Ils séjournent au camp de 8 h. 30 à 5 h. 30.

Le choix des malades est fait par le dispensaire municipal, les frais du camp sont à la charge de la Croix-Rouge, chaque malade coûte 5 fr. 70 en moyenne.

Les sociétés charitables de la ville fournissent une assistance régulière aux familles des patients. Le comité médical de la ville fournit chaque après-midi une ou deux heures pour les examens et les soins médicaux : c'est un concours non rémunéré qui est exceptionnel en Amérique où se pratique la devise « toute peine mérite salaire ».

Chaque jour la superintendante fait aux malades une causerie sur l'hygiène. La cure est complétée par l'éducation.

New-York. — New-York possède un camp dans la banlieue (New-York Red Cross Branch) où l'organisation est semblable. Sauf que le comité de la Croix-Rouge de la ville envoie chaque après-midi pendant deux heures des infirmières à éduquer et des assistantes pour aider au service.

A New-York même il existe le plus grand des « day-camps ». Il reçoit 40 malades en même temps et les garde pendant la nuit depuis 1910. Son originalité est d'être installé sur le toit de la clinique Vanderbilt.

Les frais de ce camp urbain sont supportés par la clinique et l'État de New-York ; la Croix-Rouge n'intervient que pour y exercer la surveillance.

A Albany, à Buffalo, à Delaware, il existe des camps semblables pouvant recevoir une quinzaine de malades.

Régime. — Dans toutes les cures d'air le régime est le même :

Arrivée à 8 h. 30, petit déjeuner. Examen médical, prise de la température et observation détaillée, midi, déjeuner.

Exercice et repos raisonné. Collation à 5 heures. Départ 5 h. 30.

Les Camps égayés par des drapeaux et des oriflamm qui flottent au-dessus sont généralement d'un aspect gai agréable à l'œil. Ils sont très populaires à cause des dam de la Croix-Rouge.

Les malades acceptent facilement de s'y soigner parce q la Croix-Rouge ayant de grosses ressources et de puissant alliances subvient largement à l'existence des familles inc gentes.

Ressources. — Les ressources, en dehors des subventio municipales et privées, proviennent de la vente du timb de Noël (Rouge et vert) dessiné par M. Howard Pylé. timbre ne peut servir à l'affranchissement, mais il porte jour de Noël des vœux aux amis et aux assistés. Des sociét particulières se chargent d'envoyer un timbre de Noël à to les déshérités inscrits sur les registres de la bienfaisance.

Presque partout on ajoute au produit de la vente des re sources provenant de fêtes de bienfaisance. A Buffalo la fê dure une semaine, à Albany c'est un carnaval fantastique, Washington une redoute de printemps. A New-York la ci est décorée de drapeaux de la Croix-Rouge, un camp en m niature se dresse sur toutes les fenêtres, les camelots vende des revues illustrées au bénéfice de la Croix-Rouge et bouton de celluloïd pour la boutonnière.

En 18 mois, de 1907 à 1909, la Croix-Rouge américaine dépensé 140 000 dollars, soit 600 000 marks, soit 7500 francs.

La Croix-Rouge américaine est trop riche pour être co parée à la Croix-Rouge allemande qui ne peut vivre qu force de minutie, d'ordre et d'économie. La Croix-Rou allemande organise et complète les subsides de l'État et la charité privée, tandis que la Croix-Rouge américaine f les frais de toutes les installations et abandonne en gran partie leur fonctionnement aux autres œuvres.

La Croix-Rouge américaine a mis entre les mains de s pays un armement antituberculeux magnifique et puissa mais il n'est pas au pouvoir de toutes les Sociétés de seco aux blessés d'être aussi généreuses.

Jeux. — En Amérique, l'argent ne manque pour rien[1], les municipalités et les particuliers le prodiguent.

Pour les terrains de jeux, l'Américain pense comme Woods Hutchinson : « plutôt un terrain de jeux sans école qu'une école sans terrain de jeux ». Aussi dès que l'idée a été lancée, les ressources ont été trouvées.

Actuellement 366 villes de plus de 5 000 habitants possèdent des lieux de récréation pour les enfants ; en 1909 il y en avait déjà 267 avec 1 535 lieux de récréation.

Chicago tient la tête du mouvement avec 299 emplacements ayant coûté 50 millions, Boston avec 54 emplacements ayant coûté 13 millions.

A New-York où le terrain et l'entretien sont très chers il y a 16 terrains de jeux, onze dans Manhattan, cinq dans Brooklyn.

MCC. Burlington en 1902 a créé des écoles avec terrasses de jeux et de Witt Clinton une ferme scolaire enfantine dont la terre se divise en 400 morceaux de 1 m. 25 sur 2 m. 50. Trente jardinets sont réservés à des petits infirmes qui sont amenés deux fois par semaine par une association spéciale.

Tout ceci résulte de l'effort de la « Playground Association of America » qui fut fondée en 1907 pour aider à la création de terrains de jeux avec le concours des écoles, des municipalités et de l'État.

Elle a déjà réuni deux congrès, l'un en 1907 à Chicago, l'autre en 1908 à New-York qui ont beaucoup contribué à la création de tous les nouveaux espaces libres.

L'action de la société est complétée dans beaucoup de villes, à Chicago en particulier, par des « Open Air Schools » où les écoliers vivent, étudient au grand air en toutes saisons, à peine vêtus l'été, habillés comme des Lapons en hiver.

L'Amérique est à la fois le pays de l'or et celui de l'initiative privée pratique, aisément suivie dans son effort par les pouvoirs publics.

Créations originales. — Parmi les tentatives originales il faut placer le sanatorium de Nordrach Ranch (Far-West) (Californie).

1. La guerre aux mouches a été entreprise sur la campagne du Dr W. Hornadog ; les écoliers reçoivent 4 cents (0 fr. 20) pour 100 têtes de mouches.

Dans un climat sec et frais, où les hivers sont très froids on a créé un village de toile qui ne lève pas le camp devant la neige.

Chaque malade est isolé dans une tente[1], reliée à la tente des nurses et à celle du médecin par une sonnette.

L'isolement des malades est parfaitement réalisé et la désinfection de la tente est facile[2].

A New-York on a utilisé un vieux bateau pour établir une cure d'air aux tuberculeux des deux sexes des quartiers surpeuplés. Les malades s'embarquent à 7 heures du matin et passent la journée en mer, on leur distribue du pain beurré à volonté et une ration d'œufs et de lait, la dépense est de 1 fr. 55 par malade.

Mme William Vanderbilt a créé dans le parc John Jay une maison pour familles tuberculeuses (1910). La maison a 6 étages, elle comporte 382 logements de 3 à 5 pièces avec des escaliers ouverts et une toiture terrasse. Au sous-sol sont installés le chauffage, la désinfection et un lavoir.

Éducation. — L'éducation antituberculeuse est des plus soignées.

Depuis le 10 avril 1910, il existe un « dimanche national de la tuberculose ». Ce jour-là 20 000 journaux et publications hebdomadaires, techniques et religieux font un article sur la tuberculose. Les prêtres dans leurs sermons, les orateurs dans leurs discours ne parlent que de la tuberculose. Ce jour-là, nul homme, à quelque condition qu'il appartienne, ne peut éviter d'entendre parler de la tuberculose. Ce dimanche-là, par ce curieux procédé, chacun est forcément mis en garde contre le mal.

C'est dans le même esprit qu'en 1872 Sterling Morton avait créé la fête de l'Arbre, jour consacré à la plantation d'arbres dans l'état de Nebroska. Cette coutume s'est répandue depuis dans tous les États-Unis[3].

1. Dont l'installation coûte 100 dollars.

2. 3 repas : 8 heures, midi 30 et 5 h. 30, et 3 lunchs d'œufs crus et de lait à 10 h. 30, 3 h. 30, 8 h. 30.

3. En France dans le Jura, en 1899, fut faite la première fête de l'arbre ; c'est le Jura le berceau de nos sociétés scolaires forestières (60 sociétés), il en existe dans l'Ain, les Vosges, la Meurthe-et-Moselle, le Doubs, l'Ardèche, la

Au point de vue éducatif la New-York State Charities Aid Association a organisé une exposition antituberculeuse circulante qui a été dans 42 foires durant le 4e trimestre 1909.

Cette exposition est précédée par de courts articles de journaux, des prospectus délivrés dans la rue ou par l'intermédiaire des industriels et des commerçants, des affiches sur les murs, dans les tramways et les vitrines. Les ministres du culte l'annoncent à leurs ouailles. Les industriels autorisent à reproduire les conférences l'expliquant et l'annonçant par le gramophone dans les fabriques.

L'exposition dure une semaine ; un employé y est en permanence ; chaque soir il y a une conférence avec cinématographe. Les enfants des écoles sont tenus de la visiter.

Tous ces efforts sont surtout coordonnés dans les villes. Les soins aux ruraux sont à peu près inutiles[1], car ils ont le moyen de se soigner, ou bien leurs voisins interviennent avec beaucoup de solidarité. Ils peuvent toujours être admis dans un hôpital ou un sanatorium à proximité.

Les pouvoirs publics ont partout reconnu l'importance de la lutte antituberculeuse et la nécessité d'unifier les efforts. Un ministère spécial a été constitué, sous le titre de « the Public Health Service » pour sauvegarder les intérêts sanitaires de la nation.

De plus certains états, le Massachusetts, New-York et Pensylvanie ont voté des sommes énormes aux Comités antituberculeux : des lois et des règlements sont intervenus pour que tous les cas de tuberculose soient enregistrés, pour que les tuberculeux soient isolés.

New-York est peut-être la cité du monde entier la plus avancée dans la lutte antituberculeuse[2].

Loire. De plus la Société forestière des Amis des Arbres fondée par le Pr Calvet et en Algérie la ligue du reboisement de l'Algérie.

On intéresse l'enfance à l'arbre en Russie, Suède, Autriche-Hongrie, Suisse, Portugal, Japon, en Belgique. En Italie depuis 1902, et en Espagne depuis 1904, c'est une institution d'État.

1. La vie rurale américaine comporte le téléphone, le télégraphe, l'automobile, etc., le retour aux champs se fait plus facilement que chez nous d'autant que l'amour du clocher est très développé chez les Américains.

2. L'organisateur de ses services sanitaires est le Dr Hermann Biggs.

Les œuvres d'État, municipales, privées ou individuelles foisonnent et s'entendent pour lutter contre le mal.

Canada. — Au Canada la lutte est un peu différente. elle est moins coûteuse, moins éloignée de nos méthodes.

A Montréal en 1902 la ligue antituberculeuse s'est fondée. C'est une œuvre privée subventionnée par la ville. En 1904 elle a ouvert un dispensaire, type Calmettes, qui désinfecte après décès le local et le linge des malades[1]. Au dispensaire sont rattachés 20 lits de l'Hospice des Incurables (Notre-Dame-de-Grâce).

La prophylaxie antituberculeuse est assurée par des dons de crachoirs (140 000 en 5 ans), des distributions de prescriptions hygiéniques imprimées (60 000 en 6 ans) et d'un catéchisme d'hygiène en deux langues. 13 075 ont été distribués dans les écoles françaises ; 7 818 dans les écoles anglaises et 6 800 aux employés de tramways.

Des installations pour la destruction des ordures ménagères ont été faites sur beaucoup de points. A Westemond, ville de 11 000 habitants, l'enlèvement des immondices coûtait 20 000 francs, leur incinération en coûte 37 000 ; mais les résidus servent à fabriquer de la vapeur (force motrice) et les scories se vendent un prix suffisant pour que le coût annuel net soit de 16 500 francs.

Suisse.

La Croix-Rouge suisse, sous la direction de Mme Monneron-Tissot, de Lausanne, a créé pour les enfants de tuberculeux ou les débiles une colonie de grand air « les Oisillons ».

A côté, en 1907, se créait à Genève la société de la Croix-Blanche, qui a pour objet de grouper tous les efforts faits en Suisse pour lutter contre les maladies sociales (tuberculose, syphilis, cancer).

La société d'Utilité publique des femmes suisses travaille aussi avec beaucoup d'activité ; leur société a surtout cherché à rehabituer les rescapés des sanatoria à la vie active en ouvrant des homes, des colonies agricoles et des ateliers spéciaux.

1. En 5 ans 3 500 désinfections et 25 000 visites à domicile.

A Berne, la doctoresse Sommer a organisé systématiquement les soins aux tuberculeux pauvres et à leurs familles, mettant son expérience et un matériel important au service de la cause. Elle a obtenu la pratique officielle de la déclaration obligatoire[1] ; elle isole le malade à l'hôpital.

Mais en Suisse les initiatives locales et individuelles sont favorisées par la décentralisation politique et administrative. En revanche il n'existe pas de mesures d'ordre général ; dans tous les cantons, nationaux et étrangers sont traités de même soit dans des infirmeries, soit à l'hopital cantonal comme à Genève.

La commission centrale sous la direction du Dr Schmidt, directeur du service sanitaire fédéral, enregistre surtout le travail effectué sans aucune coordination.

Ce travail est considérable ; la Suisse possède 2 000 lits pour tuberculeux indigents, et nombre d'œuvres adjuvantes. Les sociétés féminines surtout sont très zélées : 39 d'entre elles donnent leurs soins aux tuberculeux pauvres.

50 sections de la Croix-Rouge servent d'intermédiaire entre les malades et les œuvres.

Ces sociétés possèdent :

21 asiles pour chroniques ou incurables.
16 maisons de convalescence.
35 établissements pour les enfants.
122 colonies de vacances.

Quoi qu'il en soit la lutte contre la tuberculose a donné de bons résultats : la mortalité par cette maladie qui était de 21,3 par 10 000 habitants en 1890 est tombée en 1910 à 17,2.

Russie.

La Croix-Rouge russe a eu le mérite de s'associer à la Ligue nationale russe, créée en novembre 1909.

Avant sa création, la lutte avait été entreprise par les femmes dans beaucoup d'institutions : le tiers du travail de la ligue est fait par des femmes.

Ceci tient à ce qu'en Russie, les femmes partagent le

1. A Neufchatel une déclaration de maladie contagieuse est payée 1 franc.

travail des hommes dans presque tous les domaines de l'existence.

La faculté de médecine de Saint-Pétersbourg reçoit chaque année 200 doctoresses et plus encore de femmes chirurgiens, moins instruites : toutes se répandent en Russie.

Les écoles primaires ont presque uniquement un personnel féminin actif. Enfin beaucoup de femmes instruites exercent une industrie agricole au milieu des populations rurales.

Ce sont donc des femmes occupées, en contact avec le peuple, qui ont créé le mouvement antituberculeux : elles y ont entraîné des femmes inoccupées, dont beaucoup de sections de la Croix-Rouge.

La Ligue nationale tint ses premières assises à Saint-Pétersbourg du 20 au 25 avril 1910 ; 35 sociétés y ont adhéré; 2 000 individus y prirent part. Mais elle est fort pauvre ; son avoir ne représente que 35 000 francs : il a fallu compter sur les concours privés.

Ce sont les infirmières de la Croix-Rouge qui ont assuré le service du sanatorium de 50 lits fondé pour les soldats du corps de la Garde par le grand-duc Michel Alexandrovitch.

La Croix-Rouge a ouvert à Yalta, en Crimée, un sanatorium de 40 lits dont le prix de pension est de 75 roubles par mois.

La Russie a un territoire immense ce qui rend toute organisation générale difficile ; actuellement, les infirmières manquent et les écoles d'infirmières se sont créées[1] depuis peu.

Pays-Bas.

Aux Pays-Bas s'exerce l'action de la Croix-Blanche et de la Croix-Verte, tout à fait comparables à la Croix-Rouge.

Ces sociétés ont pour but d'améliorer les soins à donner

1. La ligue nationale a plusieurs sanatoria pour enfants. L'administration des chemins de fer du N.-O. a un sanatorium de 30 lits.

Au point de vue de la propagande, le Dr Blumenthal a organisé des conférences en province et à Moscou, et 3 expositions de la tuberculose : une à Poltava, une à Saint-Pétersbourg et l'autre à Moscou.

Les étudiants de Moscou ont créé dans leur association une section spéciale ayant pour but de former des propagandistes antituberculeux.

aux malades ; grâce à elles on a pu établir nombre de dispensaires de fortune, obtenir la diffusion des notions d'hygiène. Actuellement, 52 sections s'occupent de lutte antituberculeuse.

En 1898, dans leur sein, se créait l'Association pour l'établissement des sanatoria populaires dont le premier sanatorium, ouvert en 1902 à Hellendoorn avec 82 lits, comptait en 1907, 212 malades[1].

Sur cet exemple le gouvernement a voté 250 000 francs à la lutte antituberculeuse ; un quart de cette somme doit être affecté aux sanatoria. Du reste les provinces se suffisent à peu près. Les fonds sont obtenus en grande partie par une vente de fleurs le jour anniversaire de la petite princesse Juliana (31 avril) ; en 1910, cette vente a fourni 94 000 francs.

La Croix-Verte a constitué 3 associations provinciales pour guider les associations locales et les aider.

Les associations reçoivent des subsides proportionnels à leur action prophylactique ce pourquoi, on exige d'elles une enquêteuse ayant suivi six mois un cours théorique et pratique au bout duquel un diplôme et des insignes lui sont remis.

Pendant plusieurs siècles, l'assistance fut, aux Pays-Bas, purement religieuse. Assurée uniquement, aux XVIe et XVIIe siècles, par l'Église réformée, elle l'est également, depuis le commencement du XVIIIe, par les Églises catholique et israélite. Plus tardivement s'est formée l'assistance communale et se sont constituées des œuvres de bienfaisance privée n'ayant pas un caractère strictement confessionnel. La loi du 28 juin 1854, complétée par la loi du 1er juin 1870, a, pour ainsi dire, consacré l'état de choses existant en reconnaissant et en réglementant séparément l'assistance publique, l'assistance confessionnelle et la bienfaisance privée. D'après cette loi, l'assistance publique ne doit intervenir que quand les deux autres organisations de bienfaisance font défaut ou sont insuffisantes. L'assistance publique, qui comprend quelques institutions nationales et provinciales, est surtout d'essence communale, et les bureaux communaux des pauvres (burgerlijk armen-

1. Un sanatorium à 2 fr. 50 vient de s'ouvrir en Frise.

bestuur) présentent une grande analogie avec les bureaux de bienfaisance français. Toutes les institutions de bienfaisance, publiques ou privées, doivent tenir le gouvernement au courant de leurs travaux et des résultats qu'elles ont obtenus et répondre à toutes les demandes de renseignements complémentaires qui leur sont adressées. Les autorités communales sont également obligées de tenir à jour une liste des institutions charitables existant sur leur territoire.

D'autres groupements féminins sont intervenus dans la lutte antituberculeuse, soit seuls, soit avec l'appui des pouvoirs publics.

CHAPITRE II

ORGANISATIONS DIVERSES

Royaume-Uni. — Dans le Royaume-Uni, la lutte antituberculeuse a été entreprise sous des aspects bien différents.

En Angleterre, ce sont les municipalités, associées aux œuvres privées, qui ont fait un effort. En Écosse, le Dr Philipp a créé le dispensaire médical et social type, pour lequel il a été distingué, en 1908, par le Congrès international. En Irlande, la lutte a été entreprise par le Conseil National des Femmes, sous la vive impulsion de lady Aberdeen, à laquelle le Congrès de Washington a rendu justice.

Au point de vue général, la déclaration obligatoire a été votée (nous y reviendrons dans un chapitre spécial) et des mesures générales ont été adoptées pour que le lait de vache soit privé de bacilles, et que l'éducation des mères se développe dans les classes populaires.

Depuis le 28 avril 1912, dans 40 villes du Royaume-Uni, il s'est créé des Comités sanitaires qui ont délégué des orateurs chargés de prêcher l'hygiène en plein air, montés sur un tabouret; ces exercices durent une semaine : c'est une véritable croisade. Au début, chaque orateur a rappelé l'histoire de Naaman, général de l'armée syrienne, qui fut atteint de la lèpre. Le prophète Élie lui fit savoir que sa cure serait obtenue en se plongeant sept fois dans le Jourdain. Ce moyen lui parut trop simple, mais il s'y soumit et fut guéri. A la suite de cette histoire biblique, l'orateur répandait des maximes, comme les suivantes : Dormez les fenêtres ouvertes; Lavez-vous souvent à grande eau. On racontait à la foule que l'Angleterre avait perdu 106 000 enfants sur un million de naissances. Des visites dans les hôpitaux, les crèches, les écoles d'infirmières étaient organisées. Des vues cinématographiques, expliquées par le médecin ou le clergyman, circulaient dans les villages.

En Angleterre, l'Assistance Publique et Municipale a créé des mouvements très intéressants, mais la charité privée et paroissiale lui a prêté un appui toujours plus considérable. En 1896, les revenus de la bienfaisance privée étaient de 200 millions de francs; en 1897, de 300 millions.

Des soins aux indigents non hospitalisés, à la ville comme à la campagne, sont assurés par une Commission royale qui est chargée d'établir l'assistance médicale à domicile, par comté. Leurs déléguées se nomment « district nurses »; elles sont des missionnaires d'hygiène n'ayant aucun rôle charitable : elles soignent les malades et les éduquent, elles leur apprennent à désinfecter les récipients, à faire un lit, etc.

De nombreuses créations volontaires ont été faites dans les villes, en dehors des dispensaires antituberculeux. A Liverpool, la municipalité a fourni en régie à des Sociétés d'habitations à bon marché les capitaux nécessaires pour élever des quartiers salubres. Des cités-jardins se sont élevées à Cardiff, Birmingham, Manchester, Sheffield. A Londres, les sans-travail ont été occupés par la municipalité pour creuser une immense piscine de 80 mètres de long sur 30 de large; bitumée, elle sert d'école de natation gratuite pour tout individu muni d'un caleçon. A Londres encore, la duchesse d'Argyll a fondé les Girl Guides[1], qui enseignent aux fillettes la discipline, le travail ménager, les sports et l'endurance, en même temps que les soins aux blessés.

Depuis 1907, il s'est créé un peu partout des sanatoria de 8 à 30 lits, œuvre de la charité privée. Toutes les villes ont des hôpitaux et des dispensaires privés. Par exemple, le sanatorium de Albt-y-Mgnyad, ouvert en juillet 1908 (West Wales) par la « Princess Christian » : ce sanatorium de 28 lits reçoit 20 malades pauvres et, à l'étage supérieur, 8 malades payants, dont la pension fait vivre les autres. Malgré sa distance de la ville, le sanatorium a l'électricité, des fosses septiques; chaque lit a 1 500 pieds cubes d'air. Un type de

1. 166, Victoria Street S.-W.

sanatorium intéressant à étudier est celui de Friniley (Brompton), où on applique la cure de travail. Le jeu a été essayé comme moyen d'entraînement, mais il excite trop les malades, auxquels il est préférable de faire faire de la marche et un travail réglé. Les tuberculeux apyrétiques font un demi-mille la première semaine, puis augmentent progressivement leurs promenades jusqu'à 6 milles ; ils font leur lit, nettoient les vitres et les cuivres, bêchent, sarclent, râtissent, roulent le gazon. Certains transportent de la terre dans des paniers, ou des briques, en quantités connues. Les heures de repos et la quantité de travail étant bien réglées, les malades vont bien, et 60 pour 100 d'entre eux travaillent encore deux ou trois ans après leur sortie. Cette manière de procéder réalise annuellement 29 250 francs d'économie.

A Londres, le Metropolitain Asylum Board a décidé de construire une série de pavillons pour sanatoria, soit 2 000 lits pour 4 000 malades dans l'année. La dépense prévue est de 3 250 000 francs.

Du reste, Londres entreprend une campagne sérieuse, car elle compte de 40 à 50 000 tuberculeux, dont 7 à 8 000 meurent chaque année.

Une exposition de la tuberculose a été organisée à White Chapel, en 1909 : exposition populaire éducative où les enfants des écoles furent conduits au nombre de 3 000. En 14 jours, 72 000 visiteurs y défilèrent; depuis, ce chiffre a atteint 250 000, car l'exposition se transporte dans divers quartiers.

Jusqu'en 1908, Londres ne possédait qu'un dispensaire antituberculeux ; la France et l'Amérique en possédaient des centaines. En 1908, un Comité central privé s'est fondé pour ouvrir un dispensaire dans chacun des quartiers de Londres, qui se divise en 20 districts, plus ou moins riches, plus ou moins peuplés, de sorte que 15 dispensaires suffiraient.

Sur les dépenses effectuées par le dispensaire de Paddington, le Comité a calculé qu'en sus des frais de construction, il faudrait dépenser chaque année 375 000 francs pour le fonctionnement, et 500 000 francs pour des placements aux sanatoria ou ailleurs, soit un total de 875 000 francs par an, à obtenir par contribution volontaire.

Trois dispensaires sont en fonction :

Paddington ouvert en. . . . 1909.
Kensington ouvert en. . . . 1910.
Sainte-Marylebone ouvert en. 1910.

Six autres sont en construction. Dans les districts dépourvus de dispensaires, il existe des services temporaires dans les hôpitaux.

Les dispensaires en fonction s'occupent de cure, de prophylaxie et d'assistance, et sont en relations avec tous les organismes publics et privés : sur le modèle du dispensaire du Dr Philipp, à Édimbourg.

Tout malade adressé à un service reçoit une enveloppe contenant une carte postale affranchie à l'adresse du dispensaire. Le médecin de l'hôpital y inscrit la section dans laquelle le malade est admis, et le traitement auquel il est soumis, avant de retourner la carte. En échange de ces services, les malades sortants des hôpitaux et envoyés par eux sont suivis au dispensaire du quartier.

En Écosse, grâce au docteur R.-W. Philipp d'Edimbourg, esprit d'initiative et ami de l'action, le premier dispensaire antituberculeux fut ouvert en 1887, mettant l'Écosse à la tête du mouvement prophylactique antituberculeux et donnant un exemple au monde.

Trente ans avant le congrès de Vienne, Philipp a compris que la lutte antituberculeuse est une lutte sociale, surtout; sa conception large et généreuse est la suivante :

Prévenir la tuberculose en protégeant les enfants et les membres de la famille qui ne sont pas encore touchés par la maladie. Guérir les malades curables. Isoler et soulager les incurables moralement et physiquement. The Victoria dispensary for tuberculose complète cette conception en soutenant les travailleurs pour lesquels l'hygiène est la base de la santé.

Dans la pratique le dispensaire traite les malades qui viennent et recherche les autres. En dehors des consultations, le dispensaire a assuré en 1910, 2 100 visites médicales à domicile et 35 000 visites des nurses [1] pour soins aux malades ou dépistage des tuberculeux.

1. Les nurses sont des sœurs infirmières du Samaritan Comitee.

Au cours des visites médicales, le malade est traité et les membres de la famille examinés. Au cours de la visite de la nurse, la famille est surveillée, instruite sur l'hygiène du home et sa désinfection.

RELATIONSHIP OF DISPENSARY TO OTHER FACTORS IN THE ANTI-TUBERCULOSIS CAMPAIGN.

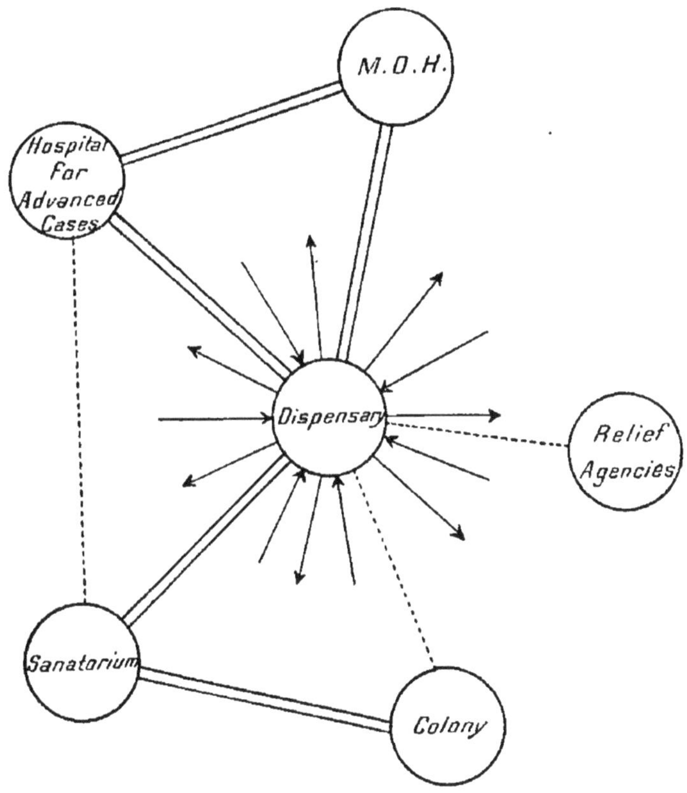

Continuous coupling lines = constant communication and transfer of patients.

Broken coupling lines = occasional transfer of patients.

Radiating lines = patients coming to and (or) searched out by the Dispensary Staff.

By kind permission of Dr. R. W. PHILIP.

Un sanatorium est en connexion avec le dispensaire[1]. Deux

1. Actuellement il y a 9 sanatoria en Écosse, le plus économique est celui

hôpitaux également : le Royal Victoria qui a 100 lits pour des malades du second degré en évolution, mais peut-être curables. L'hopital municipal où 50 lits sont réservés aux mourants.

D'autre part il existe une colonie agricole[1] ; des sociétés de charité et des services sanitaires publics auxquels le dispensaire est rattaché par des liens officieux.

La nurse en visitant les quartiers pauvres signale les foyers de tuberculose, les malades sont visités par le médecin, guidés par la sœur et classés en trois lots. Les incurables contagieux et mourants sont envoyés à l'hôpital ; les tuberculeux incurables, sans risques de contagiosité autour d'eux, isolés à domicile ; les malades curables sont envoyés au sanatorium.

Sur les indications de la nurse, les familles sont secourues.

Nous croyons de grand intérêt de reproduire ci-contre le schéma du Dr Philipp qui résume l'action du dispensaire.

La vie hygiénique des écoliers est fort bien réglée depuis 1908 par l'Education Act, et la déclaration obligatoire est réalisée, nous y reviendrons dans un chapitre suivant.

Irlande. — En Irlande, c'est l'Association Nationale des femmes dont Laly Aberdeen est l'âme, qui a entrepris le mouvement. Les résultats obtenus ont été groupés pour le public en une grande exposition à Dublin en juin 1911 : les progrès de l'hygiène et de la petite industrie locale sont surprenants. Or, la lutte contre la misère et la tuberculose est récente ; l'association des femmes irlandaises fut fondée en 1907 sous la présidence du vice-roi : rien n'avait été entrepris auparavant.

La loi contre la tuberculose fut obtenue deux ans plus tard et appliquée à partir de juillet 1909.

C'est une loi complète qui a prévu la déclaration et la désinfection obligatoire, l'hospitalisation des malades et réglementé la production et la vente des aliments, du lait surtout.

Des dispensaires, dont un très complet, à Dublin, des écoles où les infirmières sont entraînées à la lutte sociale ; des

d'Inverness bâti en bois et fer sur des fondations de pierre (26 lits de sanatorium marin).

1. La municipalité a voté 130 000 francs à la colonie agricole.

sanatoria. Voilà le bilan du travail effectué dans le détail duquel il est inutile d'entrer.

Mais le point intéressant de la lutte antituberculeuse en Irlande ; c'est l'éducation populaire. Les Irlandais groupés dans les villes ont pu entendre nombre de conférences sur la tuberculose et les moyens de prophylaxie et de cure.

Mais la population se compose surtout de fermiers vivant dans des villages ou des fermes isolées, où il était bien difficile de les atteindre ; c'est parmi eux et la population ouvrière des villes que la tuberculose faisait le plus de ravages en 1907 : il y avait 12 000 décès par an ; un sixième des décès était dû à la tuberculose.

L'association des femmes irlandaises fit faire une roulotte qui devait servir à instruire la classe populaire ; la première roulotte sortit en novembre 1908, elle fut le siège de 370 conférences devant 74 000 auditeurs ; un incendie la détruisit, elle fut remplacée de suite par une autre voiture où furent faites 357 conférences devant 105 500 auditeurs.

Ces roulottes visitèrent Dublin et 68 villes, s'arrêtant sur la route chaque fois que l'occasion s'en présentait ; dans les villes elles séjournaient une semaine attirant l'attention générale et la sympathie.

Une roulotte organisée coûte 500 livres ; décorée de maximes, pourvue d'une lanterne magique et d'un gramophone.

Le personnel se compose d'un jeune médecin parlant anglais et irlandais, qui fait des causeries sur la tuberculose et présente les tableaux et les projections. D'une cuisinière qui fait de l'enseignement ménager ; d'un gardien qui fait fonctionner le gramophone destiné à divertir le public et la lanterne magique pour les projections ; d'un cocher qui s'occupe de la voiture et des gros travaux.

La caravane est précédée d'une dame de l'association qui prépare l'arrivée près de la municipalité et fait la réclame populaire nécessaire, par voie d'affiches, par distributions de prospectus.

Lady Aberdeen ayant appris par la caravane ce qu'il y avait à faire pour le peuple d'Irlande a pu faire enlever des fenêtres qu'on refusait d'ouvrir, déclouer des ouvertures closes, obtenir des désinfections, déterminer des nettoyages. Elle a surtout fait assainir les écoles, et vivement frappée des nombreux décès se produisant parmi les enfants du peuple souvent affamés, leur distribuer des aliments et des médicaments.

Les pays scandinaves.

La lutte antituberculeuse dans les pays scandinaves ne diffère guère d'un pays à l'autre. Partout les femmes y ont pris une part active, et les pouvoirs publics sont intervenus pour les aider.

Danemark. — En Danemark, les femmes passent peu à peu au premier rang dans maintes fonctions de l'Assistance publique ; d'autre part elles ont créé nombre de fondations privées.

Depuis 1905, un ensemble de lois très sévères relatives à la lutte antituberculeuse a été voté. En réalité, ces lois remplacent des règlements qui furent toujours appliqués avec rigueur. Règlements qui naissaient chaque jour des remarques des savants, des économistes et des légistes, car nul peuple n'a été plus que le Danois préoccupé de la bonne réforme à réaliser; ni plus honnête dans la réalisation des principes acquis par l'expérience.

La désinfection après décès ou maladie, sur simple avis du docteur, est réalisée ; l'examen des crachats est fait gratuitement à la charge de l'État.

Pour éviter la contagion de l'enfance, les femmes qui désirent être nourrices sont soumises à l'épreuve de la tuberculine et toute tuberculeuse rejetée. Par la surveillance des enfants à l'école ou au début de l'apprentissage, par l'éloignement des instituteurs et des enfants malades, on évite l'éclosion de la maladie dans le jeune âge. Quand un foyer a une hygiène défectueuse, les enfants sont enlevés d'office et placés dans des milieux ruraux.

Le législateur s'est préoccupé de l'avenir populaire, en demandant un certificat médical détaillé au début de tout apprentissage, et en intervenant s'il y a lieu.

Les règlements contre les malades sont draconiens[1]. Mais

1. Les maladies contagieuses doivent être déclarées par la famille ou le logeur, tout malade est soigné gratuitement à l'hôpital d'isolement.

en revanche il y a place pour tout le monde dans les hôpitaux, les sanatoria, les cures d'air, qui reçoivent gratuitement, ou à des prix proportionnés à la fortune, les malades de toutes classes sur le même pied.

Avec une population de 2 millions et demi[1], le Danemark jouit de 2 796[2] lits destinés à des tuberculeux, sans compter les maisons de préservation, les sanatoria maritimes, les colonies de vacances : œuvres toutes importantes ; par exemple, le sanatorium des « Christmas Stamps », destiné aux enfants, a 500 lits.

Quand un malade est intransportable à l'hôpital, une nurse s'installe à son chevet ; assez rare à la ville, cette occurrence se réalise souvent à la campagne. Malheureusement les infirmières de paroisse sont peu instruites et peu payées. Les sociétés féminines font campagne pour perfectionner l'instruction professionnelle et les conditions économiques des nurses rurales.

Malgré cela l'organisation antituberculeuse danoise est la plus parfaite[3] des organisations d'État. Il est regrettable que ce qui se réalise aisément dans un petit pays soit difficile à réussir dans un grand.

En Suède comme en Danemark les lois contre la tuberculose sont sévères ; mais les contributions de l'État et de la bienfaisance privée sont importantes : en Norvège il en est de même.

Les pays scandinaves[4] ont une population naturellement propre : d'autre part, les idées de liberté individuelle ne se mettent jamais en opposition avec les nécessités de l'intérêt

1. Le Danemark compte 2 500 000 habitants dont 80 000 en Islande. Copenhague compte 500 000 habitants.

2. 2 180 sont occupés par des indigents.

3. La mortalité a baissé d'une façon considérable, à Copenhague la mortalité n'a pas cessé de baisser, elle est actuellement tombée à 1,52 pour 1 000 ; elle est plus basse qu'en n'importe quelle ville d'Europe.

1800. . . .	3	pour 1 000.	1890. . . .	3	pour 1 000.
1831. . . .	3,1	—	1898. . . .	1,7	—
1875. . . .	2,7	—	1907. . . .	1,57	—
1880. . . .	2,4	—	1909. . . .	1,52	—

4. Suède et Norvège, Danemark.

général. La population, même rurale, est très cultivée ; elle a de l'instruction et de l'éducation.

Le département de la santé publique a un directeur général, médecin, assisté d'un comité consultatif avec de grands pouvoirs.

La loi est contrôlée par 20 médecins inspecteurs et 100 médecins de district.

Dans les communes le règlement sanitaire est appliqué par une commission présidée par le maire où le médecin de district siège d'office.

Les médecins sont à la fois des éducateurs et des hygiénistes ; en beaucoup de points, ils ont créé des bureaux de renseignements publics et gratuits.

Les municipalités les secondent admirablement par la création d'écoles, de parcs, de maisons de convalescence et d'habitations ouvrières.

De toutes ces qualités et mesures résulte une décroissance de la tuberculose.

La Suède a 5 337 005 habitants ; la mortalité

En 1880 était de	17,7	pour 1 000.
En 1895 —	15,2	—
En 1908 —	13,66	—

La Norvège a 2 296 300 habitants ; la mortalité par tuberculose était en

1886 de. . .	16,2	pour 1 000.
1906 de. . .	13,6	—
1909 de. . .	13,5	—

En Suède. — En 1908 le Riksdag a mis à la disposition des provinces, des communes ou des particuliers, une somme de 4 600 000 couronnes pour compléter les sommes recueillies par les œuvres privées. Le Riksdag triple la somme de fondation dès que la dépense par tête et par jour atteint 50 öres.

En 1909 le Riksdag a voté 775 000 couronnes pour un sanatorium de 140 lits, spécialement destinés aux employés des postes, des chemins de fer, aux soldats et aux marins.

En 1910, un vote de 550 000 couronnes a permis d'ouvrir deux sanatoria pour les adultes et un pour les enfants.

L'Association nationale des femmes suédoises a réuni elle

aussi de grandes ressources par des collectes, des fêtes, et surtout grâce à la vente des timbres-poste qui, à elle seule, a fourni 300 000 couronnes de 1904 à 1908.

La ligue nationale suédoise antituberculeuse composée également d'hommes et de femmes, a agi très activement et énergiquement, tant au point de vue éducatif qu'au point de vue prophylactique, en particulier dans la tuberculose de l'enfance et l'hygiène du logis. Elle a obtenu le concours des pouvoirs publics, et une loi, actuellement en préparation, sur le contrôle sanitaire des logements privés pour lutter contre le « sweeting système ».

L'action éducative est exercée par des conférences et des publications.

La Ligue a créé pour les médecins spécialisés dans la lutte antituberculeuse 25 bourses d'études de 1904 à 1908. Pour les nurses, en 1907, un enseignement spécial a été créé : 6 bourses sont accordées chaque année par l'État.

Pour le grand public, elle a fait des conférences. De 1904 à 1909, il y assista 150 000 auditeurs.

En 1907. . .	185	conférences,	24 000	auditeurs.
En 1908. . .	93	—	12 000	—
En 1910. . .	883	—	147 600	—

Au musée de la Ligue, à Stockholm, il y a chaque semaine trois courtes causeries qui, en 1907, eurent 14 000 auditeurs.

A ce musée on amène chaque jour 30 enfants des classes supérieures de l'école communale ; les mêmes y reviennent plusieurs fois, mais toujours mélangés à de nouveaux venus dont ils se font les éducateurs.

Des brochures, simples dialogues illustrés, sont distribuées aux écoles et dans l'armée.

Les conférences populaires sont reproduites, on en distribue par an 25 000 au grand public, 15 000 aux instituteurs des écoles primaires. Pour les ouvriers, chaque année on imprime spécialement 25 000 brochures sur la phobie de la tuberculose.

La Ligue a publié un livre statistique de la tuberculose qui a incité le gouvernement à prendre des mesures sanitaires.

La Ligue a effectué la séparation des enfants sains de parents malades ou une étroite surveillance des familles tuberculeuses d'une part; mais à Stockholm, elle a tenté une curieuse expérience d'hygiène sociale. Elle a recueilli dans une maison lui appartenant 12 familles d'ouvriers tuberculeux ayant 30 enfants : il ne s'est produit aucune contamination; toutes les règles d'hygiène générale et de prophylaxie étant appliquées.

En 1910, la Ligue a attribué 50 000 k. à la construction de nouveaux logements dans cette maison hygiénique.

Suivant cet exemple un médecin de Neder Lulea a pris en mains un groupe d'ouvriers et d'ouvrières suspects de tuberculose, les a conseillés et instruits des règles de l'hygiène, les a visités à domicile. Tous ces suspects choisis en 1906 sont guéris en 1908. Depuis cette époque cette expérience sociale d'hygiène a été renouvelée avec succès.

A la suite d'une enquête constatant la fréquence de la tuberculose parmi les élèves des écoles primaires la commission centrale a décidé d'attribuer 70 000 couronnes à l'alimentation des enfants qui reçoivent du lait et du pain en arrivant et un repas substantiel au milieu du jour. Des bains ont été installés dans toutes les écoles.

200 lits ont été créés pour les enfants tuberculeux[1] et au point de vue prophylactique 170 enfants sains ont été mis en pension à la campagne (50000 couronnes).

50 ont été placés à Kingsor (Suède centrale) dans une maison spéciale.

L'année suivante (1909) sur 26000 élèves des écoles 13000 ont été envoyés en séjour à la campagne.

La carte de Suède est hérissée de colonies de vacances, de maisons de convalescence, de sanatoria et d'asiles.

La surveillance des enfants et les soins aux malades sont donnés par des salariées, des infirmières au service de l'État, du département ou des communes, ou des infirmières paroissiales payées par la commune et la paroisse.

La population du district est visitée par un médecin qui envoie une nurse là où il le juge nécessaire. Ces nurses sont

1. En 1909 la princesse royale Marguerite a fondé un hôpital pour enfants tuberculeux en Dalécarlie.

des sœurs ou des laïques spécialement instruites des soins aux enfants et aux tuberculeux. Non seulement elles visitent le malade, mais aussi sa famille ; elles veillent à l'observance des prescriptions et prennent les mesures sanitaires nécessaires.

En cas de négligence ou d'obstination la nurse rédige un rapport adressé aux autorités qui prennent les mesures coercitives jugées utiles.

La population suédoise est docile et compréhensive ; l'alcoolisme est soumis à une législation sévère ; la tuberculose des bovidés a été vivement combattue par la tuberculinisation des animaux et l'exécution des bêtes malades : cet ensemble de conditions a été favorable à la lutte antituberculeuse.

En Norvège, l'État, les municipalités ont ouvert 30 sanatoria de 350 lits pour les indigents, de 1907 à 1909.

L'État a suivi les vœux des sociétés privées ; soit en construisant des sanatoria, depuis 1909 il a construit 2 sanatoria (160-180 lits) et 4 asiles pour malades du 3e degré ; soit en subventionnant les œuvres privées en argent ou en terrain, en accordant les voyages gratuits aux malades, en créant une législation antituberculeuse.

Le 8 mai 1900 la déclaration de la tuberculose est devenue une obligation et son application n'a pas rencontré de difficultés non plus que la désinfection, légale après décès, déménagement ou crise aiguë de tuberculose ouverte.

En 1911 la loi sur l'assurance contre la maladie a été votée ; un séjour gratuit de 26 semaines au sanatorium ou à l'asile est garanti à tout ouvrier malade.

Trente municipalités ont créé des hôpitaux spéciaux et des dispensaires tenus par des nurses spécialisées et exercées. Des asiles municipaux recueillent les incurables.

Christiania, Bergen et Trondheim ont des grands dispensaires de cure, de prophylaxie et d'assistance.

En Norvège les concours privés laïques ou religieux sont très nombreux et s'unissent facilement aux pouvoirs publics pour obtenir des améliorations hygiéniques.

Les femmes norvégiennes prennent une part très active à la lutte parce qu'elles sont dans les emplois de l'Assistance publique au même titre que les hommes ; elles vivent d'une façon très indépendante et sont organisées en sociétés importantes par le nombre, l'activité et les ressources.

La Société médicale féminine a organisé des expositions populaires et ouvert un sanatorium de 100 lits.

Les sociétés religieuses « Slum Sisters » et l'Armée du Salut ont fait beaucoup de besogne à Christiania et à Bergen par des visites à domicile qui leur ont permis de signaler les logis malsains et de les nettoyer ainsi que le linge qu'elles lavent et repassent pour les mères occupées. Ces sœurs donnent des avis pour l'élevage des enfants ; elles conduisent les malades à la consultation.

L'association sanitaire des femmes norvégiennes a été fondée en 1896 dans le triple but d'acheter du matériel d'infirmière de campagne ; d'instruire des infirmières en vue d'un service obligatoire en temps de guerre ; d'organiser de rapides secours en cas de désastres en temps de paix, inondations, incendies, épidémies. En 1909 elles furent d'utiles auxiliaires durant l'épidémie de choléra.

L'association possède une pension-école où 25 élèves sont instruites chaque année. Ces infirmières sont ensuite dispersées dans le pays, hôpitaux, sanatoria, dispensaires, publics et privés, services municipaux à la campagne ou à la ville.

Depuis 1901 l'association s'est attaquée à la lutte antituberculeuse. En 1910, 12000 membres répartis en 100 sections s'y étaient attachés.

Les nurses spécialisées sortant de l'école sont rattachées aux bureaux d'hygiène ; elles se chargent d'isoler les tuberculeux à domicile et de préserver leur famille.

L'association (N. K. S.) a fait d'étroites alliances avec les médecins et les institutions publiques et privées.

Elle a fait imprimer et distribuer en 1910, 350000 brochures préventives et assuré l'assistance à domicile de nombre de tuberculeux ; en 1909 elle distribua 17291 litres de lait, des vêtements, des aliments, de la literie, en assurant la propreté et la désinfection des logis pauvres.

L'association a créé des sanatoria au nombre de quatre ; le plus grand est celui de Grafsen (Christiania) qui reçoit dans ses pavillons de bois 170 malades de toutes classes ;

d'autres ont jusqu'à 180 lits ; le prix de journée y est d'environ 4 fr. 20.

Il y a également des asiles pour contagieux où le prix de journée est de 2 à 3 francs par jour (incurables); des maisons pour enfants sains (76 places) ; un asile de travail à Bergen qui est aussi un home pour ouvriers tuberculeux sortant des sanatoria ; un dispensaire à Trondheim ; une polyclinique avec goutte de lait à Fredrikstadt.

Les ressources de la Société vont lui permettre de créer une exposition de la tuberculose qui comportera une exposition du travail à domicile et en atelier[1].

Ces ressources proviennent des bénéfices produits par la vente de l'alcool qui est un monopole d'État[2]. En 1909 les donations privées et les fondations attribuées à la lutte antituberculeuse étaient de 3 millions de couronnes.

Les autres revenus proviennent de cotisations, de subventions ; depuis 1901, de la vente des timbres de Noël qui, de 1906 à 1909, a produit 90 200 francs.

La fleur de mai qui se vend le jour de la fête nationale le 17 mai a produit :

En 1909. . . .	69 400 francs.
En 1910. . . .	90 200 —

Jusqu'à 1910 la grande étendue du pays, sa population disséminée avaient empêché de créer la Ligue nationale norvégienne, mais l'effort de la Norvège avait été constant, universel, considérable. L'abaissement de la mortalité en est une juste récompense.

En 1899 (statistique de 1859 à 1899) il y avait	28	décès sur	10 000 habitants.
En 1904	—	24	—
En 1906	—	23	—
En 1908	—	21,4	—

La Belgique.

La Belgique se place en bon rang dans la lutte antituberculeuse. Son armement, dû à l'initiative privée, a trouvé tous les

1. En construction.
2. Voir Alcoolisme. Système de Gothenburg.

appuis nécessaires auprès des pouvoirs publics. Dans leur ensemble les œuvres belges touchent à l'éducation populaire, la préservation de l'enfance, les soins à l'adolescence et à l'âge adulte.

Mais aucune ne s'adresse aux femmes tuberculeuses, ce qui est particulièrement inattendu, car la ligue nationale belge a trouvé dans ses comités féminins des appuis importants. Apports d'argent ou d'activité peu importe. A Liège le sanatorium a été créé après le dispensaire par Hortense Montéfiore; jusqu'à 1911 il n'y a pas eu de places pour les femmes au sanatorium ; actuellement une aile qui leur sera réservée est en construction.

La Ligue nationale belge fut fondée en 1897, dans le but de fonder des dispensaires pour la classe ouvrière et indigente.

Dès ce moment, il s'est fait un mouvement intéressant.

Écoles rurales. — A cette date, la Commission du travail se plaignait de ce que la préparation de la femme à son rôle de ménagère était insuffisante et provoquait la misère et la débauche dans les logis ouvriers.

En 1889, un enseignement ménager fut institué. Des classes ménagères furent annexées aux écoles pour les enfants de 12 à 14 ans. Ailleurs de véritables écoles ménagères s'ouvrirent pour les enfants de 14 ans et plus.

En 1900, il y avait 20 classes ou écoles, en 1909, 28.

Depuis 1906, il existe une école ménagère provinciale ambulante qui se rend dans les communes qui en font la demande. Dès que 12 élèves sont inscrites cette école séjourne un an dans la commune qui paie les frais d'éclairage et de chauffage et fournit le local. La province supporte les autres frais.

L'école fonctionne 9 mois avec un cours du jour et un cours du soir sous le contrôle d'une directrice et d'une maîtresse.

Les élèves y sont très nombreuses, à Nerstal ville industrielle de 27000 habitants en 1909 il y avait 27 élèves le jour et 40 le soir. Depuis on y a créé une école fixe.

Brabant. — En 1899 la section provinciale de Brabant fut organisée et le dispensaire de Liège s'est créé sur le type que Calmettes venait de décrire.

En 1902 le Comité des dames patronesses du Brabant se constitua dans le but de faire de la propagande et de fournir des subsides aux œuvres ; mais en 1904 le comité commença à s'occuper de prophylaxie et d'assistance.

Le rôle des femmes belges est très restreint en ce qui concerne les services des bureaux de bienfaisance, des hospices et de l'assistance publique : mais leur part est très active en ce qui concerne les institutions privées.

En 1909, le Comité a étendu son action par la création de visiteuses et la fondation d'un prix de propreté.

Les ressources se trouvent dans les cotisations, les dons, mais surtout dans la vente de petites roses le jour anniversaire de la reine.

Depuis peu le comité a mis en vente des timbres-poste dont le produit servira à établir le sanatorium des femmes.

Les municipalités ont fait quelques tentatives intéressantes en accordant, par exemple le logement gratuit aux indigents malades ou chargés de famille. Les gens honnêtes et travailleurs souffrent moins d'un secours en nature que d'un don en argent et ils restent plus dignes.

Les assistances ouvrières belges sont fort bien organisées, et l'initiative des corporations est très grande.

Les municipalités créent de plus en plus des écoles d'infirmières, qui feront de la lutte antituberculeuse.

Les cures d'air urbaines peuvent prendre modèle sur celle de l'hôpital Saint-Jean, à Bruxelles. Nous ne dirons rien des sanatoria et maisons de convalescence : mais il faut signaler que les sanatoria marins et les colonies de vacances au bord de la mer sont nombreuses et bien organisées.

Les indigents rachitiques sont reçus à Middelkerke fondé en 1884 par le vicomte de Grunberghe.

A Alsemberg, le sanatorium Georges Brugman a coûté 5 millions pour 85 lits seulement.

A Braden, sanatorium de Gand, les tuberculoses osseuses sont admises, même de pays étrangers, en payant.

Les colonies de vacances pour enfants anémiés sont nombreuses, à Wenduyne, à la Hulpe des centaines d'enfants passent chaque année.

Une colonie de 200 enfants est entretenue par d'anciens colons du grand air.

A Luxembourg. — Ce sont les sœurs de charité qui sont

chargées des soins aux malades, mais le gouvernement leur fait suivre des cours de prophylaxie et d'hygiène antituberculeuse.

L'Autriche-Hongrie.

Le ministre de l'Intruction publique a institué depuis 1907 des cours d'hygiène antituberculeuse pour les instituteurs et les élèves des écoles normales, ces cours ont été réunis en un volume dont 10 000 exemplaires ont été distribués dans le monde de l'enseignement en même temps que l'enseignement de l'hygiène était rendu obligatoire dans les lycées et les collèges.

En Autriche il y a bien peu de progrès dans la lutte contre la tuberculose.

A Prague, une femme Mme Altschul est conseiller de santé, elle a organisé un service d'assistance aux tuberculeux très perfectionné.

Le malade examiné au dispensaire reçoit la visite de surveillantes professionnelles qui remplacent avantageusement l'enquêteur ouvrier, elles viennent chaque quinzaine s'assurer de l'hygiène du logis et soignent le malade au besoin.

Un comité de dames non rétribuées a été constitué pour obtenir des fonds par des fêtes et pour assister matériellement les malades. Chaque dame a son assisté dont elle surveille la santé et les besoins, des réunions mensuelles sont créées pour que les visiteuses exposent la situation de leurs assistés, des fonds leur sont votés ce jour-là pour les secours du mois.

La compagnie du Lloyd, à Trieste, a pris quelques mesures sanitaires, dès que la grande mortalité de la ville, 18,2 pour 1 000 en 1904, a été constatée.

En examinant les marins on a trouvé 5 cas de tuberculose en évolution sur 1 000 hommes.

Des crachoirs ont été posés, un enseignement antituberculeux organisé, et des machines à désinfecter installées à bord pour les cabines des passagers et l'entrepont.

Hongrie. — En Autriche les efforts varient avec les villes ; en Hongrie, au contraire, la lutte antituberculeuse a pris de l'extension dès 1894 sous l'impulsion du Pr Frédéric Korany, qui avait de l'influence comme membre de la chambre des Magnats.

En 1900 s'ouvrait le premier sanatorium de la reine Élisabeth, en 1907 il comptait 3 000 lits.

Les corps de métiers possèdent leur sanatorium, l'État supporte les frais de celui des fondeurs, les imprimeurs entretiennent totalement le leur ; entre ces modes extrêmes il existe tous les intermédiaires.

Comme en Suède les sanatoria reçoivent et forment de jeunes médecins qui désirent se spécialiser.

Pour compléter cette assistance il s'est créé depuis 1908 une école forestière et une école agricole pour les rescapés. Sur tous les points l'effort a été universel, en Hongrie. Le premier dispensaire ouvrait ses portes en 1907 à Szombathely, depuis il s'en est créé beaucoup à Buda-Pesth, et quelques-uns à Nagyvarad, Pzegad, Hodmezövasachely, Szabadka, Szekesfehewan et Magyar-Ovar.

Les municipalités et les particuliers ont effectué avec élan un travail colossal. En 1898 il existait en Hongrie 5 institutions antituberculeuses, en 1908 il en existait 192.

A l'instigation du Pr Kalman Muller, il s'est créé dans toute la Hongrie des laboratoires où l'examen des crachats est gratuit, et des bureaux d'ambulances gratuites pour les tuberculeux.

Au point de vue éducatif, en dehors de l'enseignement à l'école, les journaux rédigés en plusieurs langues ont porté éloquemment la bonne parole dans tous les coins de la Hongrie, ils y ont été vite populaires, en 1903 « Tuberculose », en 1904 « Santé » et « Protection des enfants », en 1906 « Feuilles de sanatoria ».

A l'instigation du ministère de l'Instruction publique dont ils dépendent, les prêtres se sont joints aux instituteurs pour faire de la propagande. Des traductions dans toutes les langues du pays ont été répandues par eux dans les écoles et les pénitenciers.

En 1908, la ville de Buda-Pesth a ouvert un musée de la tuberculose qui publie à plusieurs milliers d'exemplaires un fascicule « La tuberculose illustrée » ; tout à fait populaire dans le pays.

Le mouvement créé par la propagande a eu une portée inattendue dans ce grand pays où les langues diffèrent non seulement par le verbe, mais par l'écriture ; ce peuple généreux et enthousiaste a fait preuve d'une solidarité sans exemple dans le reste du Monde.

Le petit village de Valem, comté de Vas, a 70 maisons et 378 habitants. Il est situé au pied de la montagne de Szent-Vid où on avait parlé de bâtir un sanatorium. Une députation du village vint, non pour protester, mais pour offrir au Comité le terrain, les matériaux de construction et leur voiturage. Dans une autre région cinq pauvres communes ont offert un terrain, 200 000 briques et ont accepté un impôt supplémentaire pour l'établissement projeté.

En France ce sont des protestations qui éclatent à propos de la création d'un sanatorium !

L'Espagne et l'Italie.

Dans les pays scandinaves, la coercition est possible. En Italie, en Espagne, des sanctions qui furent habituelles au XVIIIe siècle[1] susciteraient des révoltes. Les Pouvoirs publics peuvent agir fort peu, à cause de leur pauvreté, et l'initiative privée est faible et irrégulière.

En Espagne, la ligue antituberculeuse s'est constituée en 1902, elle a ouvert des dispensaires, type Calmettes, à Barcelone et à Madrid ; ainsi qu'un sanatorium.

En Italie pour suivre une ancienne tradition les privilégiés de la fortune donnent une place aux questions d'assistance dans leur vie. D'autre part la configuration du sol et le climat ont depuis longtemps contribué à donner aux enfants des récréations en plein air et des séjours à la campagne.

Pendant longtemps l'action ne s'est pas manifestée ; mais depuis quelques années, les pouvoirs publics, et les municipalités, surtout dans le Nord, ont notablement amélioré les conditions économiques du peuple; des efforts ont été faits pour l'isolement et l'éducation des tuberculeux. Mais dans la pratique tout est à réaliser.

Dans les grandes villes ce sont des religieuses sans instruction qui soignentles malades à domicile ; à la campagne, en dehors du médecin et de la sage-femme communale, il n'y a ni

1. Voir chap. 1er, 1re partie, p. 7.

infirmière, ni visiteuse de l'Assistance publique ou privée. L'isolement des contagieux est si difficile à réaliser que le Dr Maragliano a tenté la vaccination antituberculeuse des enfants de tuberculeux ; malheureusement cet effort pour rendre l'organisme réfractaire n'a pas donné d'excellents résultats.

L'État a fait très peu de chose dans la lutte et c'est en vain qu'au congrès de Milan, en 1906 (septembre), César Camera demandait un sanatorium pour les employés de l'État ayant contracté la tuberculose à son service.

Des sociétés privées, féminines pour la plupart, ont dans ces dernières années créé quelques œuvres intéressantes : dispensaires, asiles ; parmi les mieux organisées est l'assistance par le travail de Milan ; et les écoles de plein air, sous la tente, à Rome.

Dans ces deux dernières années la doctoresse Montessori a créé la « Casa du Bambini » pour les petits enfants dont les parents travaillent tout le jour au dehors. Sa méthode d'éducation[1] au grand air et de leçons d'hygiène a rallié toutes les classes et toutes les opinions ; même celle du Pape !

Certaines nations européennes ont beaucoup tardé à entreprendre la lutte, parmi celles-ci il faut citer la Grèce, la Roumanie et la Bulgarie.

Grèce, Roumanie, Bulgarie.

En Grèce la race est déformée et décimée par la tuberculose ; la ligue Panhellénique a vécu d'une façon ralentie jusqu'au Premier congrès grec contre la tuberculose en 1909 ; depuis cette date la Grèce adhère à l'Association internationale, à laquelle la Roumanie a adhéré en 1901[2] et la Bulgarie en 1910 ; cette dernière est la plus jeune adhérente à l'Association (VIIIe conférence. Stockholm, 1909).

Par suite d'initiatives privées de grands propriétaires, dont les domaines sont dirigés par des ingénieurs agronomes français ou anglais la vaccination des vaches laitières était obligatoire depuis plusieurs années à Sofia et dans la région

1. Méthode tirée de celle qui est utilisée à la Salpêtrière.

2. Voir chap. III, 1re partie, p. 36.

voisine. En 1908 une délégation de paysans vint demander l'abolition de cette obligation au Ministère de l'Intérieur.

Brésil.

Au Brésil toutes les vaches sont tuberculinées chaque année ; comme en Suède. Le bétail malade est abattu aussi la morbidité du bétail est tombée de 28 pour 100 à 17 pour 100 en dix ans. La lutte antituberculeuse a commencé en 1899 à Sao-Paulo ; depuis Rio de Janeiro a suivi l'exemple et s'est considérablement assainie.

A Sao Paulo le casier sanitaire des maisons est un service qui fonctionne bien. Les sociétés d'habitations à bon marché sont très favorisées ; en sus des avantages que la France donne à ces sociétés, Sao Paulo les exempte des impôts de transmission d'immeuble et de transcription dans le registre des hypothèques.

Ces excellentes mesures sanitaires ont fait diminuer la tuberculose au Brésil ; la mortalité pour 10 000 habitants qui était de 26 en 1895 est actuellement tombée à 12 en 1910, diminution de 14 pour 10 000. A Sao Paulo même elle est de 10 en 1910, soit 18 pour 10 000 de moins qu'il y a 15 ans.

La déclaration est obligatoire à Pernambuco depuis 1904, à Bahia depuis 1900 ; à Para seulement dans les cas de décès ou de déménagement. A Minas Géraés, la désinfection est toujours obligatoire après décès ou déménagement ; à Sao Paulo après décès seulement.

La République Argentine a fait peu de chose contre la tuberculose ; cependant c'est une maladie fréquente là-bas à cause des Italiens qui viennent pour la saison des blés, lins et maïs ; quarante-cinq à cinquante millions d'hommes arrivent en Argentine d'octobre à mars-avril[1].

La tuberculose diminue sur le vieux continent ; dans cer-

1. Ces Italiens rapportent à la mère patrie 15 à 20 millions par an et favorisent le commerce et la navigation, il serait désirable qu'au moment du chômage agricole les Français en fissent autant.

tains pays elle augmente ; soit à cause des immigrations ; soit à cause de la disparition d'excellentes coutumes traditionnelles ou religieuses.

Japon. — Au Japon la tuberculose augmente à cause de l'immigration ; car les coutumes d'hygiène sont restées excellentes. Le bain chaud quotidien est une règle et ce n'est qu'une des manifestations de la propreté japonaise.

Chaque maison a sa baignoire ; cuve de bois où l'eau est portée à 40 degrés grâce à un petit dispositif simple. Toute la famille et les invités y barbotent à leur heure.

Certaines piscines sont mixtes ; jadis on s'y baignait nu, cette coutume combattue par les missionnaires tend à disparaître de plus en plus.

Durant la campagne de Mandchourie, des baignoires étaient improvisées dans des jarres. Au moment du retour avant de reprendre sa place dans la société, chaque soldat fut savonné et lavé à deux eaux.

Chaque soldat nippon possède un manuel d'hygiène ; des causeries sont faites dans chaque compagnie sur des sujets actuels, envisagés au point de vue hygiénique.

Les résultats sanitaires ont été excellents ; notamment dans la guerre contre la Russie tandis que les Japonais avaient un décès par maladie contre cinq tués, les Russes avaient un tué contre 5 à 10 morts de maladie.

En Corée et en Mandchourie tout est sale ; les Japonais introduisirent l'hygiène dans les villages où ils s'installaient, ce sont eux qui obligèrent les Coréens à user de W.-C.

Au Japon, tout le monde se lave la bouche et les dents. Comme les nattes qui couvrent le sol sont d'une blancheur immaculée, tout le monde porte des chaussettes de toile blanche. Les W.-C. des maisons rurales sont à tinettes mobiles, et de l'eau pour se laver les mains est disposée à côté.

Malheureusement l'influence des Européens est déplorable ; ils font disparaître les coutumes nationales et apportent le bacille de Koch[1].

Turquie. — En Turquie la tuberculose est en progression continue depuis 30 ans ; elle avance du littoral vers l'inté-

1. Voir Usage du lait, chap. XII, 1re partie, p. 225.

rieur ; et cela coïncide avec les modifications des mœurs du peuple qui adopte les vices de notre civilisation.

Selon des pratiques séculaires, la maison était tous les deux jours lavée au torchon mouillé ; tous les 3 mois on procédait au lavage et brossage des parois ; il n'existait aucun bibelot pour recueillir la poussière et les Turcs quittaient leurs chaussures à la porte des maisons et des temples, pour marcher sur leurs bas. Les poussières de la rue restaient dehors, et la poussière de la maison était enlevée chaque jour par le torchon mouillé. Les pieds étaient lavés quotidiennement.

Actuellement ces coutumes sont perdues, on accroche aux parois des tapis, on y cloue des images ; on nettoie au balai. Et surtout le Turc devient alcoolique[1].

*
* *

Dans d'autres pays les races vierges de tuberculose vivaient sans danger dans de mauvaises conditions d'hygiène : mais dès que le bacille a été apporté il s'est développé brutalement.

Cochinchine. — En Cochinchine, chaque année le nombre des tuberculeux va en augmentant ; la maladie s'étend de plus en plus. On trouve actuellement des familles annamites composées de 3 et 4 personnes toutes atteintes de tuberculose pulmonaire. Mais chez les Annamites la tuberculose pulmonaire évolue lentement. A cause du climat elle est plus bénigne et plus curable : malheureusement elle évolue fatalement quand les malades sont alcooliques.

Les tuberculoses chirurgicales se retrouvent assez fréquemment dans les rapports des médecins coloniaux.

Guinée. — En Guinée, déjà en 1849, W. Daniell constatait que la tuberculose et la dysenterie sont les plus grands fléaux de la région. Aujourd'hui la tuberculose pulmonaire est très fréquente et très grave.

Calédonie. — Depuis l'arrivée des Européens en Calédonie la tuberculose s'est développée. En particulier aux îles Loyalty, la moitié de la population est atteinte. Il y a des cases à tuberculose où les décès se succèdent. La tuberculose

1. Voir Perse, chap. XIII, 1re partie, p. 257.

ganglionnaire atteint plus de la moitié des enfants, les indigènes l'appellent Koumalas (patates).

La tuberculose osseuse est un peu moins fréquente.

L'émigration vers la Nouvelle-Calédonie et l'Australie ramène dans les tribus des épaves qui propagent la tuberculose aux Nouvelles-Hébrides.

En Australie les grandes industries ; par exemple, les mines de Bendig près de Melbourne, prennent des mesures sanitaires : des peines sont édictées contre les personnes ne détruisant pas leurs expectorations ; une surveillance médicale des tuberculeux est faite à domicile ; des asiles et un sanatoria reçoivent les malades, et les invalides sont assistés.

Mais tout cela n'est pas pour les indigènes qui sont rembarqués dès qu'ils ne peuvent plus travailler et rapatriés dans leur pays où ils sèment la terrible maladie ; tant à cause du manque d'hygiène, que de la facilité de contamination du terrain.

*
* *

Peu à peu la lutte antituberculeuse dans les pays civilisés prend plus d'ampleur. Il faut remarquer la part importante que les femmes ont prise dans cette croisade.

En France les sociétés de la Croix-Rouge sont restées assez étrangères à la lutte. Mais depuis un an : des conférences antituberculeuses ont été organisées par la Société de secours aux blessés militaires ; au square des Peupliers[1] ou rue Vaneau[2] dans un petit amphithéâtre. La Société des femmes de France a le projet d'ouvrir une colonie agricole aux réformés pour tuberculose[3].

D'autre part le Conseil national des femmes françaises[4] a créé une section d'hygiène qui a dès lors mis à l'ordre du jour la lutte antituberculeuse et anti-alcoolique.

A sa première séance elle a décidé d'entreprendre la lutte antituberculeuse à l'école par des assistantes d'hygiène ; qui

1. Hôpital-école de la Société.
2. Conférences des Drs Armand Delille, Girard-Mangin, L. Guinard, J. Calvé, M. Labbé, Pr Letulle et M. Juillerat.
3. Voir chap. v, 1re partie, p. 79.
4. 1, Avenue Malakoff.

continueraient dans les œuvres post-scolaires à s'occuper des enfants[1]. Mais les ressources manquent encore pour réaliser ce programme.

Les Croix-Rouges pourraient collaborer avec les autorités militaires et civiles pour traiter en temps voulu les jeunes hommes impropres au service au moment du recrutement ou réformés au cours de leur service militaire.

Sans dépenses les Croix-Rouges pourraient être des intermédiaires entre la commission de réforme et les mairies ou les institutions charitables.

Le conseil national, dont la section d'hygiène est encouragée par M. Joseph Reinach, doit pouvoir obtenir les réformes nécessaires pour lutter contre la tuberculose de l'enfant.

En France les dévouements et les bonnes volontés ne manquent pas ; il suffit de les grouper, de les diriger, de les éduquer pour créer une belle et puissante armée contre le fléau tuberculeux.

La déclaration obligatoire de la tuberculose et la désinfection.

Le rapport du Dr Kuss au Congrès de Rome (avril 1912) a mis la question de la déclaration et de la désinfection obligatoire de la tuberculose à l'ordre du jour en France[2].

Allemagne. — En Allemagne, une loi impériale du 30 juin 1900 sur la lutte contre les maladies dangereuses pour la collectivité ne vise pas la tuberculose : presque tous les États allemands ont promulgué des lois complémentaires depuis.

Dans toutes les écoles la désinfection est obligatoire à date fixe et la déclaration des cas connus l'est également depuis une circulaire du 9 juillet 1907.

En Prusse la déclaration n'est obligatoire qu'en cas de mort par la tuberculose pulmonaire ou laryngée.

En Saxe, en Hesse, dans le grand-duché de Bade la décla-

1. Réunion du 19 juin à la Faculté de Médecine : P[rs] Landouzy, Letulle ; Drs Peyrot, Méry, Doisy, Girard-Mangin ; Mmes Cruppi, Alphen-Salvador, d'Abbadie d'Arrast, Jules Siegfried, M. Bédores et Aubert, etc.

2. Voir chap. x, 1re partie, p. 187 à 191, Lutte contre la contagion.

ration est obligatoire pour tuberculose ouverte après déménagement; et dans tous les établissements pour hôtes de passage ou pour malades (hôtels, surtout dans les stations thermales).

A Cologne elle est obligatoire depuis assez longtemps ; en 1907, un arrêté en a réglé tous les détails ; il en est de même à Hambourg.

La mortalité dans ces deux villes a décru considérablement depuis l'application de plus en plus rigoureuse de la déclaration et de la désinfection obligatoire.

En 1891 la mortalité à Cologne était de 25,63 pour 1 000 ; en 1907 elle était de 17,88.

A Hambourg la mortalité est tombée de 17,4 en 1896 à 16,2 en 1906.

Partout où de tels règlements sont appliqués la population en a compris la nécessité et les a acceptés sans récriminations.

Mais le service est bien assuré par des hommes entendus. A Hambourg il y a 3 postes de désinfection avec 2 personnels ; l'un attaché au service des objets contaminés : l'autre au service des objets désinfectés. Pour trois pièces contaminées par le bacille de Koch il y a 4 désinfecteurs.

En Allemagne il existe des écoles de désinfection destinées à instruire les personnes présentées par les districts ou les communes sur la théorie et la pratique de la désinfection, et de faire des désinfecteurs, des moniteurs d'hygiène.

La durée du cours est d'une dizaine de jours, et a pour sanction un diplôme de désinfecteur municipal.

Ces écoles sont assez nombreuses ; la Prusse en possédait 18 en 1909 (Flügge). Il s'en est créé à Kiel, Dresde, Saxe, Munich. Leur existence est assez ancienne elles existent depuis 1889 à Gottingue, Breslau et Cologne. Dans cette dernière ville depuis le mois d'octobre 1906 tous les infirmiers municipaux sont tenus de passer à l'école de désinfection.

La désinfection obligatoire ne peut aller sans la déclaration obligatoire ; en Allemagne la responsabilité en incombe à toutes les personnes susceptibles de faire cette déclaration. Le médecin en première ligne, le chef de famille et le malade ensuite. A leur défaut la responsabilité en incombe au propriétaire ou au locataire de l'immeuble, et à celui qui constate le décès dans les cas où la déclaration n'est obligatoire qu'après la mort (Prusse).

Dans les pays Scandinaves, la déclaration et la désinfection sont obligatoires; pour faciliter le diagnostic des tuberculoses ouvertes, l'examen des crachats est gratuit pour tout le monde; l'isolement des tuberculeux contagieux est pratiqué dans les sanatoria et les hôpitaux; les malades sont classés par degrés; et il y a assez de lits pour tuberculeux pour qu'ils soient tous accueillis.

A Copenhague, la tuberculose doit être déclarée par la famille ou le logeur, comme toute autre maladie contagieuse et tout malade est soigné gratuitement à l'hôpital d'isolement.

En Suède et en Norvège, c'est le médecin, le chef de famille ou le patron qui est responsable de la déclaration, il existe un inspecteur médical responsable. En Norvège, cet inspecteur dépend du ministère de la Justice; sous ses ordres il existe dans chaque département un médecin de district (District plaege) qui est payé par l'État, à bourse commune avec le département.

En Suède depuis 1875, en Norvège depuis 1860, une loi rend la déclaration et la désinfection obligatoires pour les maladies contagieuses. Cette loi a été appliquée à la tuberculose par des règlements.

En Norvège depuis 1900, une loi spéciale contre la tuberculose a été votée et appliquée.

Tous les cas de tuberculose ouverte doivent être déclarés et la désinfection est toujours obligatoire après la mort. La désinfection en cours de maladie ou après est rare; car on fréquente l'hôpital d'isolement dans toutes les classes de la société, mais elle est gratuite, sauf pour la literie des non-indigents.

Ces lois qui chez nous seraient mal accueillies le sont fort bien par les populations scandinaves. Il faut en trouver les raisons dans le grand respect que la population porte aux prescriptions légales et dans la culture intellectuelle développée : l'illettré n'existe pas dans les pays scandinaves. La propreté et l'hygiène sont enseignées à l'école, comme toute autre matière et les devoirs d'hygiène sont mis au rang des devoirs sociaux dans l'enseignement.

L'école scandinave est tout à fait bien comprise. Le travail manuel y est obligatoire et particulièrement bien enseigné, de manière à développer le jugement et la raison. Les installations hygiéniques scolaires, gymnases et bains-douches sont particulièrement bien organisés. La visite médicale des élèves y est faite depuis longtemps et dans beaucoup de villes la fiche individuelle existe.

La population a pris dans la période scolaire l'habitude de l'hygiène et de la propreté, on peut en juger par la manière dont elle fréquente les grands bains publics. Cette éducation de la jeunesse a préparé la population à supporter les inconvénients des mesures sanitaires nécessaires à la collectivité.

Angleterre. — En 1911 un arrêté du « Local governement Board » a rendu la déclaration obligatoire, en Angleterre et dans le Pays de Galles, pour la tuberculose pulmonaire seulement.

En Écosse, le 10 mars 1906, une circulaire[1] déclarait applicables à la phtisie les règlements du Public Health Act de 1890 (Scotland) sur la déclaration, la désinfection et l'isolement des malades contagieux. Ces règlements furent mis en vigueur à Glasgow, Édimbourg, Leith. Ailleurs la désinfection n'est faite qu'après décès, mais l'isolement des tuberculeux a été réalisé par l'utilisation des bâtiments nombreux jadis destinés aux varioleux et restés vides depuis des années.

En Angleterre[2], en 1908, la déclaration de la tuberculose devint obligatoire pour les médecins des indigents. En 1911 pour les médecins des hôpitaux, hospices et dispensaires[3]. Huit mois après, la déclaration devint obligatoire pour tous les praticiens et les médecins inspecteurs des écoles. Une somme de 37 millions et demi fut votée par le parlement pour un sanatoria et d'autres institutions antituberculeuses.

La déclaration est à la charge du médecin ; le praticien doit faire sa déclaration dans les 48 heures qui suivent le diagnostic ; le médecin inspecteur des écoles doit envoyer la

1. Émanant du Local Government Board of Scotland (Public Health).
2. The Public Health (Tuberculosis). Régulations, 15 novembre 1911.
3. La déclaration est limitée aux malades qui ne contribuent ni totalement, ni partiellement à leur entretien.

liste des tuberculeux 48 heures après l'inspection périodique, chaque déclaration comporte une indemnité variant de 1 shilling à 2 shillings 6 pence. Bien entendu il n'y a pas de sanction, puisqu'il n'y a pas mise en doute de l'intégrité du médecin.

La déclaration, obligatoire pour les médecins, ne doit entraîner ni gêne, ni contrainte pour les malades. C'est une mesure qui doit être utile à la collectivité, sans nuire à l'individu.

Sont donc déliés de l'obligation les médecins inspecteurs pour les candidats à un emploi, pour les compagnies d'assurances ; les médecins contrôleurs des passagers et des équipages d'émigrants ; les médecins praticiens quand il s'agit de malades dont le domicile n'est pas en Angleterre.

Aucune mesure coercitive ne sera prise contre les malades, la déclaration n'a donc que des effets facultatifs qui ne peuvent en aucun cas être imposés.

Mais chacun espère que les mesures prophylactiques seront prochainement acceptées et réclamées par la population, par les malades ou leur famille.

La déclaration doit être faite au médecin d'hygiène (Médical officer of Health) qui est attaché aux Conseils.

Les conseils sont représentés par les maires, les conseillers municipaux des villes et les conseillers des districts urbains et ruraux : ce sont eux qui doivent prendre toutes les mesures sanitaires utiles pour les mettre à la disposition de la population. Mesures éducatives, services de désinfection et d'isolement, organisme d'assistance et de prophylaxie sont à leur charge. Leur action dans les hôpitaux est nulle.

Le secret absolu est obligatoire pour les officiers municipaux chargés des registres, ce qui est une garantie pour le malade, dont l'existence ne peut être troublée par une indiscrétion.

Les registres ne sont communiqués qu'aux personnes dûment autorisées et aux médecins inspecteurs des écoles de manière à créer une coopération entre les autorités sanitaires et l'enseignement.

Sur ces registres les démarches prophylactiques sont portées, ces démarches sont laissées à la discrétion de l'Officer of Health.

La loi anglaise a donc organisé la déclaration obligatoire, sans sanction et limitée dans certains cas où la liberté individuelle est en jeu.

Cette forme est peut-être celle qui conviendra le mieux à notre pays, où les individus acceptent difficilement toute obligation n'ayant pas d'intérêt direct pour eux. Mais jamais les médecins français n'accepteront la déclaration si elle n'est pas faite par le malade ou sa famille seulement. Pour faciliter la déclaration volontaire du malade, il serait commode de constituer les dispensaires officiels en stations d'enquêtes, le malade instruit et éduqué par des visiteuses, pourrait se renseigner auprès d'elles et se décider en connaissance de cause bien plus facilement, surtout s'il avait la certitude que son secret est gardé[1].

1. En avril 1912 M. Joseph Reinach a porté la question devant l'Académie de Médecine. Le rapporteur le Pr Letulle a donné un rapport favorable le 8 octobre 1912, lequel fut vivement combattu par le Pr Robin le 22 octobre 1912.

Personnellement nous croyons que la déclaration obligatoire de la tuberculose au début est la meilleure méthode pour éduquer les masses ; et pour assister les indigents tuberculeux en temps voulu ; c'est-à-dire de la seule manière efficace. Nous regretterons donc très vivement qu'une question professionnelle fasse échouer une mesure si utile à l'intérêt général.

CHAPITRE III

LES QUESTIONS D'ASSISTANCE

La tuberculose est une maladie longue, coûteuse, souvent incurable pour l'indigent, ou celui qui, gagnant sa vie et celle des siens au jour le jour, devient un indigent dès qu'il ne travaille plus régulièrement. Il en est de même pour celui dont la famille tombe inévitablement à la charge de la société si le chef disparaît ou devient valétudinaire.

Le XIXe siècle a vu naître dans le domaine médical les lois de la prophylaxie. Dans les soins modernes aux malades, les soins préventifs tiennent une grande place.

Le XIXe siècle a compris qu'il faut empêcher les désastres irréparables de la misère au lieu de soulager les maux que les pouvoirs publics n'ont pas su écarter des foyers pauvres.

Le XXe siècle réalisera, il faut l'espérer, par des lois sanitaires, par l'amélioration des conditions du travail, de l'alimentation et du logis, cette prophylaxie.

Mais jusqu'à nouvel ordre, en face de la question de prophylaxie et de cure, la question d'assistance aux tuberculeux se pose.

Jadis l'assistance était une aumône, œuvre d'individus isolés, aujourd'hui c'est l'effort d'une série de groupes de bonne volonté. Les sociétés d'assistance ont été nationales jusques à ces dernières années : actuellement il existe des services internationaux de renseignements et d'assistance.

Assistance internationale. — C'est le congrès de Copenhague en 1910[1] qui mit au jour l'effort de toutes les nations.

1. Rapporteurs : Strauss, Léon Lefébure, Louis Rivière, Mirman pour la France.

C'est le comité danois qui avait lancé un appel aux nations civilisées; 24 y ont répondu, 17 étaient officiellement représentées.

Partout les conditions de la lutte économique ont posé les mêmes questions, de travail, d'hygiène du travail et de la vie, les législateurs, les économistes, les hygiénistes et les philanthropes se trouvent réunis sur le même terrain.

D'autre part les conditions du trafic, les transports faciles et à bon marché, les exigences de la vie économique multiplient les voyages et les dangers de maladie ou d'accident auxquels les individus sont soumis.

Les richesses circulent; le travail spécialisé s'effectue d'un pays à l'autre, les instruments nécessaires à son exécution, c'est-à-dire les ouvriers, circulent également.

Les coolies chinois pullulent en Amérique ; les terrassiers italiens, les tailleurs israélites russes ne se comptent plus à Paris ; les ouvriers agricoles vont d'Italie en République Argentine.

Il en résulte naturellement la présence d'indigents étrangers dans tous les pays du monde et l'obligation pour les sociétés civilisées de se préoccuper de leur situation.

Assistance temporaire. — La question d'assistance ne se pose pas ; il est évident que tout individu malade ou pauvre quelle que soit sa nationalité doit être secouru ; mais il est difficile de s'entendre sur l'attribution des frais d'assistance. Souvent les travailleurs d'une nation sont impitoyables pour les étrangers, parce qu'ils prétendent que la main-d'œuvre étrangère fait baisser les prix et augmente les chances de chômage.

S'il s'agit d'assistance temporaire, la question est toute résolue ; un accident du travail, une maladie aiguë, une poussée de tuberculose seront inévitablement traités dans le pays où se trouve l'individu. Mais la question devient complexe dès qu'il s'agit des suites de la maladie ou de l'état de la famille du malade.

Par exemple un Russe peut être traité pour des hémoptysies à l'hôpital en France ; mais il ne peut bénéficier de l'envoi dans un sanatorium au moment de sa sortie de l'hôpital. La vie matérielle et les soins nécessaires lui sont gratuitement accordés, mais sa femme et ses enfants n'ont aucun droit à un secours.

La question ne se pose pas que pour les étrangers ; par exemple, un ouvrier s'embauche à Rouen où il réside deux ans. Il y est opéré d'une tuberculose articulaire du coude et rentre à Paris en convalescence dans sa famille pauvre ; s'il ne réussit pas à trouver un travail rémunérateur puisqu'il a perdu son domicile de secours il ne peut obtenir d'assistance régulière pour compenser la diminution de sa capacité de travail.

Ce sont les sociétés privées qui peuvent répondre à ces besoins actuellement, ce pourquoi l'Assistance publique ne peut se passer de l'Assistance privée.

Pour Paris, en particulier, la question serait presque insoluble sans elle, car Paris est le rendez-vous de tous les indigents. Maxime du Camp disait que « Paris serait bien peu misérable, si les misérables de la province ne l'encombraient. »

Assistance permanente. — Plus les cas d'assistance tendent vers la permanence, plus la question se complique, aussi bien vis-à-vis de l'Assistance publique que de l'Assistance privée.

Cette dernière n'est pas organisée, sauf exceptions rares, pour distribuer des secours permanents ; elle doit suppléer l'assistance officielle dans les cas irréguliers ou apporter le complément nécessaire à cette assistance de temps à autre.

L'assistance officielle nationale se refuse jusqu'à ce jour à assister régulièrement les étrangers.

Une assistance permanente, pour un tuberculeux chronique par exemple, peut être sollicitée par différentes classes d'individus.

Les uns ont déjà fait une durée de séjour assez longue pour perdre leur nationalité ; il arrive très fréquemment qu'ils ont négligé de se faire naturaliser, or la naturalisation d'un indigent est impossible.

Le congrès de Copenhague a émis le vœu que de tels sujets étrangers résidant depuis très longtemps dans un pays soient assimilés aux nationaux parce qu'ils ont contribué par leur travail à enrichir le pays. On a de suite objecté que beaucoup d'émigrants ne produisaient rien, les Italiens modèles du quartier des Écoles ; les Russes et Polonais israélites du quartier Saint-Paul n'apportent à Paris aucun travail suivi ; il est probable que d'autres pays ont de semblables exemples à citer[1].

Tous les indigents étrangers ne sont pas intéressants, mais en général les travailleurs fixés depuis longtemps en un lieu y ont apporté leur activité et leurs qualités intellectuelles ou originales et causé ainsi un mouvement national autour d'eux.

D'autres indigents ne résident dans le pays que depuis quelques années : l'assistance permanente devra-t-elle leur être accordée ? Leur rapatriement est difficile ; souvent une question délicate se pose. Ce sont des réfugiés politiques ou des insoumis ; personne ne prendra la grave responsabilité de remettre ces individus à la justice de leur pays.

Le congrès de Copenhague a émis le vœu que surviennent des ententes internationales comportant la réciprocité.

Dans l'état actuel de la question l'assistance aux étrangers et aux individus privés de leur domicile de secours est en partie résolue par l'assistance privée, toutes les sociétés intervenant sans considérations d'origine auprès des malheureux.

Il existe des services internationaux privés. A Paris l'Office central des œuvres de bienfaisance est en correspondance avec plusieurs pays étrangers. Il existe d'autre part dans les ambassades, les légations et les consulats, des services d'assistance pour leurs nationaux.

Enfin il s'est fondé dans toutes les grandes villes des œuvres publiques ou privées étrangères.

A Paris, l'Angleterre, l'Allemagne, l'Autriche-Hongrie, l'Amérique, l'Espagne, la Hollande et la Belgique, l'Italie, la Russie et la Pologne, la Suisse et les Pays scandinaves sont représentés. La Société de bienfaisance scandinave donne 5 francs à l'arrivée et 2 francs par jour en cas de maladie ; mais ses enquêtes sont sévères et plus que tout autre elle tient à pratiquer la solidarité, mais à ne pas faire la charité.

A l'étranger la France a plus de 360 000 nationaux[2] ainsi répartis :

1. La plupart sont des nerveux que Gorki a bien décrits dans son livre « Les Vagabonds ».

2. 1909.

105 000 aux États Unis et en Angleterre.
100 000 en République Argentine.
58 522 en Suisse.
56 676 en Belgique.
20 560 en Espagne.
[illegible] 48[illegible] dans l'Empire allemand.
15 000 en Égypte et Turquie.
13 000 en Uruguay.
9 400 en Russie.
6 913 en Italie.
3 976 au Mexique.

En tout elle possède à l'étranger 1 600 lits qui représentent une dépense annuelle de 2 millions de francs.

Aux États-Unis l'hôpital français de New-York compte 125 lits et reçoit riches et pauvres ; 500 indigents y passent chaque année ; à San-Francisco il y a 200 lits et à la Nouvelle-Orléans 60.

A Londres l'hôpital français a reçu, de 1868 à 1908, 20 501 malades ; il ne compte que 70 lits, mais est complété par une maison de convalescence de 61 lits et un asile de vieillards de 30 lits, à Brighton.

En République Argentine la société française philanthropique de Rio-de-la-Plata a un nombre considérable de lits. Au Pérou, à Lima, nous avons 40 lits. A Haïti, Port-au-Prince, 24, et l'hôpital français de Mexico est important.

A Genève l'hôpital de la Société d'assistance aux vieillards français a 25 lits et vient en aide à 16 vieillards à domicile.

C'est en Espagne, à Madrid que l'hôpital Saint-Louis des Français, 40 lits, a reçu les premiers nationaux au XVIIe siècle ; en Portugal l'asile Saint-Louis a 22 lits (Lisbonne).

En Turquie et en Chine les œuvres des missionnaires français se sont multipliées ; surtout créées dans un but de propagande religieuse elles sont ouvertes aux Français et aux indigènes. A Constantinople l'hôpital Henri Giffard compte 81 lits payants et des salles communes. A Beyrouth l'hôpital français a 125 lits et à Jaffa l'hôpital Gismet 40.

En Russie, l'association française de bienfaisance a un hôpital de 60 lits à Saint-Pétersbourg, dont 20 lits gratuits ; en 1908 ils ont accueilli 57 indigents durant 2 340 journées. Le 31 décembre 1908 l'association ouvrait un asile de 59 lits.

A Moscou il existe 42 lits à l'asile Sainte-Dorothée et à Odessa 17 lits, à l'asile de la société de bienfaisance.

De plus la France possède des sociétés d'assistance dans 126 villes étrangères : 88 en Europe, 13 en Asie et en

Afrique, 25 en Amérique. Leur capital est de onze millions et demi de francs. En 1910 elles ont distribué 800 000 francs[1], sur lesquels le Ministère des Affaires étrangères donne 50 000 francs et elles ont secouru 22 000 indigents[2] et rapatrié 3 000 Français, dont 2 500 d'Europe, 450 d'Afrique et d'Asie, 50 d'Amérique.

Assistance privée. — L'assistance privée soulève des questions diverses, dès qu'elle est aux mains de groupements. Les souscripteurs ne voyant pas utiliser leur argent eux-mêmes, doivent faire confiance aux administrateurs de la Société, qui sont en général gens de bonne volonté, mais sans rémunération. Ils sont parfois négligents, rarement déshonnêtes.

L'individu soucieux des intérêts de la collectivité se montre peu préoccupé du sort de sa souscription, il ne veut pas penser aux malversations individuelles rares du reste ; il vise un résultat général. Au contraire l'égoïste heureux, désireux d'acheter son repos est plus circonspect, il préfère adresser son obole aux mendiants qu'il redoute, sans souci des êtres irresponsables de leur misère que les œuvres découvrent.

En Chine, dans plusieurs villes, les mendiants sont les maîtres; les habitants sont contraints par leurs huées à leur verser une dîme, mais cet état de choses tend à disparaître. A Ch'ong-King les mendiants sont recueillis dans un asile où les malades sont soignés et où les autres travaillent. Ceux qui s'exécutent sont bien nourris, les autres fort mal. A Chentu, il s'est ouvert une école professionnelle où les mendiants sont amenés par la police; les plus actifs peuvent y apprendre le tissage, le polissage du verre ou la reliure.

Si l'assistance privée est parfois suspecte de désordre, l'assistance publique est fréquemment accusée de gaspillage; dans certains pays ce n'est pas tout à fait à tort.

En Espagne, l'assistance publique doit surveiller les œuvres de bienfaisance privée. Or, la loi n'est pas suivie, et sur 9 107 institutions plus ou moins subventionnées, 4 476 seulement fonctionnent.

1. 535 000 en Europe.
200 000 en Amérique.
65 000 en Asie et Afrique.

2. 14 000 en Europe.
6 000 en Amérique.
2 000 en Asie et Afrique.

En 1907, le contrôle fit disparaître un médecin, un pharmacien et un secrétaire rétribués, dans un établissement qui n'avait jamais fonctionné depuis 1814. Le Dr Juan Martinez Médana avait fondé l'hôpital Notre-Dame de Grâce, à Cuenca ; en le dotant de propriétés immobilières (maisons et terrains, vignes et jardins), en 1907 l'établissement n'était pas encore ouvert et la dotation avait singulièrement décru, les revenus ne pouvant suffire à entretenir les fonctionnaires qui se trouvaient à la tête.

En 1906, les pouvoirs publics ont dissous le conseil d'administration de l'hôpital Saint-Jean-Baptiste, fondé en 1619, par l'évêque Juan de Cuencia, à Almenara, pour éviter la ruine de l'établissement auquel on avait enlevé portes et fenêtres, et nombre de matériaux de bois et de fer.

Mais ce qui se passe en Espagne fait exception et malgré tout l'assistance privée a des moyens d'action mieux adaptés aux besoins du misérable à cause de sa plus grande liberté. Elle a moins de sécheresse, et si elle n'est pas plus efficace, elle est plus compatissante et plus réconfortante que l'assistance publique.

Elle a souvent le défaut malheureusement de ne pas respecter la liberté de conscience et il faut avouer que son organisation est quelquefois défectueuse.

Unions d'œuvres. — L'assistance efficace aux tuberculeux indigents, dont les besoins sont si divers, ne peut être assurée que par les unions d'œuvres d'assistance publique et privée qui peuvent intervenir pour placer ou préserver les convalescents et les enfants ; secourir les familles en temps utile.

Grâce à ces unions le faux pauvre est démasqué et la famille intéressante soutenue et renseignée. L'éparpillement des ressources et le désordre disparaîtront le jour où les unions d'œuvres seront assez bien organisées et ces unions pourront solliciter et obtenir plus facilement l'appui des pouvoirs publics[1] qui devront compter avec elles.

A Londres en 1869, on créait « the Charity Organisation

1. Conditions : un local neutre, des réunions mensuelles et un président annuel.

Society »; à Stockolm en 1889, le Comité général de protection des pauvres; à Berlin, la Ligue des sociétés de bienfaisance; en 1890 à Paris, l'Office central des œuvres de bienfaisance, et un peu plus tard en 1905, les Unions des œuvres d'assistance privées, qui se réunissent dans beaucoup d'arrondissements.

Loi du 14 juillet 1905. — L'une des lois d'assistance publique que les tuberculeux doivent invoquer le plus souvent est celle du 14 juillet 1905, relative à l'assistance aux vieillards, infirmes et incurables.

Cette loi a rencontré beaucoup de difficultés pratiques, non pour les vieillards de 70 ans et les infirmes, mais pour les incurables.

La loi est appliquée aux incurables : après la production par l'intéressé d'une demande d'assistance accompagnée d'un certificat médical et après avis du Conseil général qui classe les demandes sous des rubriques diverses.

Pour les tuberculeux l'assistance en maisons de secours communales ou départementales est rarement appliquée ; c'est généralement par un secours d'argent à leur domicile qu'ils sont assistés.

Mais à quel moment un tuberculeux de la classe populaire doit-il être rangé parmi les incurables, c'est un point bien difficile à déterminer que la circulaire du 14 juillet 1908 a essayé de fixer dans les termes suivants : « Si l'on doit tenir pour certain que la tuberculose est une maladie guérissable, il est non moins certain qu'elle ne l'est, dans l'état actuel de la science, qu'autant que l'affection n'a pas atteint un certain degré. Il faut un certificat médical précis et détaillé sur lequel en cas de recours la commission cantonale et la commission centrale pourront asseoir leur jugement. Souvent des contre-visites s'imposeront[1]. »

Conseils généraux. — D'une façon générale les Conseils généraux prennent peu garde aux vœux d'hygiène; ils sont plus souvent préoccupés de politique. En 1906 il n'y eut que

1. Dans la pratique le tuberculeux est assisté à la dernière période de la maladie, quand la misère est devenue pour lui et les siens un état dont rien ne pourra le sortir.

le Gers, le Calvados, les Côtes-du-Nord, l'Ain, la Sarthe, l'Oise et la Manche qui se soient préoccupés de la nouvelle loi. D'autre part les tuberculeux trouvent peu de recours ailleurs que dans les villes avec cette législation. Il est certain qu'une loi visant spécialement la tuberculose eût rencontré moins de difficultés d'application.

Parfois le but a été dépassé; ainsi à Boulogne le budget des œuvres de l'enfance, c'est-à-dire de l'avenir, est de 18 550 francs contre 88 629 francs en secours aux infirmes et incurables, et le rapport Constantin a signalé nombre d'abus.

En réalité, le tuberculeux indigent est incurable dès le second degré de sa maladie neuf fois sur dix et des mesures particulières devraient être prises à son égard.

Assistance par le travail. — Une autre assistance qui se trouve sans cesse sollicitée par les tuberculeux, c'est l'assistance par le travail : à laquelle le rescapé du sanatorium, les mutilés de la tuberculose chirurgicale s'adressent de toutes parts.

Cette assistance est bien difficile à réaliser, mais il est désirable que la phobie contre le tuberculeux guéri disparaisse d'une part[1]; et que, d'autre part des écoles et des ateliers s'ouvrent pour l'apprentissage et le travail des estropiés et des mutilés. Nombre de coxalgiques, de pottiques, de malades guéris avec des ankyloses y trouveraient grand bénéfice.

En Angleterre, à Holton, il existe de semblables écoles et ateliers; il existe à Paris des ateliers fondés par M. Marsoulan, au Pré-Saint-Gervais et rue Planchat. A Charleroi il existe une école-atelier importante.

Les précurseurs de ces idées les ont réalisées d'abord en Allemagne. C'est à Munich que Helder fonda en 1832 le premier établissement de ce genre, mais c'est surtout en Danemark que l'œuvre prit le plus grand développement grâce au pasteur danois, Hans Knudsen; dès 1874, grâce à Mlle Petersen son institution devint très prospère, en 25 ans 5 800 estropiés y passèrent.

Mais ce qu'il y a de mieux dans ce genre est l'atelier école de la clinique orthopédique de l'hôpital Maximilien de Saint-

1. Voir Croix Rouge allemande, p. 266, chap. 1, 2e partie.

Pétersbourg, fondé en 1897 à l'instigation du Pr Welliamnioff par Tcharnomskaia.

Bureaux de bienfaisance. — L'action des institutions de bienfaisance sur l'hygiène sociale est fort importante et les bureaux régulièrement organisés ont été sollicités par les vœux du Congrès d'hygiène sociale de Nancy en 1906, sur le rapport de M. Lallement, vice-président du bureau de bienfaisance de Nancy.

1er vœu. — Que les Bureaux de bienfaisance, tout en continuant à distribuer des secours en argent et en nature, soient invités à instituer des œuvres de prévoyance, d'hygiène et de préservation de la misère, propres à relever l'indigent et à améliorer les conditions de son existence, « telles que : apprentissage d'un métier, enseignement ménager, assistance par le travail, goutte de lait ou bon lait, assistance par le jardin, assistance par l'habitation, prêts de draps, exercices gymnastiques, etc. » ;

2e vœu. — Qu'ils mettent à exécution, si possible, la faculté qu'ils tiennent de l'article 6 de la loi du 12 avril 1906, d'employer le cinquième de leur patrimoine à faire construire des *maisons à bon marché* pour les donner à habiter aux familles qui ne peuvent vivre du produit de leur travail, moyennant un taux de loyer réduit et dont le payement pourra être facilité par un secours proportionné aux charges de famille et aux ressources provenant du salaire ;

3e vœu. — Qu'ils concèdent à leurs assistés, à titre de secours, les terrains propres à la culture dont ils peuvent être propriétaires, sinon qu'ils en prennent en location pour les leur concéder au même titre ;

4e vœu. — Que les communes, propriétaires elles-mêmes de terrains propres à la culture, s'entendent avec leur Bureau de bienfaisance pour lui louer ces terrains, afin que celui-ci puisse les donner à cultiver aux assistés à titre de secours ;

5e vœu. — Enfin, que les Pouvoirs publics compétents prennent les mesures nécessaires pour faire élaborer un règlement invitant les commissions administratives des Bureaux de bienfaisance à rendre, autant que possible et dans la limite de leurs ressources, l'Assistance hygiénique et préservatrice de la misère, et que les collectivités, telles que l'État, les départements et les communes, ainsi que les divers comités de l'Alliance d'hygiène sociale encouragent et favorisent la création de toute œuvre ayant un caractère d'assistance hygiénique et préventive. — (Vœux Lallement.) A ces vœux, qui résument le rapport de M. Lallement, M. Jules Siegfried, député, ajoute un vœu général voté à l'unanimité;

6e vœu. — Le Congrès, approuvant sans aucune réserve la voie de *prévoyance* dans laquelle est entré le Bureau de bienfaisance de Nancy, émet le vœu :

« Que tous les Bureaux de bienfaisance de France suivent l'exemple de Nancy et tendent à associer de plus en plus la prévention à l'assistance[1]. »

Rôle des femmes. — Le Congrès de Copenhague a traité du rôle des femmes dans l'Assistance : mettant pour la première fois la question à l'ordre du jour.

En France, leur rôle est important dans les sociétés privées, et il y devient chaque jour plus important. Elles sont encore timidement introduites dans les fonctions de l'Assistance publique, tandis qu'ailleurs elles y ont un rôle considérable qui leur est donné facilement dans les Pays Scandinaves et en Allemagne.

Au Congrès de Copenhague le Dr Munsterberg, directeur de l'Assistance publique de la ville de Berlin, a déclaré avec plusieurs autres rapporteurs qu'il est urgent de former les femmes qui s'adonnent à l'Assistance sociale et antituberculeuse par une instruction pratique donnée dans des cours et des écoles que les hommes auront grand profit à fréquenter.

La pratique de l'assistance et de l'éducation améliore la condition de la femme en proposant de nouvelles tâches à son activité. En 1823, Bernardino Rivadavia fondait dans ce but la Société d'Assistance publique de Buenos-Ayres, qui dispose d'un budget annuel de près de neuf millions de francs aujourd'hui, et qui a le caractère d'institution publique dotée de la personnalité civile.

La tuberculose est autant une maladie d'ignorance que de misère; pour éduquer les classes populaires les affiches, les

1. Voir *Presse Médicale* n° 95, 19 nov. 1912. Le Dispensaire antituberculeux de Lyon (Jules Courmont).

cartes postales sont insuffisantes, et les avis patronaux ou émanant de la classe bourgeoise sont suspects. La femme qui s'intéresse au nourrisson à la crèche, l'institutrice qui reçoit les enfants à l'école, la dame visiteuse qui va à l'hopital ou à la maison, aura la plus grande action sur les gens du peuple.

Comme le disait André Mesureur, en parlant d'infirmières destinées à suivre le malade à domicile : « Il y a dans l'assistance féminine une part d'aide maternelle qui est un appoint inestimable. Le feu allumé, un aliment préparé à point, l'exemple d'un menu approprié sera beaucoup plus utile au malade que toutes les pièces de cent sous du bureau de bienfaisance. La pratique jointe au conseil donné sur telle ou telle manière d'installer le lit, de faire la nourriture, s'oubliera moins facilement qu'une parole toujours brève donnée dans la confusion d'une consultation, qu'un conseil trop général et naturellement vague. »

Le rôle des femmes dans l'hygiène est patronné par sa déesse même, Hygie, fille d'Esculape, fort honorée au VIe siècle de notre ère, et dont le culte passa à Rome. Jadis c'était une grave matrone, le sculpteur Thorvaldsen en a fait une jeune fille jolie, fine et élégante : c'est l'image même de l'évolution des idées sur le sujet qui nous occupe. La charité était aux mains des femmes d'âge, en grande partie libérées de leurs devoirs vis-à-vis de leur famille. Aujourd'hui l'action sociale est aux mains des jeunes filles et des jeunes femmes, la nouvelle génération s'y intéresse de plus en plus. La sentimentalité disparaît pour faire place au sentiment pratique et à l'activité éclairée. L'assistance raisonnée et informée se substitue à l'aumône.

C'est aux mains des femmes, dans les crèches, les dispensaires, les sociétés d'assistance que se trouve l'éducation populaire. « La Société doit à chaque être humain dès sa naissance une protection suffisamment efficace contre l'infection tuberculeuse, il est nécessaire que, par une éducation appropriée elle le mette en état d'éviter pendant tout le cours de son existence les occasions de contage (Calmettes). » Cette éducation ne peut être donnée que par les femmes dont le rôle dans la lutte antituberculeuse a été mis en lumière, par une série de rapports, depuis le congrès de Vienne.

Il est d'autre part impossible de lutter contre la tuberculose par des lois seulement et d'assister les tuberculeux par des organismes officiels. L'union des législateurs, de l'Assistance publique et de l'Assistance privée est nécessaire aux besoins de la cause.

« Jamais l'Assistance officielle, avec des instruments salariés, si consciencieux que soit leur concours, avec ses sévérités de contrôle formaliste, ne produira dans des cas nombreux, les résultats qu'obtient par ses propres actes, la charité religieuse ou la bienfaisance privée » (Lecour).

Législation. — Au point de vue législatif, la conviction de l'importance des questions d'hygiène n'existe, ni dans le Parlement, qui fait des lois incomplètes ; ni dans le peuple qui ne les observe pas. Mais une loi n'est pas active tant que l'esprit public n'est pas préparé à l'accueillir : on ne tente rien pour l'y préparer. Il est facile de trouver en exemple une série de lois inachevées.

Le médecin est tenu de déclarer les maladies contagieuses ; mais le client n'est pas tenu de prendre des précautions.

La loi sur le port des fardeaux n'est actuellement applicable qu'aux enfants employés dans l'industrie sans étendre son action aux enfants employés dans le commerce !

Du reste la lutte sociale est assez complexe. Si le Conseil municipal vote les crédits nécessaires à la création de salles d'isolement pour les tuberculeux il faudra exiger des impôts qui porteront probablement sur les jardins des villes ce qui provoquera leur disparition. Il en est de même de l'impôt des portes et fenêtres qui provoque la fermeture de prises d'air et de lumière nécessaires à la vie.

Les charges fiscales sur la terre dépeuplent les campagnes, et provoquent le surpeuplement des villes.

Si les propriétaires sont plus imposés, il y aura moins de bâtisses, ce qui se répercutera sur le salaire des ouvriers du bâtiment, les vieilles bâtisses subsisteront et les loyers deviendront plus élevés. A Lyon, où les œuvres sociales sont bien conduites et entretenues, la charge fiscale sur les immeubles est de 25 à 33 pour 100 du revenu net, ce qui a provoqué un arrêt de la construction et une surenchère des loyers. En revanche, l'octroi a été supprimé à Lyon ; mais l'ouvrier qui achète au détail n'en profite pas, ce sont les intermédiaires et les gens aisés qui bénéficient d'une loi faite pour les gagne-petits.

Au congrès de l'Octroi (1907), le maire de Nantes, Saradin, déclarait que le prix des denrées précédemment assujetties à l'octroi est resté le même pour la population ouvrière qui achète au détail.

Aussi le congrès d'hygiène sociale de Lyon en 1907 a émis le vœu que « sous peine de nuire aux travaux d'assainissement et d'entretien du logement, il ne soit plus procédé à de nouvelles aggravations d'impôt sur la propriété bâtie servant à l'habitation ».

D'autres congrès ont réclamé la disparition de l'impôt sur les portes et fenêtres, et la question des octrois a été portée devant la Commission de la tuberculose.

Les grandes réformes qui ne peuvent se faire par les législateurs peuvent être réalisées par une entente du grand public. Les consommateurs notamment peuvent provoquer d'importants effets généraux.

Quand Napoléon Ier fit lourdement imposer le vin de Bordeaux exporté, les Anglais n'en achetèrent plus et il fallut revenir à la taxe précédemment fixée.

En 1900 au moment de la grève de Saint-Quentin les tisseurs obtinrent 10 francs par jour ; de suite le prix de vente fut augmenté ; les acheteurs se transportèrent ailleurs. Il fallut réduire le salaire, sur la demande même des ouvriers qui chômaient.

Actuellement la Ligue sociale d'acheteurs utilise sa force économique pour obtenir que du travail soit exécuté dans des conditions morales et justes.

En France, au point de vue de la législation de l'hygiène sociale, il y a souvent mésentente parce que les amendements d'hygiène qui sont proposés à la Direction de l'hygiène au ministère de l'Intérieur (1889) peuvent être successivement rejetés ou adoptés par le comité des arts et manufactures au ministère du Commerce ou le comité consultatif d'hygiène publique au ministère de l'Intérieur [1].

1. Voir chap. x, 1re partie, pages 195-196, L'utilisation de mesures prophylactiques dans les ateliers.

Il est nécessaire que chacun travaille contre la tuberculose, c'est un grand fléau qu'il faut attaquer de toutes parts et qui succombera plus facilement à des efforts partiels mais obstinément répétés qu'à une œuvre puissante qui l'attaquera fortement, mais sur un point unique. Les améliorations du logement, les œuvres qui envoient les ouvriers ou les enfants au grand air, la suppression du travail de nuit (boulangers et verriers), l'assistance en cas de maladie sont autant de raisons de disparition de la tuberculose : grâce à elles on peut prévoir le jour où la maladie ne règnera plus à l'état endémique en France.

CONCLUSIONS

L'infection tuberculeuse n'est pas comme les maladies contagieuses une infection violente et rapide, à contagion immédiate et à traitement spécifique comme la diphtérie, la fièvre typhoïde. C'est une infection à évolution chronique, à contagion lente, et contre laquelle le médecin et la thérapeutique sont impuissants sans des concours sociaux.

C'est une maladie dans laquelle la cure de l'individu n'a qu'une importance secondaire à côté de la défense de la collectivité.

Dans l'état actuel de notre société, les individus se réunissent pour travailler ou s'amuser. La santé d'un individu réagit donc sur celle des autres (ateliers, écoles, théâtres).

Les échanges d'une ville à l'autre ou d'un pays à l'autre sont continus, la santé de l'un peut se répercuter sur celle de l'autre.

L'alimentation demande chaque jour de plus grands approvisionnements et sa nature varie de plus en plus ; du lait, de la viande importés peuvent créer des disséminations de bacilles : des taxes peuvent modifier toutes les conditions alimentaires d'un pays.

La lutte antituberculeuse est donc vaste et complexe ; tous les concours y sont utiles sinon nécessaires.

Les médecins doivent chercher à détruire le bacille de Koch si résistant, les législateurs et les municipalités à assainir les lieux habités. Le public éclairé doit détruire les causes sociales de la tuberculose, le surmenage, la misère et l'alcoolisme.

C'est par l'hygiène individuelle et sociale, par l'amélioration des conditions matérielles de la vie que la lutte deviendra efficace.

Mais le peuple est souvent figé dans des habitudes défectueuses ; il est souvent inerte et indifférent à cause de sa misère même. Il faut l'instruire et l'aider.

Dans tous les pays les femmes ont assumé un rôle important dans la lutte antituberculeuse ; là où il existe une ligue nationale de femmes une belle œuvre s'est réalisée (Allemagne, Amérique, Irlande, Scandinavie). L'éducation populaire antituberculeuse est affaire de femmes ; c'est la tâche que toute Française doit assumer autour d'elle pour compléter, améliorer l'action des pouvoirs publics et des œuvres diverses.

Pour lutter contre la tuberculose d'une façon générale, il est nécessaire de créer dans chaque canton ou chaque arrondissement une fédération des œuvres de cure et d'assistance médicale et sociale. Les services publics comme les œuvres privées doivent s'y faire représenter avec le désir sincère de s'entendre en dehors de tout esprit religieux ou politique. Il existe dans tous les grands centres et dans beaucoup d'autres points les éléments nécessaires à la lutte, mais ils ne sont pas coordonnés et se trouvent souvent en rivalité.

A Paris dans certains arrondissements[1] des unions d'œuvres ont été créées depuis quelques années ; elles ont donné de bons résultats. C'est un exemple à suivre.

1. XVIIe, XVIIIe, XXe, IVe, IXe et XIVe, etc.

PRINCIPAUX CONGRÈS D'HYGIÈNE SOCIALE

Les principaux congrès d'hygiène sociale s'étant occupés de la lutte antituberculeuse et dont les rapports peuvent être consultés avec fruits sont :

Les congrès internationaux contre la tuberculose, surtout celui de Paris en 1905, de Washington[1] en 1908, de Rome en 1912.

Les conférences internationales contre la tuberculose, surtout celle de la Haye[2], 1906, Vienne, 1907, Washington, 1908, Stockholm, 1909, Bruxelles, 1910, Rome, 1912.

Les congrès d'hygiène et de salubrité publique (Marseille, 1906) dont le but est de faire pénétrer et comprendre les bienfaits de la science sanitaire dans tous les milieux où s'exerce la profession et où évolue l'activité de tous ses adhérents.

Ils voudraient développer chez les employés, commis, aides, contremaîtres et ouvriers le sentiment de l'importance du rôle qu'ils ont à jouer comme collaborateurs volontaires et dévoués de l'application de la législation sanitaire et l'exécution des travaux d'hygiène et de salubrité.

1. La question de la contamination par les voies digestives, résolue affirmativement par Calmettes, fut vivement combattue par Flugge, de Breslau, et Spronck, d'Utrecht. La déclaration obligatoire après décès ou dans les cas de tuberculose transmissible fut soutenue par Hansen de Bewen, Savoire de Paris, von Schrœtter de Vienne et tous les Suédois.

2. Koch y soutint que les tuberculoses aviaires et bovines sont complètement distinctes de la tuberculose humaine ; Landouzy soutint l'unité de la tuberculose et ses idées furent adoptées par la majorité du Congrès.

Les congrès nationaux et internationaux d'hygiène[1] tels que ceux de l'Alliance d'hygiène sociale à Lyon en 1907[2], à Agen en 1909[3].

Les congrès d'hygiène scolaire. En France la Ligue française pour l'hygiène scolaire (Le Gendre-Mathieu) s'est affiliée en 1903 à la Société d'hygiène scolaire suisse à Genève et en 1904 a provoqué le premier congrès international à Nuremberg, suivi d'un congrès à Londres en 1907 et à Paris en 1910.

Le congrès de l'hygiène des travailleurs qui est annuel ; les congrès d'hygiène et d'assistance : au point de vue de la tuberculose celui de Tourcoing (1906) a été fort important[4].

Les congrès d'assainissement et de salubrité de l'habitation, nationaux et internationaux, Paris, 1904, Genève, 1906, Dresde, 1911. Le congrès national de Paris 1909 a proposé des modifications à la loi de 1902, traité des questions spéciales sur l'hygiène de l'habitation et l'éducation populaire, traité des questions militaires (bains-douches, latrines, etc.).

Les congrès des architectes et hygiénistes municipaux, celui de Lyon en 1907, possédant grâce à Courmont une exposition d'hygiène urbaine avec 3 taudis et 2 salles d'hôpital, autrefois et aujourd'hui.

Les congrès nationaux et internationaux contre l'alcoolisme sont spécialement intéressants dans ces dernières années, Stockholm, 1907, Lyon, 1908.

1. Berlin, 1907.

2. Vœux : Création du casier sanitaire (Dupin). Prophylaxie des soldats réformés ou en congé pour tuberculose (Landouzy). Fédération des colonies de vacances (Boureille). Exposition, lait, crèches d'usines, habitations ouvrières.

3. Agen, 1909. Programme : Éducation populaire et hygiène sociale ; Hygiène des petites villes et des campagnes.

4. Assistance aux mères et sauvegarde des enfants. Assistance par le travail.

BIBLIOGRAPHIE

ABRAM (Paul). — Un essai d'organisation économique de la lutte contre la tuberculose. *Thèse*, Paris, 1910.

AUFFRET. — La tuberculose dans la marine. Congrès de la tuberculose, Paris, 1905.

ANDRY (Nicolas). — Orthopédie, 1741.

ARMAINGAUD. — Rapport sur la mortalité par tuberculose à Paris. Commission permanente de la tuberculose.

— Rapport sur l'isolement des tuberculeux dans les Hôpitaux. Compte rendu de la Commission permanente de la tuberculose.

— L'organisation de la lutte sociale contre la tuberculose à Bordeaux et dans la Gironde. 1905, Bordeaux.

— Les sanatoriums maritimes. Conférence faite au Congrès de la tuberculose à Paris, 1905.

AUBERT (E.). — Une œuvre de régénération sociale et de salut national. André, éditeur, 6, rue Casimir-Delavigne.

Antituberculeuse (L'). — Organe de la lutte antituberculeuse dans l'enseignement primaire de la Seine, 5, rue du Commandant-Lamy.

ARNAUD et LAFEUILLE. — *Archives de médecine et de pharmacie militaire*, 1900.

BARCENA (Antonio-Marie de la), directeur de l'A. P. espagnole. *Rev. phil.*, 15 mai 1911, p. 106.

BAROS (D[r]). — L'Alcoolisme dans les Hautes Vosges.

BAUDRAN (G.). — Les foyers tuberculeux en France, 1901.

BECO (de Bruxelles). — Rôle des sanatoriums et des dispensaires.

BENOIT-LÉVY. — Les cités-jardins. Congrès de l'Alliance d'hygiène sociale, Lyon, 1907.

BLUZET (Albert). — Rapport de l'inspecteur général à M. le préfet sur l'application de la loi du 15 février 1902. *Journal officiel*, 2 août 1909.

— *Revue pratique d'hygiène municipale*, juillet-août-sept. 1909.

BOIGNEY (de Biskra). — Tuberculose et syphilis chez les indigènes du Nord de l'Afrique. *Revue d'hygiène et de police sanitaire*, n° 8, août 1907, p. 680-689.

Boletin del Ministerio del Fomento, 1906, janvier, p. 28-53. Lenia.

BONNIER (L.). — Les règlements sanitaires. Congrès de Lyon, 1907.

BOUCHARD et ROGER (H.). — Nouveau traité de pathologie générale. Masson, 1912.

BOUGIER (L.). — *L'hygiène scolaire*, n° 27, p. 184.

BOULISSET. — Rapport au Conseil d'hygiène publique et de salubrité du département de la Seine. Assainissement de l'industrie du blanchissage, 1909.

BOUREILLE. — Salubrité des locaux occupés par les artisans travaillant à domicile. Congrès de Lyon, 1907.

BOURGEOIS (Léon). — L'isolement des tuberculeux et la lutte contre la tuberculose.

— La mutualité et la lutte contre la tuberculose. Congrès de 1905. Conférence.

— La question des habitations à bon marché. Commission permanente de la tuberculose.

BOURGEOIS (Georges). — Exode rural et tuberculose.

BOURJOT. — Essai sur la conduite que doit tenir un médecin attaché à une maison d'éducation. *Thèse*, Paris, 1830.

BOUVILLON. — Assistance aux estropiés et mutilés. Rapport sur un voyage d'études en Danemark, Suède, Norvège. Ministère de l'Intérieur, 1903.

BROUARDEL. — La tuberculose et la mère de famille. Conférence au Congrès de 1905, Paris.

— Rapport sur un avis demandé par la ligue antituberculeuse de Touraine. Commission permanente de la tuberculose.

BRUNEL DE SERBONNES (de). — Les poussées évolutives de la tuberculose pulmonaire chronique. *Thèse*, Paris, 1911.

CABET. — Voyage en Icarie (Santé-Médecins-Hospices), 1840.

CACHEUX. — Concours de cités-jardins. Rapport au Comité de patronage des habitations à bon marché.

CAHEN (Georges). — Quelques réflexions à propos de l'état sanitaire de l'armée. *Grande Revue*, n° 17, 1910.

CAILLOL DE PONCY. — *L'hygiène scolaire*.

CALMETTE (A.). — Préventoriums. Congrès de 1905, Paris.

— Dispensaires pour tuberculeux. Paris, 1900 (Congrès de).

— Les sérums antituberculeux. *Bulletin de l'Institut Pasteur*, tome X, 15 mars 1912.

— Quelques aperçus nouveaux sur la question de la vaccination contre la tuberculose. *Presse médicale*, n° 15, 21 février 1912.

Calvé (Jacques). — Pseudo-coxalgie. *Revue de Chirurgie*, n° 7, 10 juillet 1910.

Cazalis (Henri). — Mariage et tuberculose. Congrès de Paris, 1905.

Champeaux. — *Presse médicale* du 25 mars 1908 et 25 avril 1908.

Chauffard (Pr A.). — Leçon d'ouverture. *Presse médicale*, n° 5, 1912.

Chaumier. — Mutualité et prévoyance hygiénique. Congrès de l'Alliance d'hygiène sociale, Lyon, 1907.

Cheysson (M.). — Les logis insalubres, leur surpeuplement. Chaix, 1905.

— Le confort du logement populaire. Chaix, 1905.

— L'hygiène sociale et l'assainissement de la maison. Chaix, 1905.

— Le taudis, ses dangers, ses remèdes, 1907, 4, rue Lavoisier.

Chuquet. — Hygiène des tuberculeux.

Colin (Raymond). — Traitement de la tuberculose par les sels de chaux. *Thèse*, Paris, 1910.

Comby. — La désinfection dans les maladies contagieuses. *Presse médicale*, 31 mars 1909.

Comptes rendus des séances du Conseil d'hygiène publique et de salubrité du département de la Seine.

Conférences internationales de la tuberculose. Vienne, 1907; Philadelphie, 1908; Stockholm, 1909; Bruxelles, 1910. 4 volumes édités par Pr Dr Dannwitz, Berlin, Charlottenbourg.

Congrès d'hygiène scolaire (Rapports et communications), 1904, 1906, 1908, 1910. Masson.

Congrès des congrès nationaux des colonies de vacances, 1910.

Congrès internationaux de la tuberculose (Rapports et communications. Conférences). Paris, 1905; Washington, 1908; Rome, 1912. Masson.

Conseil national des femmes françaises. La suppression des veillées dans la couture et les métiers similaires, 1908.

Corbichon (Jean). — Traduction du livre des Propriétés et des Choses. Bibliothèque nationale.

Cordier (Maurice). — L'organisation des bureaux de bienfaisance. Congrès d'hygiène et d'assistance. Tourcoing, 1906.

Courmont (J.). — Désinfection. *Presse médicale*, 17 juin 1908, 3 octobre 1908.

— La désinfection départementale. *Presse médicale*, 17 juin 1908, 3 octobre 1908.

— La mortalité en Suède et en Norvège. *Presse médicale*, 3 février 1909, p. 90.

Courtois-Suffit et Laubry. — Rôle des sanatoriums et des dispensaires. Conférence au Congrès de la tuberculose, Paris, 1905.

Cruet (Jean). — La vie du droit et l'impuissance des lois. Bibliothèque de philosophie scientifique.

Dastre (A.). — La vie et la mort. Bibliothèque de philosophie scientifique.

Daremberg (G.). — Les différentes formes cliniques et sociales de la tuberculose pulmonaire.

Daussat (Charles). — *L'éducation physique,* 27 avril 1910.

Debove (Pr). — Discussions à la Commission permanente de la tuberculose.

— Leçons sur la tuberculose parasitaire, 1884.

Delobel. — *L'hygiène scolaire.* Masson.

Delpy et Plantet. — Colonies de vacances et Œuvres du grand air en France et à l'étranger. Hachette, 1910.

Descartes. — Œuvres inédites publiées par Foucher de Careil (2e partie, 180). Correspondance, tome VII, p. 412.

Desfosses. — *Presse médicale,* 9 octobre 1909.

Doisy. — Avis présenté au nom de la Commission d'hygiène publique sur le projet de loi relatif à l'inspection médicale des écoles primaires publiques et privées, n° 1096. Chambre des députés, 10e législation, session 1911, annexe au procès-verbal de la séance du 30 juin 1911.

Dron (Dr). — L'assistance par le travail. Congrès d'hygiène et d'assistance. Tourcoing, 1906.

Duchateau. — Rapport sur la préservation de la tuberculose dans la marine marchande. Commission permanente de la tuberculose.

Dufestel (Dr L.). — *Hygiène et médecine scolaire internationale,* n° 2, avril 1912, p. 39.

— L'éducation physique à l'école primaire. Ier congrès des médecins inspecteurs des écoles de langue française, juin 1912.

Dumarest. — Le sanatorium d'Hauteville (Ain).

Dupont. — *Archives de médecine des enfants.* 1899.

Dupuy (Ch.). — Les espaces libres.

Duzozoy. — La tuberculose au village. Paris, 1904.

Emon (Dr). — Bains douches à bon marché, 1907.

Faisans (Dr). — Rapport sur le projet de construction d'un sanatorium pour indigents tuberculeux dans le département de Vaucluse. Commission permanente de la tuberculose.

Félice (Me Raoul de). — Rapport au Congrès d'hygiène scolaire, 1910.

Ferrand (L.). — Modifications à introduire dans la loi du 12 avril 1906. VIe conférence nationale des habitations à bon marché.

Ferrier (Paul). — Relations de nutrition entre le squelette et les dents. *Thèse,* 1900.

Ferrier (Paul). — La guérison de la tuberculose basée sur l'étude des cas de guérison spontanée, 1906.
Fiebig. — Die Bedeutung der Alkoholfrage für unsere Kolonien. Berlin, 1908. Wilh. Süneroth.
Fischer (Dr F.). — Ueber Entstehings und verheitungsweise der Tuberkülose in dem Schwarzwalddörfem (Bietr. z. klin. der Tuberk.).
Five years of tuberculosis in Pennsylvania. Hanisburg. C. E. Anghinbaugh, 1911.
Fleury (Maurice de). — Rapport sur l'éducation antituberculeuse dans les écoles primaires et normales d'instituteurs. Commission permanente de la tuberculose.
Fontoynont. — La tuberculose à Madagascar. Masson.
Frandon. — Applications de quelques desiderata de l'hygiène. Masson. Compte rendu du Congrès de Paris, 1906, p. 214.
Fuster (E.). — Assurance sociale. Mutualité et tuberculose ouvrière. Conférence au Congrès de la tuberculose. Paris, 1905.
Ganel. — Les applications du froid A. F. A. S. Congrès de Toulouse, 1910.
Gautiez (E.). — L'éducation de la population en matière d'hygiène de l'habitation.
George (André). — Étude sur les charges de la propriété bâtie à Lyon.
Gérard Monod. — Les scolioses. Essai de pathogénie. *Thèse,* Paris, 1909.
Germain. — Rapport sur les habitations à bon marché. Commission permanente de la tuberculose.
Girard-Mangin (Dr N.) et Georges Bué (Dr). — Les enfants de tuberculeux avérés. Société d'études scientifiques de la tuberculose, 1911.
Girard-Mangin (Dr N.). — L'évolution de l'Office antituberculeux.
— Généralités sur le rôle des femmes dans la lutte antituberculeuse. Rapport au Congrès de Bruxelles, 1910.
Grancher. — Rapport sur la protection des enfants indemnes contre la contagion de parents tuberculeux. Commission permanente de la tuberculose.
Grancher et Hutinel. — Phtisie. Article du Dictionnaire Dechambre.
Grandval. — Les Œuvres de mer.
Guérin. — Les terrains prédisposés à la tuberculose chez les bovidés. Congrès de Bruxelles, 1910.
Guinard (Dr L.). — Ce qu'est vraiment le sanatorium.
— Le sanatorium populaire de Bligny. Congrès de Paris, 1905.

GUINARD (Dr L.). — La tuberculose en France et l'organisation de nos défenses contre cette maladie. Congrès de Bruxelles, 1910.
— L'armement antituberculeux en France. Commission permanente de la tuberculose.
— Coût et frais des sanatoriums populaires. Vienne, 1907.
HAMP (Pierre). — La peine des hommes, 1909.
HÉBERT (G.). — L'éducation physique raisonnée.
HENDECOURT (D'). — *Revue philanthropique*, n° 168, 15 avril 1911, p. 743.
HEUBNER. — Ueber die Vorbeugung der tuberkulose in dei familie. Rapport du Congrès de Paris, 1905.
HIRSCHFELD. — Die Gurgel von Berlin.
HOLMBOC. — Rapport sur la tuberculose des enfants. Conférence de Stockholm, 1909.
Hygiène scolaire (L'), Masson et Cie, éditeurs.
Ireland's Crusade against tuberculosis, Tomes I, II et III, edited by lady Aberdeen. Dublin, Maunsel and C°.
JACCOUD. — 2e édition, 1887.
JACQUET (L.). — Alcool. Maladie. Mort. *Bull. de la Société médicale des hôpitaux* et *Presse médicale*, décembre 1899.
— La mortalité des débitants. *Presse médicale*, 20 mars 1912.
JOUHAUD (Dr L.). — Les porcelainiers tuberculeux. Congrès de Paris, 1905. Masson.
JONG (Israëls de). — Étude des crachats. *Thèse*, Paris, 1907.
JOURDIN (Gustave). — Nécessité de soigner les convalescents indigents qui sortent des hôpitaux. *Thèse*, Paris, 1908.
Journal of the Slainte (The), 1909-1910. Dublin, Maunsel and C°, 96, Middle Abbey Street.
JUILLERAT et BONNIER. — La tuberculose et l'habitation. Rapport au Congrès de Paris, 1905.
JUILLERAT et FILLASSIER. — Rapports à M. le préfet sur les recherches effectuées au bureau du Casier sanitaire durant les années 1907, 1908, 1909, 1910, 1911.
— La statistique sanitaire. Le casier sanitaire des maisons de Paris. Congrès d'hygiène et de démographie. Berlin, 1907.
JULIEN (D[r]). — Un essai de traitement des tuberculeux à domicile. Congrès d'hygiène et d'assistance. Tourcoing, 1906.
JUSSERAND (J.-J.). — Les sports et les jeux d'exercice dans l'ancienne France.
KELSCH. — La tuberculose dans l'armée. Doin, 1903.
— Pathogénie de la tuberculose dans l'armée. Conférence du Congrès de Paris, 1905.

KERMORGANT. — La tuberculose aux colonies françaises. Conférence du Congrès de Paris, 1905.

— La tuberculose en Indo-Chine. *Annales d'hygiène et de médecine coloniale,* août 1906.

KINGSLEY (Sherman. C.). — Open Air Crusaders. A story of the Elisabeth Mc Cormick open Air School (Chicago).

KLOBB et Jean BRUHNES. — 150 recettes de cuisine (0 fr. 30). 14, rue de l'Abbaye.

KNESEBECK (B. von dem) und PANNWITZ (Pr Dr). — Das Deutsche Rote Kreuz und die Tuberculose Bekämpfung.

KOCH et MIGNECO. — *Annali d'Igiène sperimentale,* V, 1895. Milan.

KROPOTKINE. — L'entr'aide.

KUSS (G.). — Traitement de la tuberculose pulmonaire. Paris, 1911.

— Déclaration et désinfection obligatoire. Rapport au Congrès de Rome, 1912.

KUSS. — Contagion. *Journal de médecine de Bordeaux,* 15 novembre 1908.

LABAT (E.). — Un village de Gascogne au point de vue de l'hygiène sociale. La commune de Laplume dans le Lot-et-Garonne.

LABBÉ (Marcel). — L'éducation alimentaire. Congrès de Paris, 1905.

LACAU. — L'hygiène dans les hôpitaux et les écoles.

LACOSTE (G. de). — Le travail de nuit des enfants. Cornély, 1911.

LAEDERICH (Louis). — Voyage médical en Allemagne et en Belgique. Rapport à M. le directeur de l'Assistance publique. Steinheil, 1908.

LALLEMENT. — L'action des bureaux de bienfaisance en hygiène sociale. Congrès de Nancy, juin 1906.

LANDOUZY (Pr L.) et H. et M. LABBÉ. — Enquête sur l'alimentation. Masson, 1905.

LANDOUZY (Pr L.) et L. LAEDERICH. — Sur une forme subaiguë de phtisie scepticémique. *Revue de médecine,* n° 9, 10 septembre 1908.

— Étude expérimentale de l'hérédo-tuberculose. Masson, éditeur. Académie de médecine, 17 octobre 1911.

LANDOUZY et Hip. MARTIN. — Faits cliniques et expérimentaux pour servir à l'histoire de l'hérédité de la tuberculose. *Revue de médecine,* décembre 1883.

LANDOUZY (Pr L.). — Comment on devient tuberculeux. *Progrès médical,* 1882.

— Hérédité tuberculeuse de graine et d'état diathésique. *Revue de médecine,* 1891.

— La tuberculose, maladie sociale. Conférence faite à la Sorbonne le 5 mars 1903.

— Enquête sur l'alimentation d'une centaine d'ouvriers et d'employés parisiens : ce qu'elle est, ce qu'elle pourrait être. Enquête avec tableaux présentée à la IVe section du Congrès international de la tuberculose. Paris, octobre 1905. Masson et Cie, éditeurs.

LANDOUZY (Pr L.). — La tuberculose des blanchisseurs, buandiers, blanchisseuses et repasseuses. Paris, Congrès de 1905.

— Rapport sur les mesures de prophylaxie et de traitement applicables aux soldats de terre et de mer. Congrès de l'Alliance d'hygiène sociale. Lyon, 1907.

— Le toucher des écrouelles. L'hôpital Saint-Marcoul. Le mal du roi. Masson, 1907.

— La lutte antituberculeuse en France. Congrès de Vienne, 1907.

— Rapport sur les voies de pénétration de l'infection tuberculeuse. Congrès de Vienne, 1907. Commission permanente de la tuberculose, 1907.

— L'alimentation rationnelle. Conférence faite le 12 mars 1908 à la Sorbonne pour les Amis de l'Université.

— Cent ans de phtisiologie, 1808-1908. Lecture faite au Congrès de Washington, 1908. Masson et Cie, éditeurs.

— Sur les voies conceptionnelles et transplacentaires de pénétration de la tuberculose. Sur les prédispositions à la tuberculose. Congrès de Bruxelles, 1910. Masson et Cie, éditeurs.

— Le sucre et l'hygiène sociale. *Revue de médecine*, octobre 1911.

— Prévention de la tuberculose. Conférence faite pour la Société de Secours aux blessés militaires, 1911.

— Ce que peut l'école primaire pour l'éducation hygiénique individuelle, familiale et publique. Conférence faite à Troyes aux instituteurs et institutrices de l'Aube, 1911.

LANGLOIS. — Désinfection des livres. *Presse médicale*, 27 janv. 1906.

LAUNOIS et RENON. — Les ruraux à Paris. *Revue de la tuberculose*, 1905, p. 463.

LAUSIES (Dr). — La propreté des écoliers. *Le Médecin scolaire*, juin 1912.

LAVERAN-CHARVEL. — Prophylaxie de la tuberculose. *Bulletin de l'Académie de médecine*, 1898, V. XXXIX, p. 695.

LECLAINCHE. — Virulence des muscles chez l'homme tuberculeux. Compte rendu de la Société de biologie, 1896, p. 1016.

— Virulence des viandes tuberculeuses. *Revue de la tuberculose*, 1894, p. 138.

LE DANTEC. — Biologie générale.

LEGRAIN. — Le Congrès de Stockholm (Alcoolisme). *Presse médicale*, 27 février 1910.

LEMOINE (G.-H.). — Rapport sur le développement de la tuberculose pulmonaire dans l'armée avec la tuberculose familiale. Académie de médecine, mars 1903.

LEMOINE (G.-H.). — Morbidité tuberculeuse dans l'armée. *Revue de la tuberculose*, juillet 1903.

— Contagion familiale et prophylaxie de la tuberculose pulmonaire. *Bulletin médical*, 25 novembre 1903.

— Tuberculose dans l'armée, 15 mars 1909.

— Les œuvres de préservation pour les réformés. *Presse médicale*, 17 mars 1912.

— Rapport sur la tuberculose dans l'armée. Congrès de Rome, 1912.

LENOIR et Jean CAMUS. — Contagion. *Presse médicale*, 30 oct. 1909.

LÉPINE (Jean). — L'absinthe. Conférence au Congrès de Lyon, 1907.

LETULLE (Pr). — Préservation des jeunes ouvriers des villes contre la tuberculose.

LEVASSEUR. — La population française, 1912.

LORTAT-JACOB et G. SABAREANU. — Rapport sur l'utilité du froid artificiel dans les hôpitaux et à la Faculté de médecine de Paris. 1er Congrès international du froid. Paris, 1908.

LUCAS (J.-E.). — Abattoirs agricoles coopératifs. Librairie agricole de la Maison rustique, 1909.

LUNDBERG (M.) et KJELLIN (G.). — La fréquence de la tuberculose pulmonaire parmi les élèves des écoles primaires de Stockholm. Stockholm.

MALINE (Jules). — Le retour à la terre.

MAMY. — Le pétrissage mécanique du pain. Commission permanente de la tuberculose.

— La lutte contre la tuberculose dans les usines et ateliers; contre l'alcoolisme dans l'industrie. Commission permanente de la tuberculose.

MARQUET. — *Thèse*, Paris, 1911.

MARFAN. — Préservation de l'enfant contre la tuberculose dans sa famille. Congrès de Paris, 1905. Masson, éditeur.

MARIÉ-DAVY. — Applications de la loi de 1902.

MARSOULAN. — Désinfection des livres. *Presse médicale*, 3 juillet 1909.

MARTIN (A.-J.). — Désinfection du logis du tuberculeux. Congrès de Paris, 1905. Masson.

— Rapport relatif à l'application de la loi du 15 février 1902 sur la santé publique.

MATIGNON. — Manuel d'hygiène du soldat japonais. *Revue d'hygiène et de police sanitaire*, décembre 1906.

— La désinfection des troupes rentrant de Mandchourie. Académie de médecine et *Revue d'hygiène et de police sanitaire*, septembre 1906.

MATHIEU et MOSNY. — Hygiène physique à l'école primaire. Congrès de Nancy, 1906.

MASSON. — Rapport sur le projet d'enseignement de l'hygiène dans les écoles d'architecture. Commission permanente de la tuberculose.

MÉRY. — Préservation scolaire contre la tuberculose. Congrès de Paris, 1905.

MESUREUR (G.). — Discussion sur les habitations à bon marché. Commission permanente de la tuberculose.

— Communication à l'Académie de médecine sur l'habitation insalubre, 1911.

MESUREUR (A.)[1]. — L'œuvre de l'Assistance publique à Paris contre la tuberculose, 1896-1905. Congrès de Paris, 1905.

— Il faut des infirmières hospitalières dans nos écoles. *Presse médicale*, n° 86, 24 octobre 1908.

— Le nouvel hôpital de Berck. *Presse médicale*, 9 sept. 1908.

— L'école de la Salpêtrière. *Presse médicale*, 3 août 1910.

METCHNIKOFF. — L'immunité dans les maladies infectieuses.

MILLERAND. — Un projet de modification du décret du 10 mars 1894 sur l'hygiène et la sécurité des travailleurs. Commission permanente de la tuberculose.

Médecine scolaire (La). Delagrave, éditeur.

MORNET (Jacques). — La protection de la maternité en France. Rivière et Cie, éditeurs, 1911.

MOSNY (Ernest). — Rapport sur la tuberculose dans les écoles, 1902.

— But de l'inspection médicale et hygiénique, 1903.

MONTPELLIER. — Cinq conférences sur la tuberculose par Baumel-Carrieu, Forgue, Grasset et Rodet, 1903.

NEPVEU (Gabrielle). — Une école pour débiles. *Revue philanthropique*, 15 janvier 1908, n° 123.

NIETNER (Pr Dr) und LORENTZ. — Weser der Tuberkulose als Wolkskranklhest und ihre Bekämpfung durch die Schule. Berlin, 1909

NOCARD et LECLAINCHE. — Les maladies microbiennes des animaux, 1903.

Œuvre antituberculeuse (L'). Masson, éditeur.

PAQUET (P.). — Le dispensaire d'hygiène sociale de Douai. *Presse médicale*, 29 août 1906.

PERRION (Charles). — L'hôpital marin de Pen Bron. *Thèse*, Paris, 1909.

1. MESUREUR A. — Quelques problèmes d'assistance à Paris (Albin Michel), paru au moment où ce volume était en cours d'impression.

Petit (L.). — Dispensaires antituberculeux. Sanatoriums pour tuberculeux et scrofuleux. Congrès d'hygiène de Marseille, oct. 1906.

Peyrot (J.-J.). — Projet d'instructions sur la tuberculose, l'alcoolisme et les maladies vénériennes à être imprimées au verso des feuilles de permission délivrées aux militaires.

— Mesures de prophylaxie proposées pour l'administration des Postes et Télégraphes. Commission permanente de la tuberculose.

Philippe. — Les bains scolaires. Congrès d'hygiène scolaire, 1904.

Préservation antituberculeuse (La), 33, rue Lafayette.

Ray (Julien). — *Presse médicale*, 2 septembre 1908.

— *Bulletin de la Société de médecine militaire*, 18 janvier 1912.

Raynaud. — Hygiène des Pays Scandinaves. *Revue d'hygiène et de police sanitaire*, 20 mars 1910, n° 3, p. 260.

Raher. — La prophylaxie de la tuberculose à l'école. Rapport de la Commission permanente de la tuberculose.

Remlinger (P.). — Les églises au point de vue de l'hygiène. *Revue d'hygiène et de police sanitaire*, juillet 1900.

Rendu (Ambroise). — Rapport sur les opérations du Comité de patronage des habitations à bon marché au Conseil général, 1911.

Revue philanthropique (La). Masson.

Revue de la tuberculose (La) (Bouchard). Masson.

Revue d'hygiène et de police sanitaire (La). Masson.

Renon (L.). — Les maladies populaires.

Rey (A.). — Le chauffage. Lyon, 1909.

Richter (G.-H.). — Le village sanatorium. Paris, 1910.

Rivière (L.) — La terre et l'atelier. Jardins ouvriers, 1904.

Robin (Pr A.). — Le terrain du tuberculeux et son amendement. Congrès de Paris, 1905.

— Mortalité par tuberculose en France et en Allemagne. Commission permanente de la tuberculose.

— Sur les difficultés éprouvées par les tuberculeux guéris en sortant des sanatoriums. Commission permanente de la tuberculose.

— Un essai d'organisation économique de la lutte contre la tuberculose. Paris, Doin, 1907.

— Traitement de la tuberculose. Vigot, 1912.

Robin et Savoire. — L'office antituberculeux. Paris, Arnold Muller, 1907.

Roc (A.-S.). — China as I saw it.

Roesle. — Travaux statistiques de la mortalité par tuberculose. Congrès de Bruxelles, 1910.

ROGER (Pr H.). — Introduction à l'étude de la médecine. Masson.
— Les maladies infectieuses. Masson.
— L'alcoolisme dans les livres bibliques. *Presse médicale*, 27 janvier 1909.

ROGERS (Thorold). — Travail et salaire en Angleterre.

ROMME. — Étiologie sociale de la tuberculose. Congrès de Paris, 1905.

ROUSSELLE (Henri), Frédéric BRUNET, Émile DESVAUX et DHERBÉCOURT. — Rapport sur la crise du logement et la création d'habitations à bon marché. Conseil municipal, Paris, 1912.

ROUX. — Sur la création de médecins inspecteurs du travail et de l'hygiène. Commission permanente de la tuberculose.
— Sur les mesures à prendre dans les ateliers en cas d'infection par la tuberculose.

RUSSEL (K.), RUSSELL. — De tabe glandulari sive de usu aquae marmae in morbis glandularum, 1750. Angleterre.

SAVIGNAC (Roger). — La question du traitement de la tuberculose pulmonaire à la campagne. *Presse médicale*, 16 mai 1906.

SAVOIRE. — La lutte antituberculeuse en Danemark. Commission permanente de la tuberculose.

SAVOIRE et CAVÉ. — Mutualités maternelles scolaires. Congrès de Paris, 1905.

SCHAEPELYNCK. — Les jardins ouvriers. *Thèse*, Lille, 1905.

SCHIGERMICHI. — Suzuki (traduction Thémoni). *Archives de médecine navale*, 1906-mai 1905, p. 321.

SERGENT. — La recalcification système Ferrier. *Presse médicale*, 10 novembre 1910.

SCHMITT. — Préservation de l'adolescence contre l'alcoolisme. Congrès de Nancy, 1906.

SERSIRON. — Le ligue française contre la tuberculose. L'œuvre antituberculeuse, 1900.

SIEGFRIED (Jules). — Les habitations à bon marché. Dumoulin, éditeur.
— Sur le dépôt d'un projet de loi concernant les habitations à bon marché. Commission permanente de la tuberculose.

SIMON et Louis SPILLMANN. — Congrès de Nancy, 1906. Préservation de l'adolescence contre la tuberculose.

SIMON et PERRIN. — Les malingres de l'armée. Ce qu'on peut et ce qu'on doit en faire. *Archives de médecine et de pharmacie militaire*, avril 1906.

SALMON. — Pelotons de robusticité. *Société de médecine militaire française*, 9 janvier 1908 et *le Caducée*, 15 février 1908.

STRAUSS (Paul). — De l'union des œuvres d'assistance et d'hygiène. Congrès de Paris, 1905.

STRAUSS (Paul). — Les habitations à bon marché. Commission permanente de la tuberculose.

— Les fonctionnaires tuberculeux. Commission permanente de la tuberculose.

— Création d'un service d'inspection des étables et du lait. Commission permanente de la tuberculose.

Supplement to the fifty fifth annual Report of the Registrar general of briths, deaths and marriages in England. Part II (Eyre and Spottiswoode East Harding. Street London, 1897).

TALAMON. — Modifications à la loi de 1902. Congrès de la tuberculose. Paris, 1905.

TARTARIN. — La tuberculose dans les milieux maritimes en Allemagne et chez les marins du commerce en France. *Archives de la marine*, 1906.

— Hygiène de la marine marchande. *Revue d'hygiène générale et appliquée*, février 1907.

TCHAMOWSKAIA. — Description d'un atelier pour estropiés, 12 ans d'activité. *Archives de chirurgie du Pr Welliaminoff*, 26e année, 1910, n° 5, p. 1024 à 1033.

TISSOT et BELLAMY. — Les habitations à bon marché. Octobre 1908.

TRIBOULET (Dr H.), Félix MATHIEU et Roger MIGNOT. — Traité de l'alcoolisme. Masson.

TRIBOULET. — Alcool et tuberculose. Congrès de Paris, 1905.

TROUVÉ (Gaston). — *Thèse*, Paris, 1903.

Tuberculose (La) parmi les élèves des écoles suédoises. Kungl. Boktryckenet, Stockholm, 1910.

Tuberculosa. — Revue, 32, rue de Laborde.

Tuberculosi (La). — Revue. Rome, Institut national médical.

Tuberculosis. — Berlin-Charlottenbourg.

VAN GEERS. — Indisch Militas Tydschrift, 1893, XXIII. Statistiques de mortalité et d'alcoolisme.

VAN OVERBERGH. — L'assistance aux étrangers. Congrès de Copenhague, 1910.

VALLÉE. — Sur les dangers de l'ingestion des viandes tuberculeuses et sur les mesures prophylactiques.

— Sur la transmission de la tuberculose des animaux à l'homme par le lait et mesures prophylactiques.

— Sur la vaccination des bovidés contre la tuberculose. Compte rendu de la Commission permanente contre la tuberculose.

VIVIEN. — Mutualités maternelles. *Alliance d'hygiène sociale*, Lyon, 1907.

VIRY. — L'hygiène dans les casernes, les bivouacs et les campements en campagne.

WEILL (M.-P.). — Les hémoptysies tuberculeuses. *Thèse*, Paris, 1912.

WEILL-MANTON. — La tuberculose au village. Congrès de 1905. Paris.

— Enquête sur la mortalité par tuberculose dans quelques communes. Commission permanente de la tuberculose.

— La société de Préservation contre la tuberculose par l'éducation populaire. Paris, 1900.

WURTZ. — Rapport sur les maladies épidémiques qui ont sévi en France et dans les colonies pendant l'année 1911. *Académie de médecine*, mai 1912.

LEXIQUE

Abcès. — Collection purulente, c'est-à-dire cavité bien limitée, remplie de pus. — Abcès froid, celui qui évolue lentement sans susciter de réactions notables. La plupart des abcès froids sont tuberculeux.

Adénite. — Inflammation d'un ganglion lymphatique.

Adénopathie. — Se dit d'une affection des ganglions lymphatiques sans rien préjuger de leur nature. — Adénopathie trachéo-bronchique. Hypertrophie des ganglions lymphatiques entourant la trachée et les bronches.

Agents pathogènes. — Les agents qui provoquent les maladies.

Alcoolisme. — Ensemble des troubles et des lésions dus à l'usage des boissons contenant de l'alcool.

Amygdales (amandes). — Corps glandulaires placés sur les côtés de l'isthme du gosier que leur forme ovoïde, un peu aplatie de dedans en dehors, leurs petites dimensions ont fait comparer à une amande.

Anorexie. — Absence d'appétit.

Anticorps. — Substances qui apparaissent dans l'organisme sous l'influence des toxines qui y sont introduites et en combattent les effets.

Antigènes. — On nomme ainsi toutes les matières étrangères introduites dans l'organisme ; celles qui nous intéressent sont les microbes et les toxines.

Apyrétique. — Qui n'a pas de fièvre.

Apyrexie. — Absence de fièvre.

Antitoxine. — Substance ayant le pouvoir de réduire à l'impuissance totale ou partielle une matière toxique.

Auscultation (auscultare, écouter). — Méthode de diagnostic qui consiste à apprécier le fonctionnement de certains organes par les bruits qu'on peut percevoir en appliquant l'oreille sur la partie correspondante des téguments.

Auto-infection. — Infection née dans l'organisme par suite de l'exaltation des germes pathogènes qui y végètent à l'état normal.

Aviaire (tuberculose). — Synonyme de tuberculose des oiseaux.

Bacillaire. — Par une déformation de langage ce mot est devenu synonyme de tuberculeux.

Bacillifère. — Porteur de bacille.

Bronchite. — Inflammation des bronches.

Broncho-pneumonie. — Affection caractérisée par une inflammation qui, des bronches, s'est propagée aux lobules pulmonaires.

Carreau (ainsi dénommé à cause de la dureté du ventre). — Infiltration tuberculeuse des ganglions mésentériques.

Caverne. — Après évacuation d'une partie altérée de son parenchyme il reste dans un organe une excavation qu'on nomme caverne. Ce mot s'emploie surtout pour le poumon, il désigne plus spécialement les cavernes tuberculeuses.

Charbon. — Maladie infectieuse produite par la bactérie de Davaine. Le mot désigne la maladie et la lésion locale.

Clinique. — Étude pratique de l'art médical faite au lit du malade. *Observation clinique*, observation prise au lit du malade.

Congénital (cum, avec, genitus, engendré). — Qui est transmis avec la vie. Affection congénitale, celle qui est transmise au moment de la naissance.

Contagion (contagion, de cum, avec, tangere, toucher). — Transmission d'une maladie d'un individu malade à un individu sain. La contagion peut être immédiate, par contact direct avec le malade, ou indirect par l'intermédiaire d'une personne ayant approché du malade ou d'objets contaminés par lui.

Convalescence (convalescentia de cum, avec, et valere, avoir de la force). — Période de transition entre la fin de la maladie et le rétablissement de la santé.

Coqueluche. — Ce mot vient de coqueluchon ou capuchon dont se couvraient les malades pendant les épidémies de grippe du xve siècle. Actuellement le mot a changé de signification ; il désigne une maladie infectieuse, fréquente chez l'enfant, caractérisée par une toux convulsive, revenant par quintes.

Coxalgie. — Arthrite tuberculeuse de l'articulation coxo-fémorale.

Couleurs d'aniline. — Sont employées dans les recherches histologiques pour colorer les éléments des tissus.

Desquamation. — Lorsque l'épiderme se renouvelle en se détachant par plaques ou parcelles écailleuses, on dit qu'il y a desquamation.

Diagnostic. — Partie de l'art médical qui a pour but de déterminer d'après les symptômes observés la nature de la maladie.

Diapédèse. — Passage des globules blancs à travers la membrane des vaisseaux.

Dyspepsie. — Difficulté de la digestion et spécialement de la digestion stomacale.

Dyspnée. — Difficulté de respirer.

Écrouelles. — Synonyme d'adénopathies tuberculeuses du cou.

Endémie. — Maladie régnant d'une façon habituelle dans une région.

Endogène. — Ce qui prend naissance dans l'organisme. Les causes endogènes sont les causes pathogènes siégeant dans l'organisme.

Épidémie. — Maladie qui règne avec une fréquence inusitée.

Épizootie. — Maladie sévissant sur les animaux avec une fréquence inusitée.

Étiologie. — Partie des sciences médicales qui recherche et étudie les causes des maladies.

Exogène. — Causes exogènes qui sont en dehors de l'organisme.

Expectoration. — Rejet de sécrétions pathologiques provenant de l'apparei respiratoire.

Facies. — Aspect général d'un malade.

Fistule. — Ulcère en forme de canal étroit plus ou moins sinueux.

Ganglions lymphatiques. — Renflements arrondis ou fusiformes qui se trouvent sur le trajet des vaisseaux lymphatiques.

Gélose. — Principe gélatineux de certaines algues.

Gestation. — État d'une femme dont l'utérus se trouve distendu par le développement d'un ou de plusieurs œufs ; depuis la fécondation jusqu'à l'accouchement.

Glycogène. — Une des matières fabriquées par le foie. Le glycogène est destiné à se transformer en sucre sous l'action d'un ferment.

Grippe. — Maladie infectieuse généralement épidémique, provoquée par le bacille de Pfeiffer.

Hectique (fièvre). — État morbide caractérisé par un dépérissement progressif, une cachexie croissante et une fièvre remarquable par ses grandes oscillations quotidiennes.

Hémoptysie. — Rejet, par expuition, d'une certaine quantité de sang rouge et spumeux, ou noir et épais (crachats hémoptoïques).

Hérédité. — Ensemble des lois biologiques d'après lesquelles les êtres vivants tendent à se répéter dans leurs descendants et à leur transmettre leurs propriétés.

Hygiène. — Partie de la médecine qui dicte des préceptes pour conserver la santé et empêcher le développement de la maladie.

Hyperesthésie. — Augmentation de l'un ou des divers modes de la sensibilité.

Hyperthermie. — Élévation de la température organique au-dessus de la moyenne normale.

Hypothermie. — Abaissement de la température organique au-dessous de la moyenne normale.

Idiosyncrasie. — Ensemble des conditions congénitales et acquises qui donnent à l'individu sa personnalité morbide et expliquent les particularités de ses réactions aux causes pathogènes.

Immunité. — Conditions idiosyncrasiques qui font qu'un individu peut supporter sans trouble apparent l'action d'une cause pathogène. L'immunité est dite naturelle quand elle dépend d'une innéité spéciale, héréditaire quand elle est transmise par les parents ; acquise quand elle s'est développée après la naissance ; artificielle quand elle est due à l'introduction préalable d'agents vivants ou de matières solubles.

Impétigo. — Dermatose auto-inoculable caractérisée par la formation de vésico-pustules qui se rompent et donnent un liquide se concrétant en croûtes jaunes et épaisses. Cette lésion guérit sans laisser de cicatrices.

Infection. — Maladie développée sous l'influence des toxines produites par certains agents parasitaires.

Innéité. — Idiosyncrasie que possède un individu en venant au monde et qui résulte des causes accidentelles ayant agi directement ou indirectement pendant la conception et la gestation.

Inoculation. — Introduction d'un germe vivant dans une partie de l'organisme.

Lactation. — La fonction qui consiste à sécréter et à excréter du lait.

Lèpre. — Infection chronique de la peau provoquée par le bacille de Hansen.

Lésion. — Changement morbide survenu dans une partie de l'organisme.

Leucocytose. — Augmentation accidentelle et passagère des globules blancs du sang.

Lupus. — Le lupus vulgaire est une affection cutanée liée à la présence du bacille de Koch.

Médiastin. — Partie de la cavité thoracique comprise entre les deux cavités pleurales.

Méningite. — Inflammation des méninges. Méningite tuberculeuse. Localisation de l'infection tuberculeuse au niveau des méninges.

Morbidité. — Le résultat total des conditions qui exposent un individu ou une collectivité à la maladie.

Mortalité. — Le rapport qui existe entre le nombre des vivants et celui des décédés pendant l'unité de temps, c'est-à-dire l'année moyenne.

Opothérapie. — Méthode thérapeutique dans laquelle on supplée à un organe malade ou absent par l'introduction dans l'organisme d'extraits du même organe pris sur des animaux.

Otite. — Inflammation d'une des parties de l'oreille.

Pathogénie. — Étude du mécanisme mis en œuvre par les causes morbifiques pour troubler la santé et abolir la vie.

Phagocytose. — Propriétés que possèdent certaines cellules de détruire les microbes par un processus de digestion, soit qu'elles englobent les éléments figurés, soit même qu'elles sécrètent des substances qui les détruisent. On a l'habitude de réserver le nom de phagocytose au premier de ces deux procédés. Un grand nombre de cellules sont capables d'exercer un rôle phagocytaire ; les plus importantes à ce point de vue sont les leucocytes mono et polynucléaires.

Pharynx. — La partie du tube digestif dans laquelle s'ouvre en haut la bouche et les fosses nasales et qui se continue en bas avec l'œsophage et le larynx.

Phtiriase. — Ensemble des lésions cutanées produites par les poux.

Phtisie. — Employé d'abord pour désigner toutes les maladies consomptives, ce mot ne s'applique plus aujourd'hui qu'à la tuberculose, surtout à la tuberculose pulmonaire.

Pleurésie. — Inflammation de la plèvre caractérisée par la production d'exsudats fibrineux ou pseudo-membraneux (pleurésie sèche) ou liquide (pleurésie avec épanchement).

Pneumonie. — Inflammation du parenchyme pulmonaire. Pneumonie aiguë, franche, fibrineuse, maladie infectieuse provoquée par le pneumocoque de Fraenkel. Pneumonie caséeuse, tuberculose massive du poumon.

Poison (potio, potion). — Ce mot signifiait breuvage, il est devenu synonyme de toxique.

Pommelière. — Nom donné en médecine vétérinaire à la tuberculose pulmonaire des bovidés.

Prédisposition. — État apparent ou caché de l'organisme le rendant apte à se laisser atteindre par certaines causes morbifiques.

Pronostic. — Partie de l'art médical qui a pour objet de prédire l'évolution et la terminaison des maladies.

Prophylaxie. — Étude des conditions et détermination des préceptes qui permettent d'éviter les maladies.

Protoplasma. — La substance essentiellement vivante dans la cellule. Le protoplasma est le type de la substance organisée, il peut à lui seul constituer un élément vivant, c'est-à-dire une cellule ou globule sans noyau ni enveloppe cellulaire.

Pseudopode (faux-pied). — Expansions cellulaires rétractiles, souvent très fines, qui servent à la locomotion d'un grand nombre de protozoaires et aux cellules mobiles[1].

Rachitisme. — Affection de l'enfance, semblant liée à une alimentation défectueuse, qui se traduit par des perturbations nutritives, surtout appréciables au niveau du squelette (déformations osseuses, nouures).

Révulsion. — Méthode thérapeutique qui se propose de combattre un phénomène morbide, notamment une douleur ou une congestion, en provoquant en un autre point une dérivation ou une excitation.

Rougeole. — Fièvre éruptive dont l'agent pathogène est inconnu, débutant par du catarrhe oculo-nasal et se caractérisant vers le quatrième jour, par une éruption de petites taches rouges, douces au toucher, fort nombreuses, mais nettement séparées.

Saprophyte. — Être végétal vivant sur des matières mortes.

Scarlatine. — Fièvre éruptive débutant par une angine et caractérisée au bout de 48 heures par une éruption rouge, granitée, étendue à la plus grande partie des téguments. L'agent pathogène est inconnu.

Scoliose. — Courbure de la colonne vertébrale dans le sens latéral.

Scrofule. — Longtemps employé pour désigner des lésions manifestement tuberculeuses, le mot scrofule s'applique aujourd'hui à une diathèse, c'est-à-dire à une modalité nutritive. Il correspond au tempérament lymphatique.

Septicémie. — Infection générale évoluant sans susciter de réactions anatomiques facilement appréciables.

Sidérose. — Altérations pulmonaires observées chez les individus respirant habituellement des poussières chargées de particules ferrugineuses.

Spécifique (espèce, faire). — *Causes spécifiques,* celles qui provoquent une maladie déterminée. *Médication spécifique.* Le remède véritablement curateur d'une maladie ou d'une affection.

Spiromètre. — Appareil destiné à mesurer la capacité pulmonaire.

Spumeux. — Rempli de bulles d'air.

Symptome. — Tout phénomène morbide qu'on peut percevoir ou constater pendant la vie.

Syncope. — Suspension subite et momentanée des mouvements cardiaques.

Tégument. — Portion de l'organisme qui le recouvre.

Thérapeutique. — Partie de l'art médical qui, mettant à profit les données scientifiques, s'efforce de soulager les malades et de modifier favorablement l'évolution des maladies.

Toux. — Expirations subites, courtes et fréquentes dans lesquelles l'air, passant rapidement dans la trachée et les bronches, produit un bruit particulier.

1. Voir phagocytose, p. 15, 19, 48.

Toxine. — Ce mot s'emploie surtout pour désigner les substances toxiques d'origine microbienne.

Tubercule. — Tantôt ce mot désigne simplement une tuméfaction arrondie, dure, de volume variable, sans rien préjuger de sa nature : c'est dans ce sens qu'il est employé par les dermatologistes. Tantôt il s'applique aux productions que suscite le bacille de Koch.

Tuberculine. — Liquide préparé avec la culture du bacille de Koch : son injection détermine chez les tuberculeux des phénomènes réactionnels fort marqués pouvant servir au diagnostic, sinon au traitement.

Tuberculose. — Maladie produite par le bacille de Koch. — *Tuberculose fibreuse.* Variété de tuberculose ayant grande tendance à évoluer vers la guérison. — *Tuberculose aiguë ou granulie.* Forme aiguë de la tuberculose, remarquable par la généralisation des bacilles et le développement de tubercules miliaires dans la plupart des organes et des tissus. — *Tuberculose chirurgicale.* Locution employée pour désigner les tuberculoses articulaires, osseuses et ganglionnaires. — *Tuberculoses ouvertes.* Les tuberculoses pulmonaires dans lesquelles il existe des bacilles de Koch dans les crachats.

Unicité (doctrine de l') de la tuberculose. — Doctrine qui reconnaît un bacille unique comme source de toutes les formes de tuberculose de l'homme et des animaux.

Vaccin. — Toute matière solide ou liquide, soluble ou figurée, ayant la propriété de conférer l'immunité.

Virulence. — Ensemble des propriétés par lesquelles certains agents microbiens déterminent, quand ils sont introduits dans un organisme, une maladie infectieuse. La gravité de l'infection est, pour une part, en rapport avec le degré de la virulence.

Virus. — Nom générique s'appliquant aux germes infectieux et aux liquides qui les renferment.

Viscères. — En anatomie les organes servant à la digestion, à la respiration, aux fonctions génito-urinaires et qui sont logés dans les cavités thoraciques et abdominales.

INDEX ALPHABÉTIQUE

A

B

J

K

L

M

N

O

P

R

S

T

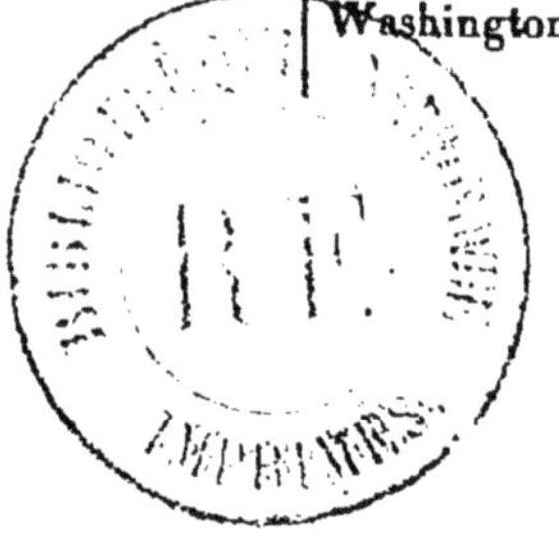

CHARTRES. — IMPRIMERIE DURAND, RUE FULBERT.

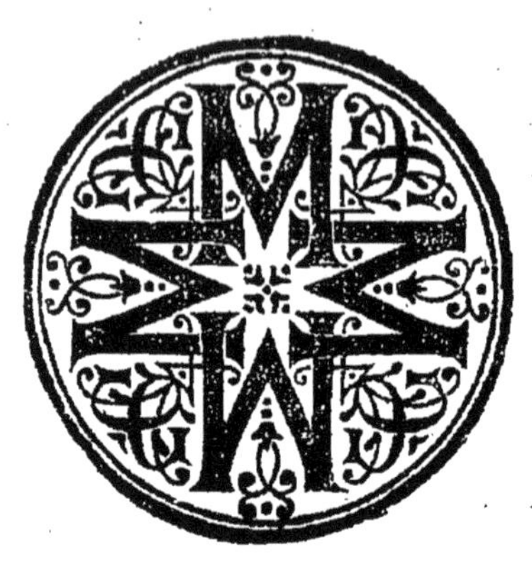

www.ingramcontent.com/pod-product-compliance
Ingram Content Group UK Ltd.
Pitfield, Milton Keynes, MK11 3LW, UK
UKHW020424200726
13857UKWH00002B/279

9 782012 884724